"Raccomando fortemente l'alternativa naturale del dott. Lau per la cura della scoliosi; una scelta più sicura ed efficace della chirurgia e dei tradizionali busti che vengono comunemente suggeriti. Sono veramente colpito dai risultati che ho osservato! Ritengo che tutti gli specialisti della colonna vertebrale abbiano bisogno di queste informazioni."

— *dott. Alan Kwan, Osteopata, Direttore sanitario*

"Come chirurgo ortopedico, solitamente raccomando il trattamento chirurgico per la scoliosi come ultima risorsa, ma molti pazienti affetti da questa patologia non hanno i requisiti per essere sottoposti a interventi chirurgici e devono quindi ricorrere a misure meno invasive. Il programma del dott. Lau è un'alternativa valida, indolore e sicura per i pazienti affetti da scoliosi. Vorrei raccomandare il programma del dott. Lau per la correzione della scoliosi senza intervento chirurgico."

— *dott. Gul Keng, Chirurgo Ortopedico*

"Il dottor Kevin Lau presenta i fatti in sequenza logica e razionale. Ho apprezzato che i suoi consigli fossero facili da seguire e non troppo elaborati. Non mi ha fatto sprecare tempo, soldi, e sforzi per reinventare la mia dieta; ora ho solo bisogno di fare più attenzione alla quantità e al valore nutrizionale del cibo che assumo."

— *Wendy Y.*

"All'inizio ero scettica riguardo al programma del dottor Lau, per via della presenza di grassi nella dieta. Poi, ho voluto fare una prova. Dopo aver seguito la nuova dieta per circa quattro settimane, ho cominciato a sentirne veramente i benefici. Il mio livello di energia è aumentato e il dolore alla schiena è scomparso. Adesso riesco a dormire tutta la notte senza svegliarmi, e non sento più il bisogno compulsivo di mangiare cioccolata o torte. Mi sento benissimo e ho perso 3 Kg senza alcuno sforzo."

— *Isla W.*

"Il mal di schiena mi ha perseguitata per più di vent'anni. Pensavo fosse dovuto a una postura scorretta o al mio lavoro, e massaggi e agopuntura mi hanno donato un sollievo solo temporaneo. Sei mesi dopo essermi sottoposta ai raggi X, ho cominciato il trattamento col dottor Kevin Lau. I risultati sono andati oltre ogni aspettativa: ho recuperato 8 gradi nella dorsale e 12 nella toracica, oltre essere aumentata di un centimetro in altezza."

— *Lucy K.*

"Il dottor Lau è un uomo di buon cuore, che capisce le sofferenze dei suoi pazienti e mette anima e corpo nella loro cura, mostrando interesse e monitorandone il progresso costantemente. Dopo aver seguito il programma del dottor Lau, ho notato subito un miglioramento sia dei problemi alla schiena, sia della salute in generale. Finalmente, ho trovato qualcuno che è riuscito ad alleviare il mio mal di schiena."

— *Christie C.*

"Per me, l'esperienza del trattamento ha significato molto più dei quindici gradi recuperati nella colonna vertebrale; è stato come aver ricevuto un miracolo. Ho imparato ad avere fede nel fatto che, da qualche parte, c'è sempre una soluzione a ogni problema. Considerando che in età adulta, ogni anno, la scoliosi aumenta di un grado, il recupero mi ha fatto guadagnare qualcosa come quindici anni; anche se fossero meno, sarei comunque grata per questo miglioramento."

— *Cher C.*

"Finalmente! Sono tornata in salute e il dolore è scomparso. Le informazioni che ho acquisito mi hanno permesso di ottenere una salute e un benessere che non pensavo di poter raggiungere!"

— *Alisa L.*

"Quando il dottor Lau mi ha prescritto i raggi X dopo la terapia, è stato ancora più incredibile. Le lastre hanno mostrato che il processo di degenerazione discale della mia colonna vertebrale era invertito. Sono positivamente colpita dal programma del dottor Lau. Ammetto di essere stata scettica all'inizio, ma i risultati che ho conseguito mi hanno pienamente convinto! Grazie, dottor Lau!"

— *Andre Z.*

ScolioLife™

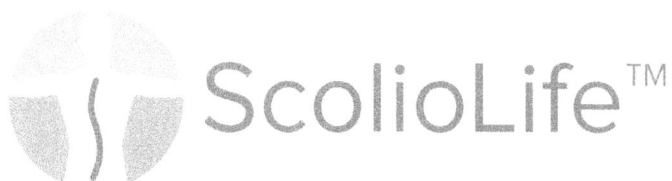

# IL TUO PIANO PER LA PREVENZIONE E IL TRATTAMENTO NATURALE DELLA SCOLIOSI

Il più efficace programma e libro di esercizi per una colonna vertebrale più forte e più dritta.

4a edizione

Dr. Kevin Lau D.Q.

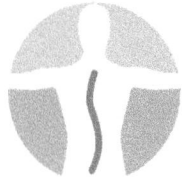

# ScolioLife™

4a edizione
Copyright © 2020 ScolioLife Pte Ltd
Première édition imprimée en 2011

Illustrazione in copertina di Nigel O'Brien
Progetto grafico d'impaginazione di Gisele Malefant
Traduzione a cura di Ivan Abbaco

dott. Kevin Lau
302 Orchard Road #10-02A,
Tong Building (Rolex Centre),
Singapore 238862.

Per maggiori informazioni sull'azienda, sul DVD con gli esercizi, sull'audiolibro e sull'applicazione Scolio Track per Iphone visita:

**www.ScolioLife.com**
**www.ScolioTrack.com**

Stampato negli Stati Uniti d'America

ISBN: 9789810994549

## Liberatoria

Le informazioni contenute in questo libro sono puramente divulgative. Tutte le terapie, i trattamenti e i consigli di qualsiasi natura, prima di essere seguiti, devono essere sottoposti al diretto giudizio di un medico. Niente di ciò che è descritto in questo libro deve essere utilizzato dal lettore o da chiunque altro a scopo diagnostico o terapeutico per qualsiasi malattia o condizione fisica. L'autore e l'editore non si assumono responsabilità per effetti negativi causati dall'uso o dal cattivo utilizzo delle informazioni qui contenute.

# Sull'autore

Laureato alla RMIT University di Melbourne, in Australia, e al Clayton College in Alabama, negli Stati Uniti, il Dottor Kevin Lau combina la conoscenza universitaria con l'esperienza di una vita trascorsa nello studio delle terapie naturali e della medicina preventiva. Il suo approccio si basa su un trattamento olistico di corpo, mente, e spirito.

Dopo aver avuto in cura centinaia di pazienti, cui erano state diagnosticate la scoliosi e un'altra serie di patologie a essa correlate, il dott. Lau ha condotto una ricerca rivoluzionaria che mostra, oltre ogni dubbio, gli evidenti meriti del trattamento non chirurgico della scoliosi.

Fermo sostenitore dell'idea che la salute, e la sua mancanza, siano sotto il nostro controllo, il dottor Lau si è formato soprattutto attraverso la propria esperienza. I suoi pazienti sono persone di tutte le età, dai bambini agli anziani. Il Dottor Lau è stato insignito del "Premio per la Migliore Assistenza Sanitaria" dal più importante giornale di Singapore, lo Straits Time.

Nel corso della sua carriera, e basandosi sulle sue esperienze, il dott. Lau ha acquisito una particolare competenza nel trattamento dei pazienti con scoliosi, diabete, depressione, osteoartrosi, ipertensione, patologie cardiache, dolore cronico al collo e alla schiena, stanchezza cronica e altre "malattie moderne". Il dott. Lau sa che la migliore medicina al mondo proviene dalla natura e non può essere prodotta né commercializzata dalle case farmaceutiche.

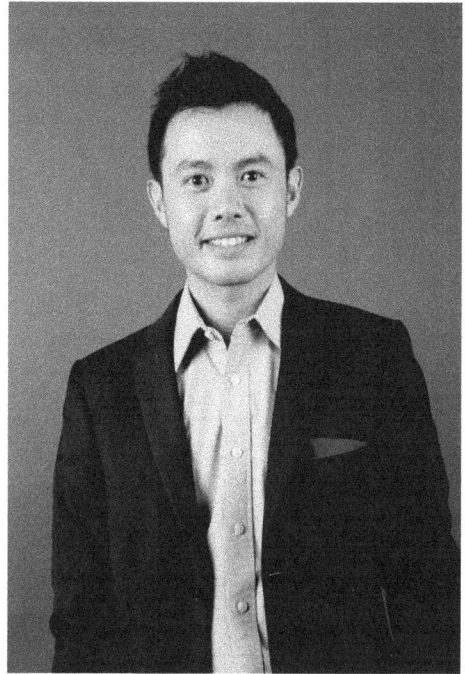

## SOSORT

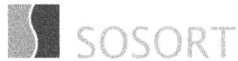

### INTERNATIONALE GESELLSCHAFT FÜR ORTHOPÄDIE UND REHABILITATION DER SKOLIOSE

In Anerkennung für seine Verdienste um die Pflege und die konservative Behandlung von Skoliose wird,

**Kevin LAU, DC,**
Singapur, Singapore

hiermit zum
Assoziierten Mitglied von SOSORT im Jahr 2012 gewählt

Dr. med. Stefano Negrini,
Italien, Präsident

Dr. Patrick Knott,
Arzt-Assistent Generalsekretär

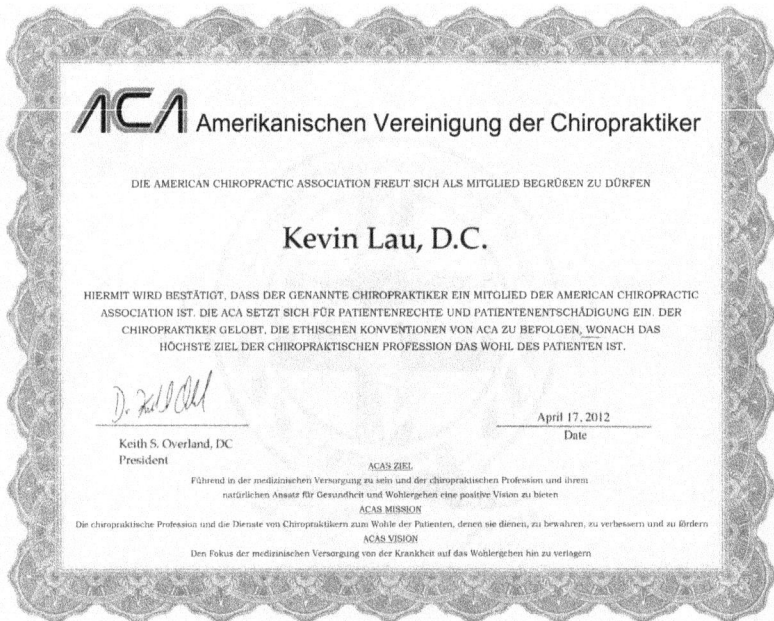

---

## ∧C∧ Amerikanischen Vereinigung der Chiropraktiker

DIE AMERICAN CHIROPRACTIC ASSOCIATION FREUT SICH ALS MITGLIED BEGRÜßEN ZU DÜRFEN

### Kevin Lau, D.C.

HIERMIT WIRD BESTÄTIGT, DASS DER GENANNTE CHIROPRAKTIKER EIN MITGLIED DER AMERICAN CHIROPRACTIC ASSOCIATION IST. DIE ACA SETZT SICH FÜR PATIENTENRECHTE UND PATIENTENENTSCHÄDIGUNG EIN. DER CHIROPRAKTIKER GELOBT, DIE ETHISCHEN KONVENTIONEN VON ACA ZU BEFOLGEN, WONACH DAS HÖCHSTE ZIEL DER CHIROPRAKTISCHEN PROFESSION DAS WOHL DES PATIENTEN IST.

Keith S. Overland, DC
President

April 17, 2012
Date

ACAS ZIEL
Führend in der medizinischen Versorgung zu sein und der chiropraktischen Profession und ihrem natürlichen Ansatz für Gesundheit und Wohlergehen eine positive Vision zu bieten

ACAS MISSION
Die chiropraktische Profession und die Dienste von Chiropraktikern zum Wohle der Patienten, denen sie dienen, zu bewahren, zu verbessern und zu fördern

ACAS VISION
Den Fokus der medizinischen Versorgung von der Krankheit auf das Wohlergehen hin zu verlagern

---

Il dottor Kevin Lau è un membro dell'International Society On Scoliosis Orthopedic and Rehabilitation Treatment (SOSORT), la principale società internazionale per il trattamento delle distorsioni della colonna vertebrale, e dell'American Chiropractic Association (ACA), la più grande associazione di chiropratici degli Stati Uniti.

La mia storia

Crescendo, ho sempre vissuto felicemente e in salute, ignaro delle difficoltà che avrei incontrato nel corso della mia vita. Compiuti i quattordici anni, cominciai a lavorare in un fast food, nutrendomi solo di hamburger e patatine. Bevevo litri e litri di bevande gassate e frappè come fossero acqua, ma pur mangiando tanto non presi mai nemmeno un chilo. Cominciai a notare la comparsa di una brutta acne sul mio viso, cosa che mi provocò talmente tanto disagio che iniziai a usare ogni tipo di prodotto disponibile per la pulizia del viso, incluse decine di lozioni e creme.

In seguito, dal momento in cui mi trasferii oltreoceano per studiare chiropratica, la mia salute peggiorò. All'età di ventuno anni sprofondai nella depressione, diventando un malato cronico!

Lontano dai piatti che mia madre cucinava, mangiavo pasti precotti e qualunque prodotto inscatolato che mi permettesse di riempire lo stomaco spendendo poco. Ricordo ancora quando, facendo la spesa per la prima volta, ignorai il reparto ortofrutta per puntare direttamente a spaghetti istantanei, cereali zuccherati e barrette energetiche. Per questo motivo, la salute della mia pelle peggiorava ma a quel tempo non riuscivo a collegare l'importanza dell'alimentazione nella salute. L'acne era peggiorata a tal punto che dovetti farmi prescrivere immediatamente degli antibiotici da un medico.

Inizialmente, gli antibiotici mi aiutarono, ma dovetti continuare ad assumerli per evitare che la pelle del viso rischiasse di rovinarsi nuovamente. La dipendenza da antibiotici si protrasse per qualche anno, segnandomi per la vita e lasciandomi diversi problemi di digestione. Mi sentivo costantemente affaticato e stanco, con un bisogno intenso di dormire che durava per tutto il giorno. Dentro di me, sapevo che c'era qualcosa che non andava. La mia concentrazione e la mia memoria erano scarse; ero passato dall'avere una media altissima negli studi, a raggiungere solo risultati scarsi. Guardando al passato, col senno di poi, solo ora riesco a capire che la maggior parte dei miei problemi era frutto di una mancanza di consapevolezza riguardo ai principi base della nutrizione. Gli antibiotici erano riusciti a malapena a curare i sintomi dell'acne, fallendo nel curarne la causa, la scarsa alimentazione.

Poi successe qualcosa di eccezionale. Un giorno, mi "svegliai", e capii. La mia vita prese una svolta completamente diversa dal momento in cui decisi di lasciar perdere la farmacopea convenzionale e mi dedicai allo studio intenso della medicina naturale.

Addentrandomi nell'argomento, a un certo punto compresi che tutto ciò che avevo fatto sino a quel momento mi aveva portato a un unico risultato: un lento avvelenamento delle normali funzioni del mio metabolismo. Mi ero trasformato, a tutti gli effetti, nel mio peggior nemico. Lo sconsiderato consumo di una vasta quantità di grassi saturi, zuccheri, e intrugli farmaceutici e il rigore che mi ero imposto negli studi esigevano un pesante tributo dal mio corpo e dalla mia mente, facendomi percorrere un sentiero che portava al malessere e alla depressione.

Poi arrivò il giorno della rivalsa. Ero di fronte a una svolta nella mia vita quando, finiti gli studi, decisi di seguire definitivamente la mia vocazione: imparare a rimodellare il mio corpo e riacquistare una buona salute con sforzi appropriati e costanti. Ricordo che dicevo a me stesso, "Come posso essere un buon professionista della salute se io stesso non sono l'immagine della salute?"

Da quel momento in poi, divenni un esempio vivente per i miei pazienti. Attraevo pazienti afflitti da scoliosi in massa, pazienti che non erano riusciti, tramite la moderna medicina, a curare il loro malessere. I risultati di queste persone furono davvero sorprendenti. Io stesso verificai la validità delle pratiche che avevo ideato e che applicavo. Dentro di me sapevo che stavo lavorando a qualcosa di grosso, qualcosa che portava in sé la promessa della salute, e la speranza per migliaia di pazienti nel mondo afflitti da scoliosi.

Oggi, da nutrizionista e chiropratico praticante, sono sempre più convinto che non sia solo la scoliosi a poter essere trattata e curata. Anche se la scoliosi è, ed è stata, una delle malattie più misteriose tra tutte, oggi, con l'applicazione dei principi nutrizionali da me individuati, può essere completamente arrestata e il suo decorso invertito. Dai miei studi sulle scienze nutrizionali, ho compreso in maniera efficace come il cibo da solo abbia delle proprietà curative miracolose non solo per la scoliosi, ma per tutta un'altra serie di patologie.

Nel tempo, ho letto praticamente tutto sui metodi di guarigione tradizionali e alternativi. Alcuni di questi scritti sono stati per me fonte d'ispirazione e insegnamento, altri sono stati fuorvianti e contraddittori. Ciononostante, da quando decisi di impegnarmi nel mio cambiamento totale, cominciai a fare piccole ma efficaci trasformazioni all'interno della mia dieta e nel mio stile di vita.

Essendo io stesso un mio paziente, cominciai a mangiare cibi al limite del vegetarianismo e a ingerire dai dieci ai venti integratori alimentari al giorno, e a ridurre al minimo il consumo di zuccheri, di grassi e di conservanti alimentari. Durante questa fase, sperimentai una moltitudine di pratiche, a volte eccentriche, dalla guarigione spirituale all'idrocolonterapia, ottenendo risultati misti. Rimasi incastrato in questa routine per alcuni anni alla ricerca dei veri principi della salute.

La cosa che mi sorprendeva era che, per la maggior parte del giorno, mi sentivo ancora stanco, depresso ed esausto. Continuai a impegnarmi al massimo per ripristinare il mio stato di salute, mettendo in pratica tutto ciò che, per sapere comune, poteva far bene. Come ridurre i grassi, mangiare meno carne e consumare più verdura. Tuttavia, non ero ancora soddisfatto dei progressi che stavo (o non stavo) facendo. Le cose non stavano prendendo il corso desiderato.

Dopo un pasto mi sentivo ancora stremato, annebbiato e gonfio. I problemi digestivi continuarono ad affliggermi fino al punto che il cibo stesso diventò mio nemico. Questo, fino a quando non cominciai il Master in Nutrizione Olistica, rimanendo molto influenzato dal lavoro e dagli scritti di pionieri della nutrizione come il dott. Weston Price, il dott. Joseph Mercola e Bill Wolcott, i quali mi ispirarono profondamente. Apprezzai anche il lavoro di altri autori, guariti grazie a terapie nutrizionali applicate a mali incurabili, che i farmaci convenzionali e la chirurgia non erano stati in grado di curare. Autori come Gillian McKeith, presentatore TV e autore del libro Sei quello che mangi, Mike Adams di NaturalNew.com, e Jordan Rubin, autore di The Makers Diet.

Attraverso i loro insegnamenti, imparai progressivamente a integrare una grande quantità di cibi nella mia dieta e cominciai a mangiare in maniera appropriata in base al mio Metabolic Type (Tipo Metabolico), introducendo nella mia dieta molti fermenti lattici vivi, come yogurt e kefir.

Una volta assodati questi fondamenti, scoprii di essere geneticamente "predisposto" ad avere un metabolismo veloce, e che una dose massiccia d'integratori alimentari sintetici non mi avrebbe mai aiutato; anzi, non faceva altro che peggiorare le mie condizioni di salute. Da quel momento iniziai a fare molta più attenzione alle false promesse, fin troppo ostentate, del cibo e cominciai ad ascoltare il mio corpo.

Capii l'importanza di ridurre i cereali e gli zuccheri dalla mia dieta, e cominciai a consumare più proteine e più grassi. Inoltre, finalmente compresi il famoso detto "Ciò che fa bene a una persona, può essere velenoso per un'altra".

In maniera lenta ma costante, con l'introduzione di ogni cambiamento all'interno della mia dieta, la mia salute migliorava dopo ogni pasto. Mangiare non mi faceva più sentire stanco, assonnato, o annebbiato; al contrario, mi sentivo carico di energia, di serenità e di chiarezza mentale.

Incoraggiato da questa esperienza, decisi infine di dedicare tutta la mia vita lavorativa all'esplorazione, acquisizione, e condivisione dei principi di nutrizione, delle malattie, della salute e cura dei miei pazienti, molti dei quali vengono dall'altro capo del mondo per consultarmi.

In buona salute,

dott. Kevin Lau

## L'impegno del dottor Kevin Lau per la scoliosi

Per curare davvero la scoliosi bisogna eliminarne le cause principali. Per questo rinforzo il mio impegno nello scoprire e ricercare i fattori che causano la scoliosi. Le attuali ricerche sono limitate all'analisi di busti ortopedici e a tecniche chirurgiche che trattano semplicemente i sintomi e l'impatto del disturbo sul corpo. La ricerca per identificare e trattare la causa principale della scoliosi offre ancora una grande opportunità.

A tal fine, prometto di dedicare una parte dei proventi dei miei libri alla ricerca focalizzata sulla comprensione della causa principale della scoliosi, aiutandoci a proteggere le generazioni future da questa diffusa deformità della colonna vertebrale.

# Ringraziamenti

Questo libro è dedicato alla mia famiglia e ai miei pazienti, il cui amore, supporto, e ispirazione mi hanno aiutato a espandere le mie conoscenze e il mio lavoro sulla spina dorsale e sulla buona salute.

## Ulteriori ringraziamenti e crediti

**Nigel O'Brien (Progettista Grafico, Regno Unito)** – Che ha lavorato instancabilmente alla copertina di questo libro per farlo risaltare tra tutti gli altri.

**Gisele Malefant (Progettista grafico, Canada)** – Per aver progettato il design dell'intero libro in modo da renderlo più facile da leggere.

**Kathy Bruins (Editore, Stati Uniti)** – Per il suo intenso impegno e la sua impeccabile attenzione per i dettagli.

**Jacqueline Briggs (Illustratore, Stati Uniti)** – Per le meravigliose illustrazioni del libro e per avermi aiutato a diffondere le mie idee attraverso il potere delle immagini.

**Darren Stephen Lim e Jason Chee (Personal trainer, Singapore)** – Per avermi mostrato gli esercizi contenuti in questo libro e per averne facilitato la resa visiva, in modo che i lettori potessero capirli.

**Jericho Soh Chee Loon (Fotografo, Singapore)** – Per tutte le foto di alta qualità scattate durante gli esercizi.

**Ivan Abbaco (Traduttore, Italia)** - Per aver lavorato instancabilmente nella traduzione di questo libro al fine di farlo comprendere ai lettori italiani.

Vorrei anche ringraziare gli esperti e i ricercatori il cui lavoro mi ha ispirato, e ha contribuito alla realizzazione del mio.

## Suggerimenti per la lettura e per la creazione del programma personale di correzione della scoliosi

Sono davvero tantissime le informazioni racchiuse in queste pagine! Sarai emozionato di trovare così tante risposte al tuo problema, la scoliosi, e probabilmente, quando comincerai il tuo programma, sarai confuso da tutte le cose da sapere e da fare. Non preoccuparti, tutti i tasselli andranno al loro posto nel momento in cui eseguirai l'autovalutazione e la guida passo per passo che si trova alla fine di questo libro, suddiviso in un livello principiante e un livello avanzato.

Consiglio di leggere questo libro in ogni sua parte, evidenziando e appuntando le idee e gli esercizi che consideri più importanti. Le colonne vuote al lato di ogni pagina servono per i tuoi appunti. Dopo aver completato il libro e cominciato la dieta e gli esercizi del programma, torna indietro ed evidenzia con un colore diverso. In quel momento, scoprirai di avere acquisito un altro punto di vista.

> *Nella bocca dello stolto germoglia la superbia, ma le labbra dei savi son la loro custodia.*

— *Proverbi 14:3*

# Contents

## Partie 1 — Ciò che sappiamo della scoliosi ad oggi

## Partie 2 — Un programma nutrizionale per la salute e la scoliosi

## Partie 3 — Ginnastica correttiva per la scoliosi

# Parte 1

## Ciò che sappiamo della scoliosi ad oggi

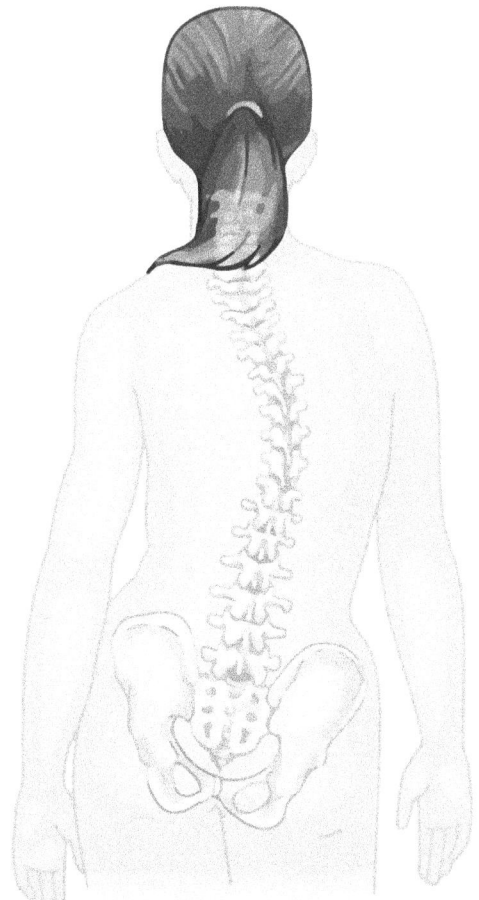

## CAPITOLO I

# Il futuro della correzione della scoliosi

*La tua vita è nelle tue mani per farne ciò che desideri.*

— *John Kehoe*

Per quanto potesse ricordare, Lucy Koh aveva sempre sofferto di dolore alla schiena. La sua sofferenza si protrasse per quasi vent'anni, fino a quando, giunta all'età di cinquantaquattro anni, la signora Koh si convinse che il dolore che l'aveva sempre afflitta fosse legato al proprio lavoro, a una cattiva postura e al proprio stile di vita sedentario. Incontrò decine di esperti di agopuntura e massaggi, i quali le procurarono un sollievo soltanto temporaneo; il dolore, infatti, continuava a ripresentarsi non appena Lucy interrompeva la terapia.

Gradualmente, col passare del tempo, le sue condizioni di salute peggiorarono ulteriormente; c'erano momenti in cui provava un intenso formicolio e un torpore acuto al braccio sinistro e alle dita. Preoccupata, Lucy consultò un chirurgo ortopedico.

Dopo alcune dolorosissime sedute di trazioni ed esercizi con il terapista, il chirurgo la visitò e la dimise, dicendole che il suo problema derivava da qualche tipo di degenerazione muscolare progressiva che provocava lo schiacciamento di un nervo. Anche se non era riuscito a diagnosticarle alcun tipo di problema, il chirurgo insistette affinché Lucy si sottoponesse, come ultima risorsa, a un'operazione chirurgica alla spina dorsale.

Poiché comprendeva i rischi dell'operazione, Lucy si rifiutò di seguire le raccomandazioni del chirurgo. Si era quasi rassegnata a convivere col suo dolore, quando, un giorno, le capitò di notare un annuncio che pubblicizzava un seminario tenuto da un chiropratico di nome Kevin Lau. Spinta più dalla curiosità che dal programma, Lucy fissò un appuntamento con il Dottor Lau.

Il Dottor Lau la visitò e la sottopose a una radiografia. Le lastre confermarono le ipotesi del Dottor Lau: Lucy soffriva di scoliosi. Per la prima volta qualcuno era riuscito a diagnosticare correttamente il suo disturbo e, anche se scettica, Lucy decise di seguire la terapia del Dottor Lau. Innanzitutto, cominciò a frequentare le sue sedute ogni settimana e, dopo sei mesi, il Dottor Lau le suggerì di sottoporsi nuovamente a radiografia.

I risultati? Furono oltre ogni sua aspettativa. La scoliosi dorsale si era ridotta di 8 gradi, mentre quella toracica di 12 e, a coronare il tutto, secondo le misurazioni fatte dal suo medico durante un controllo di routine, era diventata più alta di un centimetro!

Con professionalità ed esperienza, il Dottor Lau la guidò attraverso un dettagliato programma personalizzato di disintossicazione e alimentazione. A distanza di un anno, nuovi esami mostrarono che non solo la terapia del Dottor Lau stava portando miglioramenti al problema primario di Lucy (la scoliosi), ma che anche il diabete, la funzionalità di fegato e reni, l'ipertensione, e i livelli del colesterolo erano migliorati grazie ai cambiamenti proposti dal Dottor Lau!

Nel frattempo, il medico curante di Lucy le ordinò di ridurre considerevolmente il numero di farmaci che aveva assunto fino a quel momento, diminuendo la sua precedente dipendenza da dodici medicinali diversi. Il Dottor Lau la aiutò a identificare il suo Metabolic Type®– tipo proteico (Tipo Metabolico, argomento che tratteremo più avanti nel libro) e le prescrisse un facile regime di esercizi.

Non c'è bisogno di dire che oggi Lucy è veramente soddisfatta dei risultati ottenuti. Tutti i suoi amici le fanno i complimenti, vedendo in lei il ritratto della salute. Lei, dal canto suo, si sente piena di energie e non si stanca mai di dire al Dottor Lau che sente di essere entrata in una nuova fase della sua vita.

## Il cibo come medicina

Circa 2500 anni fa, Ippocrate fece quest'affermazione provocatoria: "Lascia che il cibo sia la tua medicina, e non che la medicina sia il tuo cibo". Ippocrate aveva compreso l'importanza di una corretta alimentazione per la salute della persona, e portò avanti questo concetto decantando le proprietà curative del cibo.

Sfortunatamente, la nostra cultura attuale si è lasciata alle spalle questo concetto. Anche se i ricercatori hanno fatto passi da gigante nell'individuazione degli elementi presenti negli alimenti e nel capire la correlazione esistente tra le varie malattie e la mancanza di certi nutrenti nella nostra dieta, l'idea che il cibo possa essere considerato una medicina è sempre meno popolare nel mondo moderno.

Considera quanto segue: Una persona che consuma per tutto il giorno cibi malsani e precotti può ritrovarsi priva di sostanze nutritive, mentre una persona che mangia molto meno, ma sceglie cibi di qualità superiore, scoppia di salute. Spesso sentiamo dire "sei quello che mangi"; questo detto è più vero di quello che pensi. Mangiare cibi non salutari può portare ad avere una salute cagionevole, mentre l'assunzione di cibi ricchi di elementi nutritivi può aiutare a prevenire molte patologie moderne. Il fabbisogno nutrizionale varia da persona a persona e dipende dal corredo genetico di ogni individuo. Più avanti in questo libro, imparerai qual è l'alimentazione più adatta al tuo tipo genetico grazie al Metabolic Typing® (Tipologia Metabolica).

Mangiare i cibi giusti, in quantità corrette, equivale ad assumere un farmaco preventivo e può aiutare il tuo corpo a combattere i segni del tempo e altri disagi causati dall'invecchiamento. Avere un'alimentazione scorretta, d'altra parte, può portarti a un accumulo di tossine, le quali riusciranno a sopraffare le tue difese immunitarie facendoti ammalare.

Ricorda, una mela al giorno toglie il medico di torno!

## Assistenza sanitaria: Passato, presente e futuro.

Sapevi che per prevenire ottantasette malattie mortali gli egiziani mangiavano il cavolo? La cipolla, invece, era considerata abbastanza efficace da curare altre ventotto patologie. Certamente, non avevano a disposizione il Viagra o l'aspirina a quei tempi!

Alcuni studi dimostrano che molte patologie legate all'alimentazione delle società civilizzate erano pressoché assenti nelle società aborigene; infatti, tali società erano del tutto prive di quelle malattie degenerative dei nostri tempi causate da un pessimo stile di vita. Queste patologie comprendono: coronaropatia, ipertensione, degenerazione discale, osteoartriti, appendicite, calcoli biliari, diabete, obesità, infarti, emorroidi, ernie gastriche, carie, poliposi rettale, vene varicose e cancro a colon, ovaie e seno.

Giusto per fare un esempio: una nuova ricerca pubblicata sul New England Journal of Medicine, 396(2000): 16-22, ha mostrato come alcuni piccoli cambiamenti nella dieta e nello stile di vita generale dei pazienti possano ridurre l'incidenza delle patologie cardiache. Un altro studio simile ha evidenziato come alcune variazioni nello stile di vita possano arrestare il decorso del cancro alla prostata, specialmente nel momento successivo all'insorgenza.[1]

## Dati: Negli ultimi 70 anni le patologie mortali sono aumentate in maniera drammatica.

- Aumento dell'insorgenza di psicopatologie: 400%
- Aumento dell'insorgenza di tumori: 308%
- Aumento dell'insorgenza di anemia: 300%
- Aumento dell'insorgenza di epilessia: 397%
- Aumento dell'insorgenza di sindrome nefrosica: 65%
- Aumento dell'insorgenza di malattie cardiovascolari: 179%
- Aumento dell'insorgenza di diabete: 1800% (nonostante l'insulina, o per causa della stessa)
- Aumento dell'insorgenza di poliomielite: 680%

È davvero così sorprendente che la causa principale di morte, nella società odierna, non sia legata alle malattie cardiache o al cancro ma alle cattive abitudini alimentari?

In uno studio condotto congiuntamente dal dottor Gary Null, dalla dottoressa Carolyn Dean, dal dottor Martin Feldman e da altri (2003), gli autori affermano che è possibile stilare un lungo rapporto sulle morti causate dalla medicina. Secondo questi esperti, circa 751.936 americani muoiono ogni anno per colpa di un errore medico. Come se più di sei aerei pieni di gente si schiantassero ogni giorno!

Inoltre, il numero di persone ricoverate per gli effetti collaterali di farmaci prescritti si aggira intorno ai 2,2 milioni, mentre il dottor Richard Besser ha rivelato, nel 1995, che il numero degli antibiotici non necessari prescritti annualmente per le infezioni virali è di circa venti milioni!

## Uno spunto di riflessione

"Nell'arte della guarigione, per avere successo, è necessario che le procedure si basino su leggi di vita, sul risparmiare energie. Di conseguenza, i principi fisiologici corretti sono l'unico fondamento della vera guarigione, ed è qui che il sistema medico ortodosso oggigiorno fallisce totalmente; fallisce perché non esiste alcuna scienza fisiologica e biologica su cui praticare in maniera corretta l'arte della guarigione."

*— dott. R. T. Trall*

Nel 2003, il numero di antibiotici prescritti inutilmente è aumentato di decine di milioni; inoltre, il numero di trattamenti medici e chirurgici non necessari è aumentato di 7,5 milioni, mentre il numero di pazienti sottoposti al ricovero, senza che ve ne fosse utilità, si aggira intorno a 8,9 milioni. Non c'è da meravigliarsi che il numero di morti causate da "errori medici" (il termine tecnico è morti iatrogeniche), avvenute durante il ricovero, ammonti a 783,936.[2]

Guardiamo in faccia la realtà: per quasi tre decenni abbiamo sentito parlare di nuovi regimi dietetici, cure miracolose e famaci eccezionali. Il problema è che queste soluzioni improvvisate sono sempre rivolte alle masse, senza essere personalizzate per soddisfare il bisogno del singolo paziente, e di conseguenza falliscono puntualmente nel loro scopo.

Riuscireste a immaginare un vestito che si adatti a qualunque donna sui trentacinque anni in qualunque parte del mondo? E come si può pretendere che ciò valga per un farmaco, che deve soddisfare le esigenze di ogni singolo individuo? È proprio questo il punto che ho cercato di mettere a fuoco in questo libro.

Il mio pensiero è che la scoliosi sia parte di un malessere più profondo, di una disfunzione biochimica e meccanica del corpo che si manifesta come una malattia. Sia la curvatura della colonna vertebrale, sia la densità minerale ossea variano da paziente a paziente; come possiamo pretendere che una cura comune valga per tutti? Come possiamo aspettarci che qualunque tipo di pratica standard (busto o chirurgia), che non sia stata adattata specificatamente ai propri bisogni individuali, possa produrre gli effetti sperati?

Non possiamo aspettarci nulla di tutto ciò, come questo libro avrà modo di dimostrarti più avanti.

## CAPITOLO 2

## Che cos'è la scoliosi?

Quando Susan aveva dodici anni, sua madre notò che aveva un leggero gonfiore sul dorso. La sua prima preoccupazione fu che potesse trattarsi di un tumore. Tuttavia, una radiografia mostrò che la colonna vertebrale di sua figlia si stava sviluppando in maniera scorretta, assumendo la forma di una S. Il dottore le diagnosticò la scoliosi.

Successive radiografie rivelarono una curvatura di 36 gradi della colonna vertebrale, la cui causa, secondo il medico, era di natura "idiopatica", il che significa senza apparenti cause scatenanti. Circa l'80% dei pazienti presenta questo tipo di scoliosi; al restante 20% sono diagnosticati difetti congeniti, traumi della colonna vertebrale e patologie muscolari e nervose come la distrofia muscolare.

**Come viene identificata la scoliosi?**

Cos' hanno in comune Elizabeth Taylor, Sarah Michelle Gellar, Isabella Rossellini e Vanessa Wlliams oltre, naturalmente, al fatto di essere delle meravigliose celebrità? Tutte loro soffrono di scoliosi. Questa patologia colpisce il due o il tre per cento degli adolescenti e generalmente fa la sua comparsa all'età di dieci o quindici anni, un'età in cui i ragazzi tengono molto al proprio aspetto esteriore. Per cause ancora sconosciute, la scoliosi colpisce più le ragazze che i ragazzi, in un rapporto di 3,6 a 1, e di 10 a 1 quando la curvatura supera i 30 gradi. Generalmente, i sintomi includono: una scapola più alta dell'altra, un'anca in rilievo, un girovita irregolare, la testa non allineata perfettamente al bacino, e la propensione di tutto il corpo a svilupparsi verso un solo lato.

Spalle irregolari

Curvatura della
colonna vertebrale

Anche irregolari

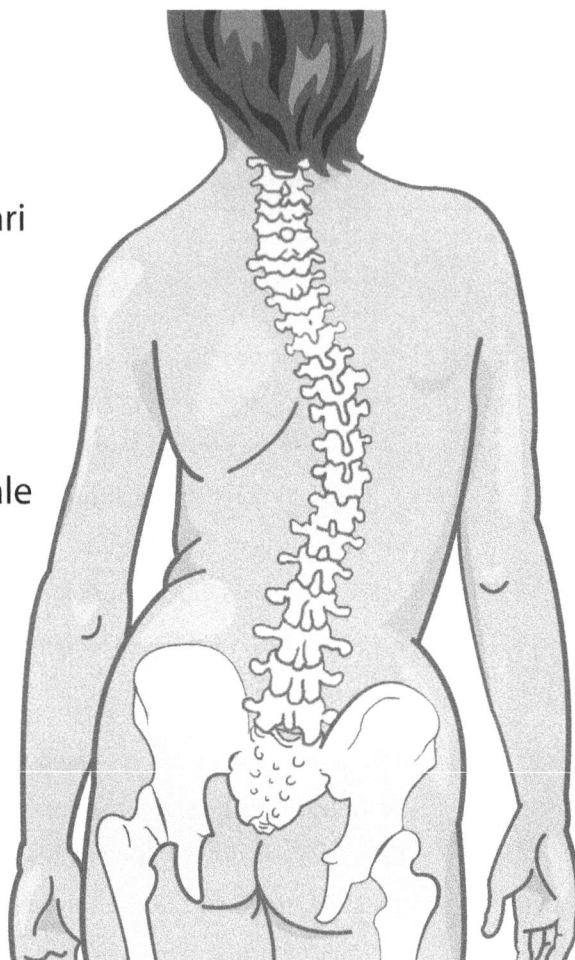

**Figura 1:** Segni della scoliosi

Uno studio condotto nel 2008 da un team di chirurghi della colonna vertebrale mostra che un abitante di Singapore su dieci, sopra i quarant'anni, soffre di scoliosi lombare.

Lo studio rivela che l'incidenza della scoliosi è di 1,6 volte più alta nelle donne, e che si manifesta nei cinesi e nei malesi il doppio rispetto agli indiani.[3]

La causa scatenante della scoliosi è ancora sconosciuta; tuttavia, i medici ricercano dei fattori che si suppone possano contribuire alla sua formazione: sbilanci ormonali, malnutrizione, difetti genetici e meccanici potrebbero essere collegati alla patologia.

## Cercare indizi sulla causa della scoliosi

Anche se brancolano ancora nel buio riguardo a questa patologia, i ricercatori sanno per certo quali sono le patologie nutrizionali che si manifestano congiuntamente alla scoliosi e di alcune di queste parleremo qui in basso. Capire cosa causa questi problemi può aiutarci anche a capire le cause della scoliosi.

1. **Prolasso della valvola mitrale (PVM)** - Una patologia cardiaca che si manifesta frequentemente con la scoliosi. Solitamente, appare in maniera isolata, o insieme ad altre patologie del tessuto connettivo o a malattie genetiche, come la sindrome di Down.

   Uno studio indiano ha mostrato come il 55% dei bambini affetti da prolasso della valvola mitrale soffra di scoliosi.4 Diversi studi hanno inoltre mostrato come l'85% dei pazienti affetti da PVM riporti una carenza di magnesio e come l'integrazione di magnesio ne allevi i sintomi. La carenza di magnesio è stata anche collegata all'osteoporosi e all'osteopenia, patologie a loro volta legate alla scoliosi. Dati questi collegamenti, è logico considerare la possibilità che la carenza di magnesio possa contribuire in maniera implicita allo sviluppo della scoliosi.

   Inoltre, la carenza di magnesio provoca una contrazione muscolare, e questa contrazione potrebbe giocare un ruolo fondamentale nella comparsa della scoliosi, come evidenziato in molti studi sulla postura.

   È interessante notare che, come avviene per la scoliosi idiopatica, anche il prolasso della valvola mitrale ha un'incidenza maggiore sulle donne che sugli uomini, ed entrambe le patologie risultano peggiorare agli inizi della pubertà. Molto probabilmente, ciò è collegato a quello che il Dottor Williams afferma a proposito delle carenze nelle scelte alimentari degli adolescenti. Nel suo libro, il Dottor Williams  rileva come un'alimentazione adeguata per un bambino di pochi anni può non essere tale per un fanciullo in età puberale. La pubertà è, infatti, un momento in cui i bisogni nutrizionali crescono per venire incontro allo sviluppo sessuale.

È ben documentato anche il fatto che le donne, con la comparsa del menarca, abbiano un maggior rischio di diventare anemiche, per via della quantità di ferro e magnesio persa durante le mestruazioni.

2. **Menorragia** - Diversi studi hanno dimostrato che la carenza di vitamina K è collegata sia a una perdita mestruale particolarmente abbondante e anomala (menorragia), sia all'osteoporosi.

   I sintomi della menorragia dovuti a una carenza d vitamina K comprendono ematuria (presenza di sangue nelle urine), predisposizione ai lividi, mestruazioni abbondanti o prolungate, rottura di capillari oculari o epistassi.

3. **Ipoestrogenia (basso livello di estrogeni)** - Diversi studi collegano la scoliosi a un basso livello di estrogeni. Uno studio condotto su ballerine professioniste suggerisce che un ritardo nella pubertà, insieme a un intervallo prolungato tra i cicli mestruali, riflette una prolungata ipoestrogenia e può predisporre le ballerine[5] alla scoliosi e allo stress, con un'incidenza del 24-40%.[6] Un basso livello di estrogeni è anche causa di osteoporosi e osteopenia, patologie collegate alla scoliosi da diversi studi. Si pensa che la causa che porta le ballerine a soffrire d'ipoestrogenia sia da attribuirsi al fatto che esse tendono a sovra-allenarsi per mantenere un basso peso corporeo. Non solo le ballerine, ma anche le atlete professioniste che si allenano in maniera eccessiva soffrono d'ipoestrogenia, ritardo del menarca, predisposizione alle fratture e scoliosi. Nelle atlete di ginnastica artistica è stato riscontrato un tasso di scoliosi più alto di dieci volte (12%)

rispetto al gruppo di controllo (1,1%).[7] Sia un ritardo nel ciclo mestruale, sia un'eccessiva mobilità delle articolazioni sono comuni nelle atlete di ginnastica ritmica.

Generalmente, le atlete corrono un rischio più alto di contrarre la scoliosi.[8] La ragione più probabile è che le donne che si allenano in maniera eccessiva, ballerine professioniste e atlete, possono subire un blocco del ciclo mestruale, il che abbassa il loro livello di estrogeni, aumentando il rischio di sviluppare l'osteoporosi, una patologia strettamente legata alla scoliosi.

Questo aumento del rischio di scoliosi si registra anche nelle donne che raggiungono la menopausa. Sia le donne in menopausa, sia le atlete condividono diversi fattori di rischio: livello di estrogeni basso, fratture, osteopenia, scoliosi, e osteoporosi. Probabilmente, la causa è da ricondurre al basso livello di estrogeni presente in entrambe le categorie, il quale indebolisce le ossa provocando osteoporosi, scoliosi e fratture.

Oltre al sovra-allenamento e alla menopausa, l'ipoestrogenia si manifesta in concomitanza con la scoliosi, la quale è causata da un insieme di carenze nutrizionali. Queste ultime comprendono e non si limitano a:

a) **Le fratture** sono collegate all'osteoporosi, la quale può essere causata da una grande varietà di deficit nutrizionali. Una delle cause principali sia delle fratture, sia dell'osteoporosi. è la carenza della vitamina K. Come abbiamo notato prima, la carenza di vitamina K può anche causare menorragia , la quale è correlata alla scoliosi.

b) **La lassità dei legamenti** è un tratto distintivo del rachitismo ed è stata collegata ad una grande varietà di deficit nutrizionali, compresi la carenza di vitamina D, di calcio, di magnesio (Vedi sopra il prolasso della valvola mitrale) e di zinco.

c) **L'ipoestrogenia (pubertà ritardata e basso peso corporeo)** può essere causata da una carenza di zinco. Le scimmie con carenza di zinco hanno un ritardo nello sviluppo sessuale, un aumento di peso rallentato, e carenza di minerali nelle ossa, caratteristiche ritrovate negli esseri umani affetti da scoliosi. La carenza di zinco negli esseri umani è stata collegata ad un ritardo puberale e a un basso peso corporeo; negli studi sugli animali si è rivelata la causa della scoliosi.

4. **Il petto escavato (o torace a imbuto)** - C'è una relazione statisticamente significativa tra il petto escavato e la scoliosi. Il petto escavato può essere causato dal rachitismo che, come evidenziato sopra, è originato da una grande varietà di deficit dell'alimentazione.

È stato dimostrato che la carenza di zinco causa nelle scimmie una sindrome di rachitismo simile a quella umana. Sorprendentemente, uno studio separato ha scoperto che i ginnasti soffrono spesso di scoliosi e lassità dei legamenti, causati spesso da rachitismo.

## È nei tuoi geni?

Con la scoperta del genoma umano e l'identificazione dei geni responsabili delle varie patologie, la scienza è ormai andata oltre la scoperta dei fattori di rischio delle singole malattie. Adesso, si pensa a cosa poter fare per influenzare il modo in cui i geni si esprimono.

I nostri geni ci rendono unici e speciali, e ci consentono di sapere a quali malattie siamo più predisposti. Prima si pensava che fossimo "bloccati" dal comportamento dei nostri geni; ora, invece, i ricercatori hanno dimostrato che abbiamo un controllo su di essi maggiore di quanto si pensava in precedenza.

Esistono vari modi di influenzare i geni a nostro vantaggio; uno di questi è il ricorso ad una sana alimentazione. Le sostanze nutritive alimentano i nostri geni, ed è stato dimostrato che possono addirittura attivarli e disattivarli. Si può fare un esempio prendendo come patologia di riferimento il cancro. È stato dimostrato che spesso il cancro è causato da cellule che si moltiplicano a una velocità più alta del normale, creando tumori, che altro non sono se non delle escrescenze anomale formatesi a causa di questa eccesiva proliferazione cellulare. Gli elementi nutritivi possono impedire che questa anomalia venga "accesa", e quindi possono prevenire il cancro. Gli elementi nutritivi lavorano su diversi livelli e svolgono funzioni differenti all'interno del corpo. Mangiare sano può aiutarti a prevenire il cancro, anche se sei geneticamente predisposto ad alcuni tipi di tumore!

Un nuovo studio condotto dai ricercatori del Medical Genetics Institute, all'interno del centro medico Cedars-Sinai, ha rivelato che la mutazione di uno specifico gene può portare a un tipo di scoliosi ereditaria.

I ricercatori hanno evidenziato che chi eredita questa patologia, un tipo di deformità dell'apparato scheletrico, ha tronco, arti e dita più corte rispetto alla media; inoltre, presenta un tipo di scoliosi, principalmente nelle vertebre lombari.

Si ritiene che la mutazione del gene possa causare un aumento del calcio nelle cellule delle ossa durante lo sviluppo dell'apparato scheletrico. Essendo questo il primo studio condotto allo scopo di identificare il meccanismo che porta a deformazioni di questo tipo dell'apparato scheletrico, i risultati ci suggeriscono che il corretto apporto di calcio è importante per il normale sviluppo della colonna vertebrale e da qui l'importanza assoluta della nutrizione nell'aiutare a curare certi tipi di scoliosi, anche quelle di origine ereditaria.

## Test genetico della scoliosi?

Lo ScoliScore AIS Prognostic Test è un nuovo test genetico che analizza il DNA di pazienti cui è stata diagnosticata la Scoliosi Idiopatica Adolescenziale (AIS), il tipo più comune di scoliosi. Il test cerca di prevedere l'evoluzione della curvatura della colonna vertebrale. In altre parole, l'esame mostra sia al dottore, sia al paziente quanta probabilità esiste che la colonna vertebrale si curvi ulteriormente e se il paziente necessiterà, successivamente, di intervento chirurgico oppure non ne avrà bisogno.

Circa l'85-90% per cento dei pazienti a cui viene diagnosticata l'AIS, la quale presenta una curvatura lieve (18-25 gradi Cobb), non subirà mai una degenerazione della colonna vertebrale tale da necessitare di intervento chirurgico. I risultati di questo test possono essere utilizzati per prevedere, con una percentuale di successo pari ad oltre il 99%, se una curvatura lieve avrà il rischio di progredire al punto di richiedere un trattamento chirurgico. Queste informazioni possono evitare ai pazienti di affrontare numerose visite mediche ed esposizioni ai raggi X nel corso degli anni per monitorare le potenziali progressioni della curva.

## Da Cosa NON è Causata la Scoliosi

Ho lavorato con pazienti afflitti dalla scoliosi per molti anni. Spesso mi è stato chiesto se la scoliosi derivasse da una posizione scorretta durante il sonno, da una cattiva postura, da traumi o dal trasporto di oggetti pesanti. La risposta a questa domanda è un deciso "NO". Anche se questi comportamenti possono causare dolore o disagi per via della tensione dei muscoli e dei tessuti connettivi, non possono, da soli, causare la scoliosi.

Ciò è confermato da altri professionisti che lavorano a stretto contatto con i pazienti scoliotici; il Dottor Arthur Steindler, dell'University of Iowa, e il Dottor Robert H. Lovett, ortopedico, evidenziano la postura scorretta come causa di atteggiamenti scoliotici, o "falsa scoliosi". Essi non credono che una postura scorretta causi la scoliosi idiopatica adolescenziale.

Comunemente, la scoliosi si manifesta durante la prima fase adolescenziale e, pur essendoci diverse teorie sulle cause della scoliosi, molti casi sono idiopatici, il che significa che non vi è una causa nota. È probabile che più di un fattore contribuisca allo sviluppo della scoliosi.

## Conclusioni: Quindi, cosa causa la scoliosi?

Sintetizzando, molti ricercatori spendono parecchio tempo per cercare di individuare una causa univoca per la scoliosi. L'argomento comune di molte teorie riguarda lo sviluppo e la progressione della scoliosi per causa di alcune anormalità strutturali, neurologiche, biochimiche o nel corredo genetico, che portano il corpo ad orientarsi male nello spazio. La mia teoria è che lo sviluppo della scoliosi spesso sia il risultato di diversi fattori; fattori quali difetti dei geni, forze biomeccaniche che agiscono sulla colonna vertebrale in maniera anomala, un'alimentazione povera di sostanze nutritive, problemi di asimmetria cerebrale, e/o uno scompenso ormonale che porta ad una carenza di melatonina ed estrogeni.

Bilanciando la chimica del nostro corpo attraverso alimenti che siamo geneticamente portati a mangiare, e selezionando attentamente gli esercizi mostrati in questo libro, possiamo prevenire e correggere i sintomi degli squilibri del nostro corpo, orientandolo e riallineandolo.

Inoltre la scoliosi tende a manifestarsi in più membri della stessa famiglia, con una ricorrenza, secondo i dati, dal 25% e 35%.9 Le probabilità di sviluppare la scoliosi sono tre o quattro volte più alte se ne soffrono anche parenti stretti come genitori e nonni. Quando entrambi i genitori sono afflitti da scoliosi, essi hanno il 40% di possibilità in più di avere figli con lo stesso problema rispetto a genitori che non l'hanno.[10] Giacché i fattori ereditari predispongono i bambini ad avere la scoliosi, se uno dei figli presenta la patologia è importante tenere sotto controllo anche l'altro. È necessario cominciare a modificare radicalmente le abitudini alimentari della tua famiglia, e integrare un regolare regime di esercizi, come descritto in questo libro.

## Che cos'e' la scoliosi?

Generalmente, i dottori non si preoccupano di lievi curvature della colonna vertebrale (per es. angolatura sotto i dieci gradi). Di solito. queste curvature si sistemano da sole e solo tre su mille peggiorano al punto da richiedere un trattamento.[11] Tuttavia, quando la curvatura peggiora, la colonna vertebrale ruota su se stessa, spingendo lentamente la gabbia toracica fuori dal proprio assetto. Anche se molte scoliosi assumono la forma di una "S", altre possono presentarsi a forma di "C".

L'orlo irregolare di una gonna o la differenza di altezza tra le gambe dei pantaloni spesso possono rappresentare il primo indizio della comparsa di una scoliosi. Altri segnali di pericolo, che a un occhio inesperto possono sembrare dovuti a una cattiva postura, includono: spalle o anche irregolari, scapole sporgenti, testa pendente verso un lato.

È risaputo che le curvature superiori a 30° hanno una probabilità maggiore di degenerare, avendo raggiunto un punto in cui sono avvantaggiate dalla gravità.[12] Quando la curvatura raggiunge i 60 gradi, la gabbia toracica si distorce al punto di limitare l'espansione dei polmoni, provocando problemi respiratori.

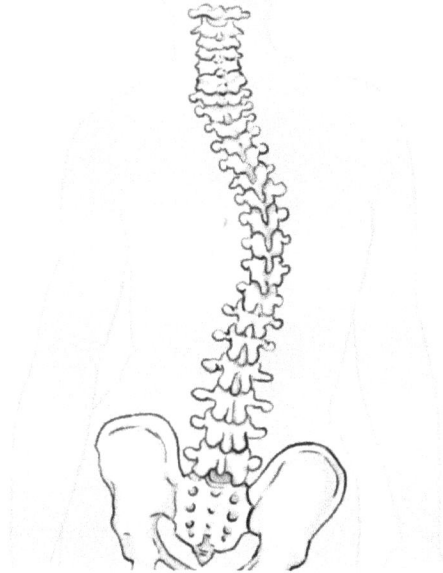

**Figura 2:** Scoliosi a "S"

## Il test di adam (test del piegamento in avanti)

Lo screening test usato più spesso nelle scuole, nelle cliniche pediatriche, e negli enti sanitari locali è chiamato Adams Forward Bend Test, ovvero Test di Adam del Piegamento in Avanti.

I ragazzi si piegano in avanti con le braccia ciondolanti e con i piedi e le ginocchia unite, poiché la curva della scoliosi strutturale è più evidente quando si è piegati. In un ragazzo con la scoliosi, il dottore potrà osservare una gabbia toracica sbilanciata. Dato che questo test fallisce nel 15% dei casi, molti esperti raccomandano altri esami da accompagnare a questo.

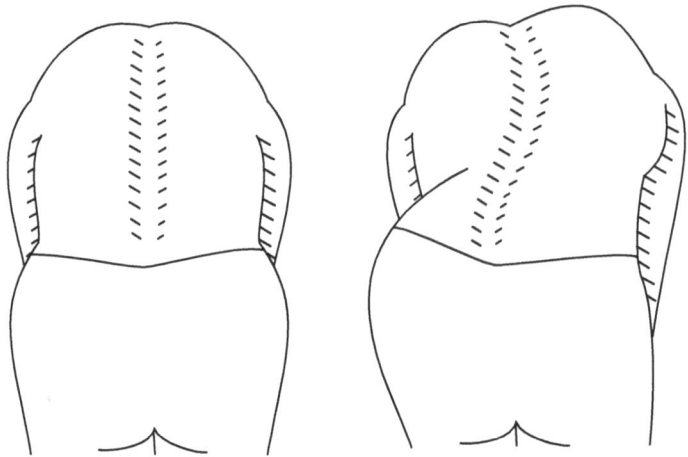

**Figura 3:** Test di Adam - colonna vertebrale normale (sinistra), colonna vertebrale scoliotica (destra)

## Test domestico della scoliosi

È possibile rilevare accuratamente e monitorare facilmente la scoliosi con l'aiuto della famiglia o degli amici nella comodità della propria casa. Avrai bisogno di carta e penna per appuntare le tue risposte. Se sei preoccupato che tuo figlio possa avere la scoliosi, segui questi passaggi:

1) Prendi del nastro di carta e dividilo in piccoli pezzetti; disponi ognuno di questi pezzetti su ogni sporgenza ossea della colonna vertebrale. Il modo migliore è disporre i pezzetti di nastro solo sulle ossa che vedi. Una volta disposti i pezzetti sulle ossa visibili, passa un dito sulla colonna vertebrale per sentire le ossa che non riesci a vedere. Ci dovrebbero essere 6 punti lungo la nuca (sono più facili da trovare se chiedi a tuo figlio di piegare il collo), 12 punti nella zona cervicale e altri 5 nella zona lombare. In tutto, dovresti aver disposto 23 pezzetti. Non preoccuparti se non riesci a trovarli tutti.

2) Fai mettere tuo figlio in posizione eretta ma rilassata, di spalle, ed esamina la fila dei pezzetti di nastro per vedere se formano una linea diritta. Ora osserva se:

| | SI | |
|---|---|---|
| Una spalla è più alta dell'altra | NO | Sinistra | Destra |
| Le costole sono più alte da un lato rispetto all' altro | NO | Sinistra | Destra |
| Una scapola sporge più dell'altra | NO | Sinistra | Destra |
| Un'anca è più alta dell'altra | NO | Sinistra | Destra |
| La parte bassa della schiena sporge più da un lato che dall'altro | NO | Sinistra | Destra |

3) Chiedi a tuo figlio di unire i palmi delle mani e di piegarsi in avanti fino alla vita (test di Adam). Nuovamente, osserva se:

| | SI | |
|---|---|---|
| Una spalla è più alta dell'altra | NO | Sinistra | Destra |
| Le costole sono più alte da un lato rispetto all' altro | NO | Sinistra | Destra |
| Una scapola sporge più dell'altra | NO | Sinistra | Destra |
| Un'anca è più alta dell'altra | NO | Sinistra | Destra |
| La parte bassa della schiena sporge più da un lato che dall'altro | NO | Sinistra | Destra |

**Risultati**

Mentre segui questi passi, annota sulla figura 4 da quale lato si presenta la deformazione, ad es. la spalla destra sembra più alta vista da dietro, le costole sembrano più alte nella parte destra viste da dietro. Se la linea formata dai punti che hai posizionato sulla schiena di tuo figlio sembra essere irregolare o ricurva, riportalo sulla figura 4. La curva si presenta nella parte superiore o inferiore della schiena? Ce n'è solo una o sono due? Riporta anche la direzione della curva (destra o sinistra). Usa il diagramma che si trova nella prossima pagina per aiutarti a mappare la scoliosi:

Se hai risposto "si" a molte delle domande elencate sopra, allora dovresti sentire uno specialista. Contatta il medico di famiglia o un chiropratico, cosi che possano esaminare te o tuo figlio ed essere in grado di confermarti se avete o meno la scoliosi.

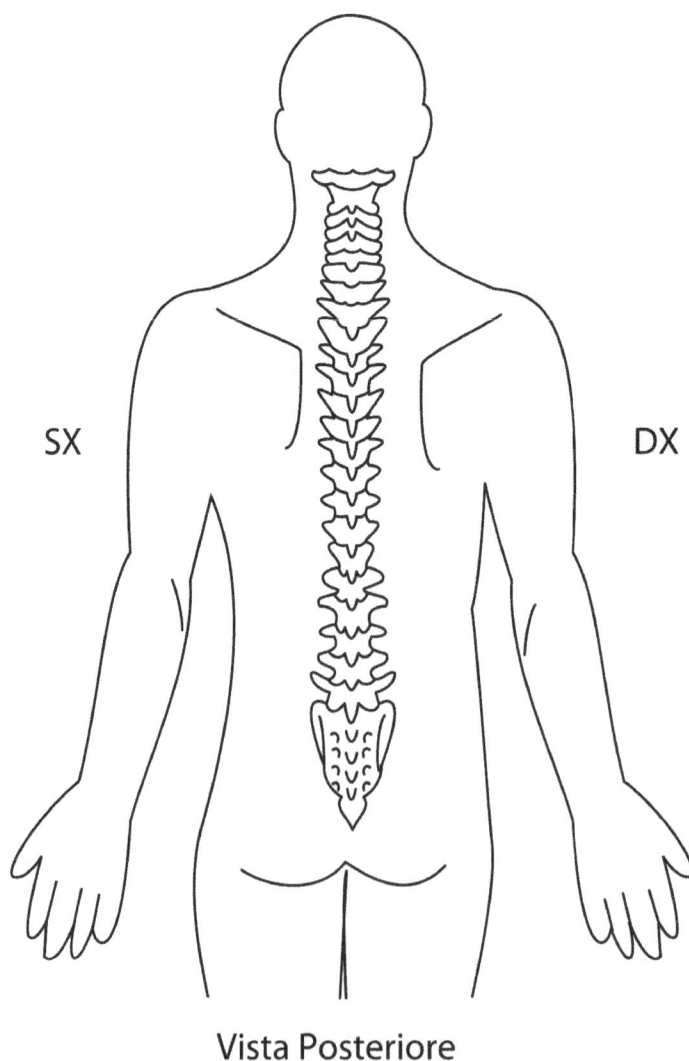

SX          DX

Vista Posteriore

**Figura 4:** Test Domestico della Scoliosi – Riporta le tue osservazioni sulla figura

È una buona idea eseguire questo test regolarmente durante la crescita adolescenziale, tra i dieci e i sedici anni, poiché questo è il momento in cui la scoliosi è più visibile. Le ragazze possono indossare un costume a due pezzi, mentre i ragazzi possono farlo in pantaloncini. Nella comodità di casa propria, i genitori possono facilmente monitorare la scoliosi. Servono solo carta e penna per utilizzare il metodo descritto qui sopra e annotare i risultati. Consiglio di fare delle fotografie ogni 2-3 mesi per registrare i progressi.

## Come si misura la scoliosi: Angolo di Cobb

Il metodo più accurato per determinare la gravità della curvatura spinale è attraverso le lastre a raggi X. La scoliosi è valutata secondo questi criteri: l'angolo della scoliosi, il lato verso il quale la curva devia, le vertebre superiori e inferiori che formano parti della curva, e l'osso sacro(la vertebra più lontana dalla linea mediana spinale). Solitamente, la valutazione della curvatura su una radiografia è eseguita utilizzando il metodo Cobb, il quale consiste nell'identificare la curva, individuare le vertebre poste agli estremi della curva che sono più deviate rispetto alla colonna vertebrale. Quando queste due vertebre sono state identificate, viene disegnata una retta orizzontale a partire dalle estremità di ciascuna. L'angolo formato da queste due rette viene misurato, e gli viene assegnato un valore numerico espresso in gradi. Questo metodo di misurazione è chiamato "angolo di Cobb."

Benché l'angolo di Cobb sia lo standard di misurazione della curvatura spinale, esso presenta degli svantaggi. Per esempio, con questo metodo non si riesce a determinare se la colonna vertebrale sia ruotata attorno al suo asse e, di conseguenza la gravità di una curvatura può essere sottovalutata se viene applicato esclusivamente questo. Tuttavia, l'angolo di Cobb è un ottimo punto di partenza, visto che ottenere una radiografia della colonna vertebrale è economico e facile.

Vertebra maggiormente inclinata nella zona superiore della curvatura

90°

Angolo Cobb

Apice della curvatura

90°

Vertebra maggiormente inclinata nella zona inferiore della curvatura

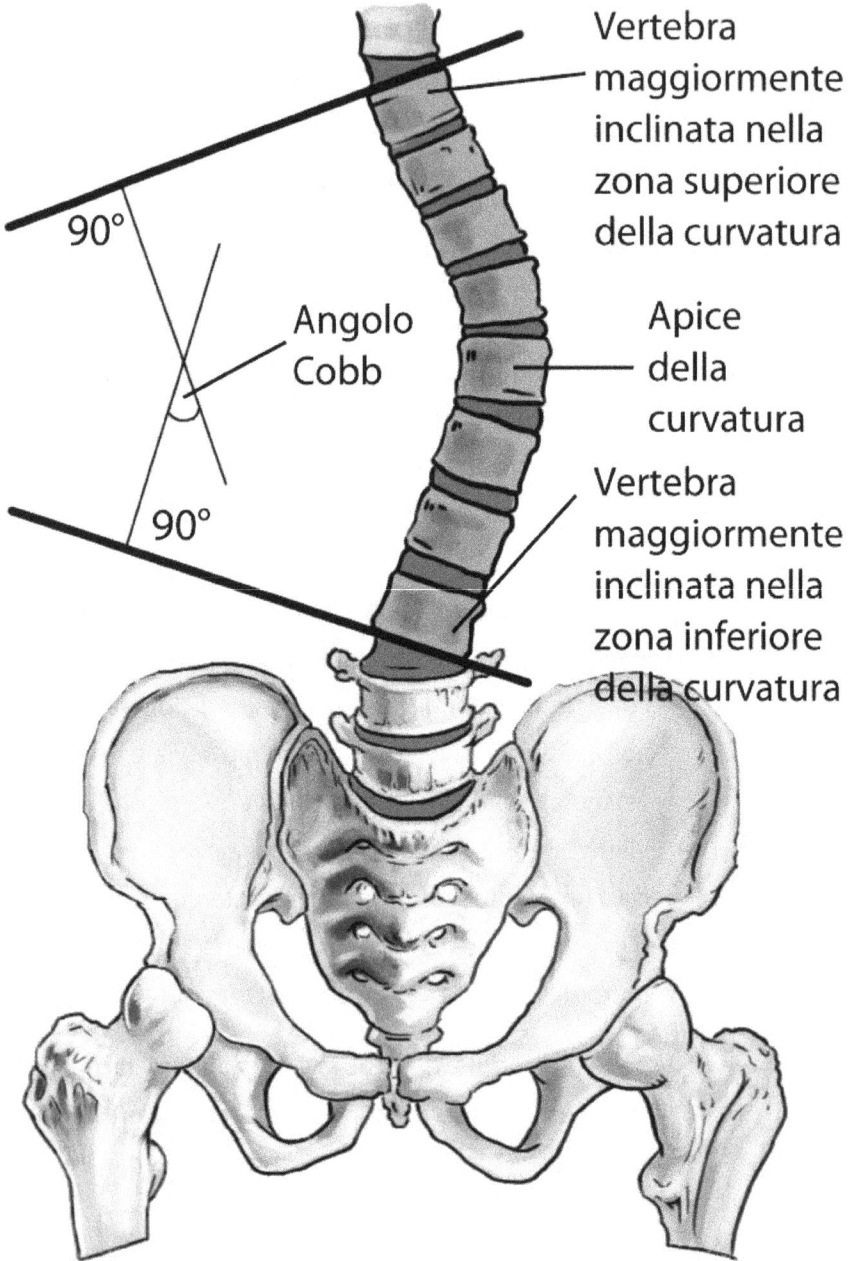

**Figura 5:** Angolo di Cobb

# Caso di studio: La correzione della scoliosi a qualsiasi età

Madam Chan, sessantaquattro anni, aveva vissuto con una scoliosi che era stata asintomatica per quasi tutta la sua vita. Poi, un giorno, mentre sbrigava le faccende di casa, si era piegata in avanti e aveva sentito un dolore lancinante alla spina dorsale. Al tempo , non  era stata visitata da alcun dottore che si prendesse cura del suo problema.  Vi erano volte in cui il dolore alla spina dorsale era talmente intenso che Madam Chan rimaneva immobilizzata per giorni, ma non appena le passava se ne dimenticava totalmente.

Finalmente, si lasciò convincere da alcuni amici a consultare un fisioterapista che poté aiutarla a liberarsi del dolore solo temporaneamente. Nel 2003, si sottopose a un intervento di sostituzione protesica dell'anca. Questo, le  diede un po' di sollievo, ma i problemi alla schiena persistevano. Nell'ottobre del 2005, Madam Chan venne da me per farsi visitare. Dopo qualche mese di terapia e di dieta, la scoliosi, e il dolore ad essa collegato, erano notevolmente migliorati.

> "Finalmente ho trovato qualcuno in grado di aiutarmi col mio problema alla schiena."
>
> — *Madam Chan (62 anni)*

CAPITOLO 3

## Tecniche attuali per il trattamento della scoliosi

*"Se limiti le tue scelte solo a quello che sembra possibile o ragionevole, distogli il pensiero da ciò che vuoi veramente, e tutto ciò che rimane è un compromesso"*

— *Robert Fritz*

L a decisione su quale trattamento utilizzare per la scoliosi dipende dall'età, dal sesso e dalle condizioni di salute generale dell'individuo; dipende inoltre dal potenziale di sviluppo, dalla gravità e dalla posizione della curva. La scoliosi affligge il 4,5% della popolazione mondiale riducendo l'aspettativa di vita media di 14 anni.[13] Di conseguenza, prevenire la scoliosi in maniera proattiva, come suggerito dalla dieta e dal regime di esercizi che si trovano in questo libro, farà guadagnare 168 milioni di anni di salute e produttività all'intera società.[13] Una rapida occhiata agli attuali sistemi di cura della scoliosi farà capire istantaneamente perché il mio programma dovrebbe essere preferito dai pazienti afflitti da scoliosi. Quando la scoliosi colpisce, molti dottori applicano l'approccio dell'"aspettiamo e vediamo come progredisce". Per curve molto lievi questi dottori normalmente consigliano solo di monitorare la situazione attraverso controlli periodici, sottoponendo i pazienti a radiografie ogni tre o sei mesi, o addirittura una sola volta l'anno. In caso di curvature moderate, dai 25 ai 40 gradi Cobb, l'unico trattamento consigliato è il busto ortopedico; solamente quando la curva raggiunge i 40 o 50 gradi Cobb si consiglia un'operazione chirurgica. Solo che in quel momento è già troppo tardi. Il metodo del "aspettiamo e vediamo come progredisce" porta a un peggioramento dei problemi poiché è un rifiuto ad agire e non è basato su un pensiero razionale, ma proviene da una mancanza di possibilità valide per il trattamento da parte del chirurgo, il quale non è in grado di far nulla di utile. Anche se la chirurgia sarà sempre uno strumento importantissimo per chi presenta una seria curvatura, molto può essere fatto per chi è ancora allo stadio iniziale della patologia, in modo da prevenirne il peggioramento.

Durante il corso degli anni gli specialisti hanno lottato molto per cercare di capire quali fossero le cause di questa curvatura anomala della spina dorsale. Essa potrebbe essere dovuta a un'incapacità di sviluppare un apparato scheletrico (vertebre, disco, legamenti, costole, bacino e arti inferiori) in grado di sostenersi durante la rapida crescita adolescenziale, o potrebbe essere causata da una disfunzione neuromuscolare e del tessuto connettivo, o dalle influenze genetiche. Il problema è che ancora non è stato identificato un singolo fattore causale della scoliosi.

## Busto ortopedico: Sì o no?

Ci sono diversi tipi di busto ortopedico (detti anche corsetti) utilizzati nei casi di scoliosi:

### Ortesi toraco-lombosacrale

Il tipo più comune di busto ortopedico è il cosiddetto "Corsetto Boston", che può essere considerato un busto ortopedico ascellare. E' in plastica, ed è modellato sul corpo della persona in modo da calzare perfettamente. Funziona applicando tre punti di pressione alla curvatura per prevenirne eventuali peggioramenti. Può essere indossato sotto i vestiti in modo da non essere notato e, normalmente, si indossa per 23 ore al giorno. Questo tipo di busti ortopedici è prescritto per curve nella regione lombare o toraco-lombare della spina dorsale.

## Ortesi cervico toraco-lombosacrale (noto come il corsetto Milwaukee)

Il corsetto Milwaukee è simile a quello descritto sopra, ma include anche un collare sorretto da aste verticali attaccate al corpo del busto ortopedico. Solitamente, si utilizza per 23 ore al giorno ed è prescritto per le curve nella regione toracica della spina dorsale.

## Il corsetto Charlestoon

Questo tipo di busto ortopedico è conosciuto con la denominazione di "notturno" poiché si utilizza solamente mentre si dorme. La parte posteriore è modellata sul paziente mentre è piegato, in modo da far pressione sulla curva nella direzione opposta a quella presa. Questa pressione migliora l'azione correttiva del busto. La persona lo indossa solo di notte, mentre dorme. Per essere efficace, l'apice della curvatura deve necessariamente essere sotto il livello della scapola e la curvatura stessa deve trovarsi tra i 20 e i 40 gradi Cobb.

## Il corsetto SpineCor

Lo SpineCor è un nuovo tipo di busto ortopedico flessibile, normalmente prescritto a pazienti che presentano un angolo Cobb tra i 15° e i 50°. I pazienti devono comunque indossarlo per almeno 20 ore al giorno, fino a che non hanno raggiunto la maturità, con valutazioni radiologiche che vanno eseguite prima che venga indossato il busto, immediatamente dopo e, successivamente, ogni 4-6 mesi. Questo tipo di busto ortopedico correttivo è fatto per adattarsi allo sviluppo del paziente; quindi alcune delle sue parti devono essere cambiate ogni anno e mezzo o due. Uno studio condotto su giovani pazienti afflitti da scoliosi idiopatica ha dimostrato il successo dell'utilizzo di SpineCor. Un esame successivo di questo studio da parte della *Cochrane Library* ha, però, classificato questo studio come basato su dati di scarsa qualità, e non ha trovato prove riguardo alle difficoltà giornaliere che comporta lo SpineCor rispetto a qualunque altro busto ortopedico. Per far sì che i risultati siano convincenti, è importante che questo tipo di ricerche vengano condotte sulle linee guida della Scoliosis Research Society (SRS) e della *Society on Scoliosis Orthopedic and Rehabilitation Treatment* (SOSORT) per gli studi sui busti ortopedici.[16]

**Il corsetto ScolioAlign 3D**

Il corsetto ScolioAlign 3D rappresenta un'evoluzione recente di questo tipo di dispositivo medico, basato sul concetto che, affinché i risultati possano essere positivi, la scoliosi deve essere trattata in maniera tridimensionale. È adatto per tutti i possibili schemi di curvatura e, a mio avviso, è di gran lunga il tipo di corsetto più consigliabile sia per i bambini che per gli adulti. È un corsetto correttivo, quindi tenta di ridurre la curva (negli adolescenti in crescita) piuttosto che arrestarne semplicemente la progressione, come faceva la maggior parte dei corsetti del passato.Inoltre è più semplice e tollerabile da indossare rispetto ad altri modelli.

Il corsetto ScolioAlign 3D realizzato con la tecnologia CAD/CAM, che favorisce un'aderenza migliore al corpo e più efficace. Prima di realizzare il modello, viene eseguita una scansione ottica 3D di tutto il busto del paziente, memorizzando i dati così ottenuti. Quindi, si procede a preparare un modello in uno dei modi seguenti: a) modificando i dati del paziente sullo schermo per realizzare un corsetto estremamente personalizzato, oppure b) scegliendo un modello di corsetto dall'apposita libreria e ridimensionandolo in base alle esigenze del paziente.

Il corsetto ScolioAlign 3D stato inventato da dott. Kevin Lau, che si è occupato approfonditamente e a lungo dello sviluppo di nuovi corsetti. Il suo intento era creare un corsetto che, oltre a essere più agile sotto l'aspetto del peso, fosse anche molto efficace per il trattamento dell'AIS (scoliosi idiopatica adolescenziale). Inoltre, si è impegnato per realizzare un corsetto adatto sia per curve leggere chegravi, del genere che di solito non viene preso in considerazione per il trattamento con il corsetto, cioè quelle superiori a 40°. Quando si tratta di un bambino che sta crescendo, la maggior parte di medici tende a considerare la chirurgia come l'unica possibilità. Personalmente, per lungo tempo io non sono stato propenso né al corsetto né alla chirurgia come opzioni di cura, perché i corsetti rigidi, oltre a provocare effetti fisici negativi, rappresentano spesso un'esperienza psicologica angosciante. Tuttavia, da quando ho appreso dell'esistenza del corsetto ScolioAlign 3D e ho cominciato a testarlo, sono orientato a consigliarlo alla maggior parte di pazienti.

Anche se il corsetto ScolioAlign 3D ha per obiettivo la massima correzione per mezzo del suo solo utilizzo, come per altri tipi di corsetti, consiglio comunque di abbinare gli esercizi per la scoliosi descritti in questo libro all'impiego del corsetto, per ridurre gli effetti negativi (noti o meno) di quest'ultimo. Tali effetti possono interessare i muscoli sottostanti, le ossa e la respirazione. Il corsetto, quindi, dovrebbe essere impiegato solo in associazione con gli esercizi e con altri metodi illustrati più avanti nel libro.

Quando un corsetto è troppo rigido da indossare per il paziente, la propensione a portarlo risulta notevolmente ridotta. Ciò rappresenta un tipico problema dell'uso del corsetto in età giovanile. Il corsetto ScolioAlign 3D più confortevole e, di conseguenza, la propensione a utilizzarlo è maggiore. Un'altra cosa importante a proposito dell'uso dei corsetti per la scoliosi nei giovani è la necessità di indossarli secondo un programma rigoroso. Il corsetto ScolioAlign 3D aiuta i ragazzi a rispettare meglio tale programma. Perciò, la curva si riduce, ottenendo una forma migliore del busto, rendendo quindi possibile evitare il ricorso all'intervento chirurgico. In base alla risposta del paziente, il corsetto ScolioAlign 3D facile da indossare, purché sia personalizzato accuratamente. Ulteriore studi sono comunque indispensabili per valutare il livello di comodità del corsetto in base a criteri di inclusione SRS.

## Efficacia dei busti ortopedici

Già dal 1993, un rapporto dell'*US Preventive Services Task Force* ha mostrato che "a parte la correzione temporanea di una curvatura, non vi sono prove sufficienti che il busto ortopedico limiti il naturale decorso della patologia."[17] E ancora, uno studio del 1984, ha notato un miglioramento "lieve ma insignificante" in chi ha indossato il busto, affermando che "esso riduce in generale le probabilità che la curva peggiori", e che "poiché il 75% dei pazienti del gruppo di controllo è affetto da una curva non progressiva, è possibile che lo stesso numero di pazienti che indossano il busto ortopedico non ne abbiano effettivamente bisogno."[18]

Anni dopo, nel 1995, un terzo studio condotto dalla Scoliosis Research Society, ha evidenziato gli effetti benefici del busto ortopedico.[19] Tuttavia, è importante notare che lo studio è stato sponsorizzato dalla *Scoliosis Research Society*, un'industria della salute composta da ortopedici, che possono avere un interesse di tipo economico nel continuare a prescrivere i busti ortopedici come alternativa dominante nel trattamento della scoliosi. Personalmente, ritengo che sia necessario consultare questi studi finanziati da individui che ne ricevono un tornaconto personale, sempre con una sana dose di scetticismo.

Uno studio del 2007 pubblicato su *Spine* dal dott. Dolan e dal dott. Weinstein è arrivato alla conclusione che "In entrambi i casi, sia l'applicazione del busto ortopedico, sia il semplice monitoraggio, non hanno portato a un miglioramento."[20] Inoltre, nessuno può prescrivere un trattamento piuttosto che un altro per evitare l'operazione chirurgica. Raccomandavano di indossare un busto ortopedico per scoliosi di grado "D" constatate dopo osservazione, solo perché gli "studi esistenti sono inconsistenti su più livelli". Il metodo di valutazione razionale dell'efficacia del busto ortopedico dovrà comprendere la comparazione dei risultati su pazienti che lo usano contro i dati di coloro che non lo usano sulla base della predisposizione genetica di questi ultimi. Ogilvie e altri hanno eseguito degli studi simili all'*Axial Biotech* e nel 2009 hanno riportato sulla rivista *Scoliosis* il risultato che il busto ortopedico non ha nessun effetto positivo sulla scoliosi.[21]

Chi ha indagato sui busti ortopedici è arrivato alla conclusione che finora gli studi condotti hanno fallito nel dimostrarne l'efficacia. Come riportato dal dottor Stefano Negrini dell'Istituto Scientifico Italiano Colonna Vertebrale di Milano e dai suoi colleghi, nel rapporto della *Cochrane Library* (2010), le prove a favore del busto ortopedico sono deboli, come lo sono i benefici a lungo termine di questo trattamento. La letteratura disponibile costituisce in modo cumulativo "la bassa qualità delle prove" a favore del suo uso.[16] Dubbi e incertezze sull'efficienza e sul bisogno del busto ortopedico per la scoliosi saranno chiariti non appena terminerà lo studio, della durata di cinque anni, finanziato per svariati milioni di dollari dal *National Institute of Arthritis and Muscoskeletal and Skin Disease*, i cui risultati saranno imparziali. Lo Spine Journal di settembre 2001 riporta, in un articolo intitolato "L'efficacia del busto ortopedico nei pazienti di sesso maschile afflitti da scoliosi idiopatica", che "Una progressione di 6 gradi si verifica nel 74% dei ragazzi, e il 46% raggiunge la soglia dell'operazione chirurgica. Il busto ortopedico, nei pazienti di sesso maschile affetti da scoliosi idiopatica, è inefficace."[22] In un altro articolo, il Centro di Ricerca Pediatrica di Dublino, in Irlanda, dichiara che "Dal 1991, in questo centro non viene più raccomandato il busto ortopedico per i bambini che soffrono di AIS (Scoliosi Idiopatica Adolescenziale). Non può essere provato un vantaggio significativo per i pazienti o per la comunità."[23]

D'altro canto, *Muscoloskeletal Disorders* ha riportato, il 14 settembre del 2004, uno studio intitolato "Il trattamento della scoliosi attraverso la combinazione di terapia manipolativa e riabilitativa", a cura dei dottori Mark Morningstar, Dennis Woggon, e Gary Lawrence, tutti e tre chiropratici. I loro pazienti, che presentavano un'angolatura tra i 15 e i 52 gradi Cobb, sono stati soggetti ad un protocollo di riabilitazione che ha coinvolto regolazione spinale specifica, fisioterapia e vibrostimolazione. Dei 19 pazienti che hanno portato a termine questo studio, il 62% ha mostrato una riduzione generale dell'angolo di Cobb dopo sei settimane (riduzione dagli 8 ai 33 gradi senza un singolo caso di peggioramento).[24] Questo garantisce ulteriori espansioni e sperimentazioni di queste innovative pratiche non invasive, che tendono a curare le cause della scoliosi e non i singoli sintomi.

Nonostante tutti questi studi, l'opzione standard di trattamento non chirurgico delle curve moderate (da 24 a più di 40 gradi) rimane sempre l'uso del corsetto. Il suo aspetto antiestetico è il maggior deterrente e la ragione principale per cui non viene usato dai pazienti, specialmente dalle ragazze. Usare il busto ortopedico comporta una serie di svantaggi. Esso stabilizza la colonna vertebrale esercitando pressione su punti critici del torace, poiché deve avvolgere il tronco, e così facendo diventa scomodo e ingombrante. Inoltre, il busto riduce i movimenti del corpo, portando all'indebolimento e all'atrofia del torace e della muscolatura dorsale. Come risultato, la spina dorsale del ragazzo perde la flessibilità di prima ed è più soggetta a lesioni ogni volta che il busto viene rimosso. Quando i muscoli intorno alla colonna vertebrale si indeboliscono, la scoliosi può anche peggiorare. In alcuni casi, il busto può causare deformità permanenti alla gabbia toracica o ai tessuti molli, proprio sui punti in cui avviene la pressione.

In uno studio recente sull'impatto psicologico del busto sugli adolescenti, è stato dimostrato che "il 60% crede che il busto ortopedico abbia ostacolato la propria vita e il 14% ritiene che gli abbia lasciato una ferita psicologica"[25] Vuoi che a tuo figlio succeda la stessa cosa?

ScolioLife™

## La chirurgia può essere un'opzione?

Ovviamente, se il busto ortopedico fosse davvero efficace come si crede, il bisogno di ricorrere a un'operazione chirurgica sarebbe molto ridotto. Sfortunatamente, non è così. Dei 30.000-70.000 interventi chirurgici alla spina dorsale, solo un terzo è eseguito per scoliosi gravi.[26] Anche se ritengo che la chirurgia sarà sempre un'opzione per il trattamento delle scoliosi gravi, se non è possibile fare diversamente, sono convinto che l'uso dei metodi descritti in questo libro aiuterà sicuramente a migliorare le condizioni di salute, a prescindere dalla gravità della curva. Per aiutarti a fare una scelta consapevole sui metodi di trattamento, ti presento i diversi tipi di chirurgia vertebrale[27,28]:

### 1. L'asta di Harrington

Fino a 10 anni fa questo era lo standard più diffuso nella chirurgia dorsale; la procedura coinvolge l'uso di un asta d'acciaio che si estende dal punto più basso a quello più alto della curva, supportando la fusione delle vertebre. Vengono inseriti dei ganci nelle ossa per ancorare l'asta (o le aste). Da notare che l'ingessatura totale del corpo e 3-6 mesi di decorso postoperatorio sono pre-requisiti per questo intervento. Inspiegabilmente, nonostante l'asta non sia necessaria dopo 1-2 anni, i medici non pensano minimamente di rimuoverla, finché non compaiono infezioni o altre complicanze.

Gli svantaggi dell'asta di Harrington che spiccano maggiormente sono:

1. È molto dura da sopportare, soprattutto per gli adolescenti.

ScolioLife.com

TECNICHE ATTUALI PER IL TRATTAMENTO DELLA SCOLIOSI

55

## Cibo per la mente

"…l'indice delle operazioni chirurgiche effettuate in una data zona ha più a che fare col numero di chirurghi, che con la dimensione della popolazione stessa. Uno studio mostra che in un'area in cui si trovano 4,5 chirurghi per 10.000 persone, sono avvenute 940 operazioni su 10.000 pazienti, mentre in un area dove i chirurghi erano 2,5 per 10.000 persone, sono state eseguite solo 590 operazioni durante tutto l'anno."

*— Michael Murray*
*Scrivendo l'Enciclopedia della Medicina*
*Naturale Citato nello studio del 1989 condotto da*
*L.L. Leape, Unnecessary Surgery*

2. C'è un 10-25% di perdita della correzione (nel peggiore dei casi 50%) della curvatura; inoltre, la procedura è inefficace nella correzione della rotazione della spina dorsale e di conseguenza non riesce ad attenuarne il gibbo dorsale.

3. Presenza di "sindrome della schiena diritta" in più del 40% dei pazienti sottoposti a questa procedura, giacché essa rimuove la naturale curva interiore nella zona lombare (lordosi). La sindrome da schiena diritta, a lungo andare, può inabilitare il paziente, ostacolandolo nel mantenere la posizione eretta.

4. Casi di "albero a gomito" in pazienti minori di undici anni sottoposti a intervento chirurgico. Ciò è dovuto fondamentalmente alla continua ossificazione dello scheletro durante il periodo in cui viene fatta l'operazione.

La parte anteriore della spina dorsale, fusa chirurgicamente, cresce sproporzionatamente dopo l'operazione. La spina dorsale si curva per colpa della trazione esercitata.

## 2. La tecnica Cotrel-Dubousset

Leggermente migliore dell'asta di Harrington, poiché in linea di principio cura sia la curvatura che la rotazione della spina dorsale, e non ha complicanze come la sindrome della schiena diritta. La procedura coinvolge due barre parallele collegate da un reticolo che tendono a rendere più stabili le vertebre. Il tempo di convalescenza è di tre settimane. Gli svantaggi maggiori comprendono la difficoltà stessa dell'operazione e il numero di uncini e reticoli utilizzati (Humke e altri, 1995)[26].

## 3. L'Impianto Texas Scottish-Rite Hospital (TSRH)

Questa procedura è simile, nella sua struttura, a quella di Cotrel-Dubousset. L'unica differenza è l'uso di ganci e asticelle in un reticolo più levigato, che dovrebbero poter essere più facili da rimuovere o regolare in caso di complicanze postoperatorie. Gli svantaggi sono simili a quelli della tecnica Cotrel-Dubousset.

Un altro strumento utilizzato è l'impianto di Luque,[29] che riesce a far perdurare una normale lordosi e che inizialmente fu ideato per evitare che dopo l'operazione fosse necessario un busto correttivo. Purtroppo, senza l'uso del busto ortopedico, la curvatura operata chirurgicamente peggiora fino a invertirsi, aumentando le probabilità che il midollo spinale si lesioni. Rispetto agli altri, l'impianto *Winsconsis Segmental Spine* (WSSI)[30] è utilizzato più spesso ma sembra implicare gli stessi problemi associati al Luque e all'asta di Harrington.

In passato, la chirurgia ha sempre preferito un approccio di tipo posteriore[31] (accesso tramite incisione dorsale), mentre oggigiorno trova sempre più consensi l'accesso anteriore[32] (accesso tramite incisione pettorale). La complicanza più grave, nel caso di approccio posteriore, è un aumento del rischio d'insorgenza del fenomeno "albero a gomito", nel quale la curvatura incrementa nel tempo, contrapposta alla regione toraco-lombare. Nell'approccio anteriore, le complicanze più frequenti sono la cifosi (curvatura dorsale con cavità anteriore), l'aumento dell'insorgenza di infezioni ai polmoni e al torace, e la pseudoartrosi (pseudo articolazioni localizzate nel punto di fusione).

Tutto ciò può essere evitato in maniera semplice, attraverso un cambiamento nell'alimentazione e l'adozione di una serie di esercizi, come descritto in questo libro. Ho lavorato personalmente con centinaia di pazienti scoliotici e sono giunto alla conclusione che spesso la cura non risiede in una operazione o in uno scomodo busto ortopedico. Spesso, tutto ciò di cui si ha bisogno, è la volontà di assumere un ruolo proattivo nel migliorare la propria salute.

## Esame dei rischi della chirurgia vertebrale

Secondo uno studio condotto tra il 1993 e il 2002,[33] il tasso di complicazioni per tutte le procedure di fusione chirurgica è stato stimato intorno al 15% nei giovani e al 25% negli adulti., Le complicazioni registrate più diffuse sono:

### Emorragia

Come per ogni altro intervento chirurgico, vi è una significativa perdita di sangue che deve essere supportata da continue trasfusioni. Quindi, prima dell'operazione, si chiede ai pazienti di fare diversi prelievi, cosa che stressa il loro fisico ulteriormente. Nuove tecniche endoscopiche, e l'uso dell'eritropoietina ricombinante (EPO) per stimolare l'incremento dell'emopoiesi, sono attualmente in fase di studio per arginare le emorragie.

### Predisposizione alle infezioni

Come per altri interventi chirurgici, è possibile contrarre un'infezione durante le operazioni di chirurgia vertebrale. Le infezioni delle vie urinarie e del pancreas sono le più comuni, per questo motivo normalmente viene raccomandato un trattamento antibiotico postoperatorio.

### Complicazioni neurologiche

Danni neurologici si verificano in meno dell'1% dei pazienti sottoposti a interventi chirurgici. Gli adulti sono molto più a rischio dei giovani. Spesso, i danni neurologici si trasformano in paralisi o miastenia (debolezza muscolare).

### Pseudoartrosi

Può capitare che la fusione non si rimargini e che si sviluppi una pseudo articolazione nella zona operata. Questo disturbo è molto doloroso. L'approccio anteriore ha un rischio maggiore di provocare questa complicanza, che si verifica in più del 20% dei casi.

### Lombalgia e degenerazione discale

Lo stress nella parte inferiore della schiena, dovuto alla fusione chirurgica nella regione lombare, può portare a una degenerazione discale, o ernia del disco. Inoltre, la perdita del tono muscolare, della mobilità degli arti inferiori, e dell'equilibrio possono portare a lancinanti dolori alla schiena.

### Funzioni polmonari

I giovani adulti e i ragazzi hanno un alto rischio di sviluppare problemi polmonari postoperatori nel giro di due mesi dall'operazione. Il rischio è sensibilmente più alto nei pazienti in cui la scoliosi è un effetto secondario di una patologia neuromuscolare.

Oltre a quanto già citato, sono spesso associate alla chirurgia vertebrale calcolosi biliare, pancreatite, ostruzioni intestinali, e lesioni causate dall'impianto (per colpa di ganci che si staccano, si rompono, si arrugginiscono o per via di fratture delle vertebre fuse chirurgicamente).

Per ridurre la maggior parte delle preoccupazioni, sono state sviluppate diverse forme di terapia chirurgica poco invasiva (stecche che accompagnano la crescita della spina dorsale, punti metallici nelle vertebre, legamenti artificiali nella parte anteriore della spina dorsale). Anche se queste tecniche hanno mostrato dei vantaggi nel breve periodo, per essere considerate serie alternative alla chirurgia vertebrale, si devono fare osservazioni sugli effetti a lungo termine.

## Le verità non dette sulla chirurgia vertebrale

Il costo medio di un'operazione chirurgica alla colonna vertebrale si aggira intorno ai 120.000 dollari negli Stati Uniti, dove ne vengono eseguite circa 20.000 all'anno.[34] Il dato allarmante è che 8.000 pazienti che ogni anno si sottopongono a questo tipo di operazione chirurgica diventano disabili; i restanti, invece, per tornare alle condizioni preoperatorie, devono subire altri 22 anni di operazioni chirurgiche.[35] Inoltre, bisogna sottoporsi a numerose operazioni aggiuntive per eventuali perdite di tensione dei ganci, rotture delle aste e formazioni di ruggine![36] Per di più, nel 25% dei pazienti operati, il controllo motorio è compromesso.[37] In alcuni ambienti, si ritiene che i rischi della chirurgia correttiva siano molto più alti della scoliosi stessa. Questi motivi non sono sufficienti per evitare di ricorrere al trattamento chirurgico, se non per casi davvero pertinenti e come ultima risorsa? Abbiamo o non abbiamo una responsabilità sociale nell'utilizzare e integrare uno stile di vita che possa ridurre gli inconvenienti della chirurgia? In maniera precisa, la mia tecnica ti consentirà di fare il primo passo nella riabilitazione, senza dover subire nessuno dei pericoli associati alla chirurgia vertebrale. Inoltre, migliorerà, la qualità della tua vita, poiché capire il tuo disturbo, e le sue cause, è l'inizio della fine per la tua scoliosi.

Alcuni esempi di vita vissuta e casi soggetti a studio qui riportati rafforzeranno quanto appena detto.

1. Nel 2003, il Dottor Stuart Winstein, Dell'*University of Iowa*, ha dichiarato sul *Journal of American Medical Association* (JAMA): "Molti individui, pur presentando una curvatura della spina dorsale, riescono a condurre una vita normale. Molti adolescenti cui viene diagnosticata la scoliosi potrebbero evitare il busto ortopedico, la chirurgia, e qualunque altro tipo di trattamento, senza sviluppare nessun tipo di handicap fisico debilitante; questo, secondo studi che vanno avanti da 50 anni."[38] *Abbiamo davvero bisogno di sottoporre i giovani pazienti alla chirurgia o all'uso del busto ortopedico?*

2. Il Dottor J. Steinbeck ha dichiarato, in uno studio del 2002, che "al quaranta per cento dei pazienti sottoposti a trattamento chirurgico per correggere la scoliosi idiopatica è stata legalmente dichiarata l'infermità fisica[16],7 anni dopo aver fatto l'operazione." **La chirurgia migliora davvero la qualità della tua vita nel tempo?**

3. Il Dottor Sponseller ha dichiarato, nel 1987, "l'incidenza del dolore non è stata ridotta… le funzioni polmonari non sono cambiate… il 40% ha avuto complicanze minori, il 20% complicanze più gravi, e… c'è stata una morte [su 45 pazienti]. In vista dell'alto tasso di complicanze, i minimi vantaggi derivati dalla fusione spinale dovrebbero essere chiaramente valutati e riferiti al paziente."[40]

4. Il Dottor H Moriya ha dichiarato, nel 2005, che "La corrosione nelle giunture delle aste chirurgiche è stata riscontrata più volte (66,2%) in seguito all'inserimento di impianti a lungo

termine"[41] **Perché non vengono prese in considerazione alternative meno pericolose e più efficienti?**

5.  Il Reuters Health, situato a New York, il 29 gennaio del 2008 ha riportato quanto segue: "Gli esami per determinare la scoliosi, e il successivo trattamento tramite busto ortopedico, non si mostrano utili nell'evitare operazioni chirurgiche", affermano alcuni ricercatori olandesi nel numero di gennaio della rivista *Pediatric for Parents*. "Riteniamo che l'abolizione dei test di screening per la scoliosi sia giustificabile", afferma Eveline M. Bunge, responsabile della ricerca, al Reuters Health, poiché vi è una "mancanza di prove sui benefici dello screening e/o del busto ortopedico".[42]

6.  Il Dottor M. Hawes ha dichiarato, sul *Journal of Pediatric Rehabilitation*, che "La scoliosi di tipo pediatrica è associata a vari sintomi, tra cui la ridotta funzionalità polmonare, l'iperalgesia (aumento dell'intensità del dolore), e la diminuzione della qualità della vita, i quali peggiorano in età adulta anche se la curvatura rimane stabile. Nel 1941, L'*American Orthopedic Association* ha dichiarato che nel 70% dei pazienti sottoposti a operazione chirurgica, i risultati sono stati mediocri o scarsi[…]. Le operazioni chirurgiche andate a buon fine, comunque, non eliminano la curvatura della colonna vertebrale e inducono complicanze irreversibili, i cui effetti a lungo termine non sono ancora noti. Il recupero delle funzioni polmonari in molti dei pazienti non avviene, o si verifica in maniera ridottissima […]. La deformazione della gabbia toracica può essere eliminata solamente attraverso una resezione della parete toracica, la quale può drasticamente ridurre le funzioni respiratorie, anche di adolescenti in salute. Questi inconvenienti si presentano in maniera peggiore nei soggetti trattati chirurgicamente inferiori a dieci anni, nonostante interventi precedenti. Le ricerche tese a sviluppare un metodo non chirurgico efficiente per prevenire le progressioni delle lievi curvature

reversibili in curvature irreversibili e le complesse deformità della colonna vertebrale si fanno ancora attendere."[43] **Abbiamo davvero bisogno della chirurgia?**

## Perché i metodi descritti in questo libro sono migliori

Predisposizione ereditaria: Il gruppo di ricercatori con a capo James W. Ogilvie scoprì marcatori genetici collegati allo sviluppo della scoliosi: due loci genici su autosomi dominanti, e dodici su recessivi.. Il 95% dei pazienti che presenta una curvatura della colonna vertebrale maggiore di 40 gradi Cobb ha in comune questi marcatori genetici.[44] Di conseguenza, oggigiorno è possibile predire la predisposizione ereditaria alla scoliosi e, basandosi su questa, pianificare un regime di controllo individuale utilizzando la mia strategia terapeutica di assistenza totale, che ha il notevole vantaggio di essere non invasiva. Il motivo principale per cui tutte queste procedure non funzionano è che tentano di curare i sintomi, e non la causa. Anche se non abbiamo i mezzi per modificare il nostro genoma, possiamo tuttavia cambiare il modo in cui i nostri geni interagiscono con l'ambiente, e quindi sopprimere le tare genetiche e i disturbi che comportano. Proprio in questo, il metodo che propongo avrà più efficacia nel combattere le cause della scoliosi, poiché comprende un equilibrio del metabolismo, la funzionalità omeostatica dei fattori neurologici e biochimici attraverso un'alimentazione personalizzata, esercizi, e un nuovo stile di vita.

## La storia personale di Claire

Come molte giovani ragazze, Claire C. non sapeva nulla di scoliosi finché non le fu diagnosticata grazie allo screening test fatto alle medie. In quel momento, la curvatura era di soli 15 gradi, quindi le dissero di tornare dopo sei mesi per un ulteriore controllo. Passati i sei mesi, il dottore la sottopose a una radiografia, che rilevò una progressione della scoliosi. Claire soffriva di una curvatura primaria lombare di quasi 40 gradi e di una più piccola curva toracica compensatoria (dalla zona toracica a quella lombare).

Ancora non sentiva alcun dolore, ma il dosso che le si era formato sulla schiena, e le spalle irregolari preoccuparono i suoi genitori. Sotto consiglio del dottore, le prescrissero immediatamente un busto ortopedico e le dissero che se la curva fosse progredita ancora, si sarebbe dovuta sottoporre a un intervento chirurgico.

Le dissero di indossare il busto per 23 ore al giorno nella speranza di prevenire il peggioramento della curva. Ma nel clima caldo e umido di Singapore, il busto ortopedico era veramente scomodo e quindi, dopo un mese, Claire non riuscì più a sopportarne il dolore e il fastidio, e se lo tolse.

Claire e la sua famiglia iniziarono a cercare trattamenti alternativi, intimoriti dal fatto che tutto ciò che la medicina moderna poteva offrirle era un'operazione chirurgica ad alto rischio. Fu proprio in quel momento che trovarono il Dottor Kevin e, in sei mesi di trattamento, la scoliosi di Claire si ridusse di ben 28 gradi! Migliorarono notevolmente anche il dosso sulla schiena e lo squilibrio delle spalle.

Quando Claire tornò dall'ortopedico per una visita di controllo, egli rimase stupito del suo miglioramento, attribuendo immediatamente il successo al busto ortopedico, lo stesso busto che lei aveva smesso di indossare molto tempo prima!

Grazie al fatto di essersi rifiutata di accettare un'unica risposta al problema della sua scoliosi, Claire è stata in grado di evitare una rischiosa operazione chirurgica e di indossare il busto.

> "Il busto ortopedico non è servito a nulla. Non sono stata in grado di usarlo come mi era stato raccomandato, perché era estremamente scomodo; per questo ho smesso di indossarlo dopo poco tempo. La chirurgia, d'altro canto, non era l'alternativa migliore. Ho avuto paura delle complicai, del dolore, e della cicatrice che avrebbe lasciato. Con il programma del dottor Lau sono stata in grado di evitarla.
>
> — *Claire C. (16 anni)*

## CAPITOLO 4

# Allontanarsi dal sistema sanitario basato sulla terapia sintomatica

> *Ciò che ci viene detto dagli esperti sull'alimentazione è mirato all'intera popolazione ma, sfortunatamente, noi non siamo tutti uguali.*
>
> — **The Scientist Magazine**

Dimmi, quante volte hai consultato un medico che ti ha detto di non avere un rimedio (medicinale) a portata di mano per ogni singola malattia?

Il solito ritornello è: se soffri di questo, prendi questo, se soffri di quell'altro, prendi quell'altro. Con questo criterio il numero dei farmaci prescrivibili può diventare anche più grande del numero di malattie al mondo!

Ho imparato che tutto ciò è un trucco. I preparati allopatici, o medicine, non curano, mascherano solamente i sintomi. L'unico in grado di curare il corpo umano è il corpo umano stesso, ma solo se glielo concedi. I medicinali eliminano semplicemente i sintomi di una malattia e questo ti fa sentire meglio, perché ciò che ti disturba sono i sintomi. Di solito i medicinali non vanno alla radice del problema, perciò non offrono una cura permanente. Servono solo ad assicurare clienti a vita a farmacisti e ai produttori.

Per fare un esempio, immagina che mentre stai guidando sul cruscotto si accenda una spia rossa. Questo è il sintomo. La spia ti avverte che la macchina si sta surriscaldando, in questo caso per via di una perdita dal radiatore. Questa è la causa.

Tu porti la macchina dal meccanico (il medico) e lui taglia il cavo che fa accendere la spia dicendoti che così il problema è risolto. Sei a posto, per il momento. Ti dice di mettere l'acqua nel radiatore ogni giorno e di cambiare l'olio quando necessario, e che puoi comprare entrambe queste cose in qualunque farmacia. Questo significa curare i sintomi e portarti ad assumere farmaci, in questo caso olio e acqua, per tutto il resto della tua vita. Ti costringono a comprare da loro. Non potrai mai più guidare quella macchina senza l'uso di quei medicinali e un giorno, la tua fedele vecchia macchina semplicemente si romperà.

Il problema di questo tipo di approccio è che non ti verrà mai riparata la perdita.

La società industriale ha stabilito una nuova concezione del corpo umano. I pazienti sono ora convinti che i loro corpi siano delle macchine riparabili che possono essere controllate, misurate, monitorate, e tenute in vita da altre macchine. Questa nuova immagine si riflette pure nel nostro vocabolario: "collasso mentale", "avere una valvola di sfogo", "ricaricare le batterie", "riprogrammarsi". Come risultato, alcuni pazienti vedono i propri dottori come meccanici, idraulici, elettricisti o falegnami, invece di considerarli dei guaritori.

I medici inoltre tendono a eseguire diagnosi e a trattare i pazienti basandosi su un modello di salute e malattia al quale alcuni pazienti possono aderire o meno per fattori culturali. Molte persone non sono soddisfatte della visione puramente biologica della malattia e ora stanno cercando trattamenti olistici e alternativi.

Come chiropratico e nutrizionista specializzato nella cura dei pazienti afflitti da scoliosi, ho sempre creduto nella capacità del corpo di guarire e rigenerarsi da sé. Un medico può promettervi una cura sintomatica in forma di busto ortopedico o di operazione chirurgica; io tratterò l'equilibrio fondamentale del corpo attraverso l'alimentazione, esercizi appropriati, e terapia fisica per correggere le deformità.

Il mio consiglio ai pazienti solitamente è: non dare credito a nessuna moda e a nessuna tendenza del marketing. Ascolta i bisogni particolari del tuo corpo, e dagli solo ciò che egli richiede. Il tuo corpo ha l'innata capacità di regolare tutte le sue complesse funzioni e di ristabilire il proprio equilibrio naturale. Questo libro ti insegnerà come seguire questi consigli da esperto.

## Regola nutrizionale: Una misura non va bene per tutti

Ti è capitato da bambino di partecipare a una gara di "tiro alla fune", dove da un lato devi tirare la corda e dall'altra parte qualcuno cerca invece di tirarla verso di sé, per vedere chi riesce ad accumulare più corda dell'altro? Con tutto questo tirare, di solito la corda si spezza in due.

Nella mia mente, nella grande questione della dieta, assistiamo a qualcosa di simile: un "tiro alla fune" nutrizionale. Per un certo periodo, la convinzione generale che una dieta con un alto regime proteico e un basso consumo di carboidrati fosse ottima per guadagnare salute e perdere peso. Dopo un po', è andato di moda il consumo massiccio di carboidrati e si è perso interesse per le diete proteiche. Ogni ideologia della dietetica ha i suoi fermi assertori e sostenitori, i quali hanno avuto un certo successo con una particolare dieta; tuttavia, il numero di fallimenti è altrettanto alto. Le cose sono arrivate al punto che oggigiorno la gente è confusa – Dovrei fare questa dieta o quest'altra?

Per esempio, ho conosciuto pazienti che prima di venire nella mia clinica avevano provato almeno sei diversi tipi di diete "alla moda", trovandosi così esausti e scoraggiati, poiché le varie diete avevano messo a soqquadro il loro sistema e provocato risultati spesso opposti a quelli sperati!

Non lasciare che ciò accada anche a te. E'mia opinione che questi esperti hanno dimostrato di aver sbagliato, in maniera irreparabile con alcuni, in maniera grave con milioni di altri. Invece di mantenere la propria parola, una dieta "giusta per ogni tipo di persona", questi medici hanno involontariamente scatenato una confusione di massa su ciò che è considerato salutare, e provocato un tipo di obesità che la società moderna non aveva mai visto prima, con l'effetto collaterale "bonus" di uno spaventoso aumento di pazienti diabetici.

Nel primo periodo della mia carriera, le mie raccomandazioni dietetiche erano spesso una questione di fortuna. Creavo diete che funzionavano per un gruppo di pazienti, ma che semplicemente non aiutavano molti altri e che, in alcuni casi, peggioravano le loro condizioni!

Ero così scoraggiato, data l'inconsistenza dei risultati che avevo ottenuto, ma mi sentivo ancora motivato ad ampliare le mie ricerche sulla nutrizione. Fu a quel punto che mi capitò di leggere il libro di William Wolcott. Il suo concetto di Metaboli Tyiping®, o Tipologia Metabolica, contribuì a rivoluzionare completamente il mio modo di pensare e rimise a posto tutti i tasselli del complicato puzzle. In quel momento compresi che ognuno di noi è diverso dall'altro, e di conseguenza anche l'apporto di nutrienti necessari al nostro corpo è diverso.

**Pensa:** Siamo tutti differenti all'esterno e funzioniamo diversamente all'interno; quindi, perché dovremmo avere tutti la stessa dieta? Queste le chiamerei scienze nutrizionali spazzatura.

## Evoluzione dietetica

Un giorno, lessi un brillante e stimolante pezzo di un famoso antropologo della University of Utah, Henry Harpending.

In questo pezzo, pubblicato come articolo su *Science Daily*,[45] l'autore scrive: "Tra le persone non c'era uguaglianza neanche 1.000 o 2.000 anni fa, e la ragione di questo risalirebbe a una forte influenza genetica". Egli riferisce che i ricercatori hanno trovato prove genetiche che dimostrano che l'evoluzione umana si sta velocizzando - e che non si è mai fermata - né abbia proceduto ad una velocità costante, come si immaginava prima, inoltre mettono in evidenza come gli esseri umani di tutti i continenti si stiano differenziando ulteriormente.

Gli studi di Harpending mostrano, senza dubbio, che gli esseri umani stanno cambiando in maniera relativamente veloce se si considerano secoli e millenni, e che questi cambiamenti variano tra gruppi continentali. È interessante notare come questo studio giunga alla stessa conclusione formulata diversi anni prima dal dottor Weston A.Price, noto dentista laureato ad Harvard. (troverai ulteriori informazioni nel prossimo capitolo).

Harpending ritiene che la rapida crescita della popolazione possa essere abbinata ai grandi cambiamenti culturali e ambientali creando cosi nuove opportunità di adattamento.

Scrive, "Gli ultimi 10.000 anni hanno visto una rapida evoluzione della dentatura e della struttura scheletrica della popolazione umana, e anche la comparsa di nuove risposte genetiche all'alimentazione e alle patologie".

Il problema è che noi, come specie, non abbiamo tenuto il passo con i cambiamenti evoluzionistici e con i conseguenti cambiamenti nel nostro modello dietetico. Il lavoro di Harpending ha evidenziato come le migrazioni umane nel clima della nuova Eurasia abbiano creato selezioni naturali, favorendo alcune caratteristiche come: minore pigmentazione della pelle (così da permettere al corpo di assorbire più luce del sole per produrre vitamina D), adattabilità ai climi freddi e a certi cambiamenti nella dieta.

Come afferma Harpending, poiché la popolazione umana è passata dai pochi milioni di individui nell'era glaciale ai sei miliardi di oggi, sono emersi nuovi geni dominanti e l'evoluzione si è velocizzata, sia globalmente che tra i gruppi continentali.

Per esempio, in Cina e in buona parte dell'Africa, sono poche le persone che riescono a digerire il latte in età adulta. In Svezia e Danimarca, invece, un gene fa si che l'enzima lattasi per la digestione del latte rimanga attivo, così che tutti, o quasi, possano bere latte fresco. Questo spiega come mai il consumo di latte sia più comune in Europa rispetto all'Asia e all'Africa.

Inoltre, Harpending afferma, "Se improvvisamente prendete cacciatori o raccoglitori preistorici, e li sottoponete a una dieta a base di mais, riso, o di grano, questi cominceranno a contrarre più spesso il diabete. Ci stiamo ancora adattando a queste cose. Molti nuovi geni che vediamo diffondersi nella popolazione ci aiutano a prosperare con diete ad alto contenuto di carboidrati."

## Caso di studio: Dolore lombare, colesterolo alto e problemi digestivi

Prima di conoscermi, Alisa L. (56 anni, insegnante) soffriva di un forte dolore lombare, colesterolo alto, e seri problemi digestivi. Aveva consultato vari dottori, specialisti, e fisioterapisti solo per veder ricomparire i propri problemi ogni provassevolta che provava a interrompere il trattamento. Alisa L. era la classica "cacciatrice e raccoglitrice " che vive nella società moderna piena di zucchero e granaglie. Dopo averle insegnato a consumare quegli alimenti che potevano aiutare l'equilibrio del suo corpo, e ad eliminare quei cibi che comportavano una scarsa salute, il suo dolore lombare, il colesterolo alto e i suoi problemi digestivi migliorarono.

Da una lettera che mi scrisse dopo il trattamento,

> "[…]grazie al Dottor Kevin, che ha un cuore gentile e un orecchio che sa ascoltare. È un'ispirazione per tutti i pazienti. Il suo approccio olistico alla salute era proprio quello di cui avevo bisogno. Sono riuscita a raggiungere e a conquistare uno stile di vita, abitudini alimentari, e attitudine mentale corretti, e sono riuscita a combattere per la mia salute. I miei problemi digestivi sono scomparsi e i valori del colesterolo si sono normalizzati. Finalmente, ho il controllo della mia salute, sono libera dai medicinali e dal dolore. In più, qualcuno dice che sembro addirittura più giovane."
>
> — *Alisa L. (56 anni)*

### Il futuro delle scienze nutrizionali

Dimmi, faresti il pieno alla tua auto con il diesel, anche se questa va a benzina?

Potrà mai funzionare senza problemi?

Ritengo che lo stesso valga per il tuo corpo. Il cibo con cui lo nutri può farlo funzionare in maniera efficiente (come per la macchina), così da soddisfare i bisogni del tuo genoma; se invece ti capita di metterci la benzina sbagliata, comincerai a sentirne tutti gli effetti collaterali, come il sentirti assonnato, inefficiente e "non bene"e tutto ciò può accentuare le tue tare genetiche.

In ogni caso, il concetto di raccomandare diete diverse a persone differenti non è nuovo. Gli antichi greci e romani fecero la seguente dichiarazione "Il cibo di uno, può esser veleno per un altro".

In maniera analoga, nel lontano Oriente, la medicina tradizionale cinese ci ha insegnato che tutti nasciamo con una costituzione propria, che richiede un particolare tipo di cibo basato sui nostri segni particolari e sul nostro bilanciamento energetico. L'antica medicina Ayurvedica, risalente a 5.000 anni fa in India, ha identificato tre principali tipi di costituzione e le malattie ad essi collegate, o Dorshe: pitta, vata e kapha, ognuna con bisogni dietetici e aree problematiche specifiche.

L'autore del libro, William Wolcott, e altri ricercatori nutrizionisti, sono giunti alla stessa conclusione, e cioè che ci sono tre "tipi" metabolici: "Proteico" (metabolismo veloce), "Carbo" (metabolismo lento), e "Misto" (metabolismo misto). Quello di cui abbiamo bisogno per una salute ottimale ha molto a che fare col nostro corredo genetico e background culturale.

Le persone di tipo "Proteico" (con un metabolismo veloce) si devono concentrare su proteine ad alta densità e ad alto contenuto di "purina", disponibile nelle carni rosse come cosce pollo, agnello, vitello, e salmone, organi inclusi. Devono invece limitare i carboidrati a elevato indice glicemico, come gli zuccheri, i cereali raffinati e le patate. Si devono focalizzare sui cereali integrali e su verdure a basso contenuto glicemico, come asparagi, fagiolini, cavolfiori, spinaci, sedano, e funghi. Devono inoltre limitare la quantità di frutta consumata, poiché i tipi proteici tendono a sviluppare problemi di zuccheri nel sangue; noci di cocco, avocado, olive verdi e nere, mele verdi e pere sono la scelta migliore. E' consigliato anche fare molti spuntini ed evitare l'alcol in qualunque forma.

Di riflesso, i tipi "Carbo" si devono concentrare su cibi a basso contenuto proteico (basso contenuto di purina) e di grassi, come pollo, pesce e verdura. Queste persone si trovano molto bene con l'amido. Anche se i loro corpi sono in grado di tollerare cibi ad alto contenuto di amido, come legumi e cereali, devono però mangiarne con moderazione. Vanno bene tutti i tipi di frutta; i frutti di bosco e il cedro sono particolarmente indicati.

Nella sezione delle risorse per i lettori, troverai una lista della spesa che puoi far calzare a pennello per le esigenze nutrizionali del tuo Tipo Metabolico®. Il modo più semplice per calcolare le proporzioni degli alimenti di cui hai bisogno è riempire un piatto con la corretta percentuale di ogni tipo di cibo, come mostrato nella Figura 6: Proporzioni per Pasto.

## A quale tipologia metabolica appartieni?

Fondamentalmente, il Metabolic Typing® ti colloca in una di queste tre categorie:

1. **Tipo Proteico**
2. **Tipo Misto**
3. **Tipo Carbo**

Queste tre tipologie base dicono tutto sul modo in cui il tuo corpo funziona interiormente e il modo in cui il tuo sistema processa il cibo e ne assorbe i nutrienti. Esistono differenze anatomiche e fisiche, le quali mostrano che anche la forma e la dimensione del nostro stomaco variano enormemente da un individuo all'altro.

Il fatto è che, anche se tutti abbiamo bisogno di uno spettro completo di nutrienti, a persone diverse servono dosi diverse. È questo requisito di differenza su base genetica che spiega perché un certo nutriente provoca benessere a una persona, non ha effetti su una seconda, e fa sentire peggio una terza.

Inoltre, la Tipologia Metabolica® demolisce il falso mito dell'esistenza di una dieta universale fissa per tutti gli esseri umani.

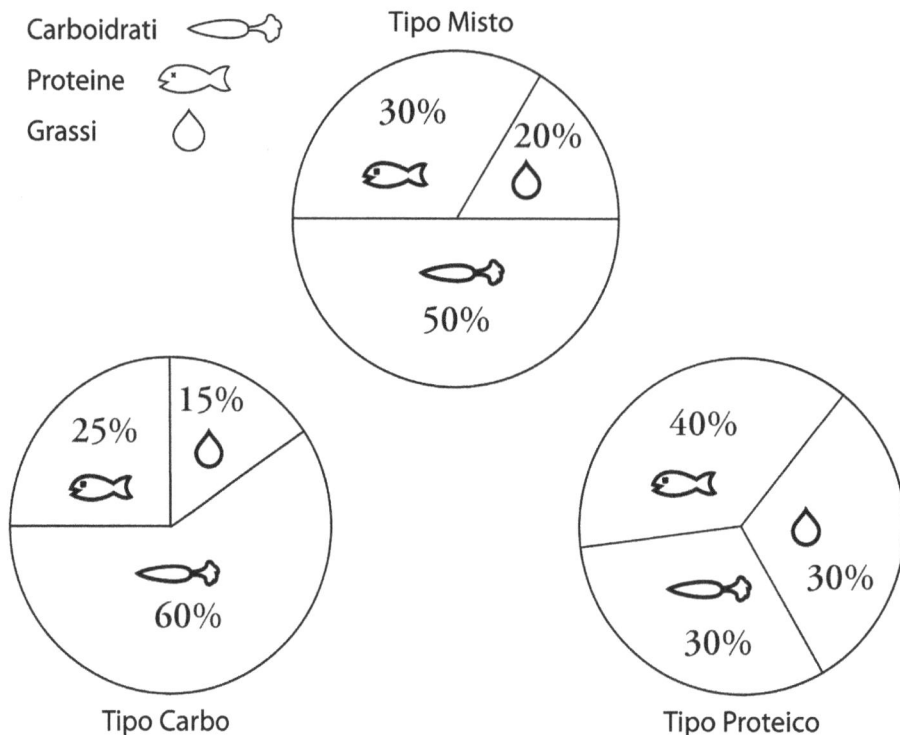

Figura 6: Proporzioni per pasto

Questo approccio del mercato di massa alla nutrizione ha portato più malessere che benefici. Nel proporre una formula universale per tutti, fallisce nel determinare esattamente la quantità di proteine, carboidrati, e grassi che ogni persona deve assumere, e in quali proporzioni. Anche se queste diete registrano qualche progresso iniziale, questo avviene perché è come se giocassero a una roulette dietetica: a volte vincono l'intero montepremi, ma molto più spesso falliscono.

Se la vita fosse così semplice come affermano questi guru delle diete moderne, come si sono autoproclamati, non ci dovrebbero essere così tante malattie nel mondo, giusto?

Il principio fondamentale è che gli elementi nutritivi all'interno della dieta devono essere adattati perfettamente ai bisogni individuali, poiché anche se funzionano per una persona, possono essere dannosi per un'altra. La mia speranza è che questo sia l'inizio della medicina personalizzata per le masse. È folle il modo in cui il sistema sanitario ci tratta, come se fossimo tutti la stessa persona. Noi siamo unici in maniera totale. Rispondiamo diversamente a ciò che mangiamo e alle medicine, e una piccola parte di questo (alcuni dicono circa il 20%) è legato alle nostre differenze genetiche.

Tuttavia, non tutte le differenze sono di carattere genetico. Alcune di queste differenze possono anche essere causate da fattori ambientali. Per esempio, le persone che vivono nelle regioni tropicali hanno un forte bisogno ereditario di assumere cibi ad alto contenuto di carboidrati, come verdure, frutta, cereali e legumi. Questo è il tipo di "biocombustibile" di cui necessitano per far funzionare la loro macchina, e farla funzionare bene. Senza dubbio, sono geneticamente programmati per processare proprio questo tipo di cibo.

In netto contrasto, gli Eschimesi riescono facilmente a condurre una dieta costituita al 90% da grassi e proteine provenienti da foche e balene, perché questo è esattamente ciò di cui il loro corpo ha bisogno per affrontare le temperature estreme del loro habitat. Ed è interessante notare come in questa popolazione vi sia una bassa incidenza di malattie cardiache, nonostante la dieta ricca di grassi e di colesterolo.

Pertanto, una dieta considerata salutare in una parte del mondo, può rivelarsi potenzialmente dannosa e completamente sbagliata per persone che vivono da un'altra parte.

Il Dottor Lendon Smith ribadisce un punto simile quando scrive nel suo libro, *Happiness Is a Healthy Life* (La Felicità è una Vita in Salute), che "Il trucco dell'alimentazione sta nel visualizzare il tuo contesto etnico e geografico e provare a imitarlo". È anche vero che ora che possiamo muoverci da un continente all'altro con molta facilità, semplicemente prenotando un biglietto aereo su internet, potremmo avere genitori con diverso contesto etnico;

ScolioLife™

pertanto, non possiamo basare il nostro modello alimentare semplicemente considerando il luogo da cui proveniamo.

Ed è qui che ci torna utile la Tipologia Metabolica. Essa ti aiuta a trovare il perfetto equilibrio di macronutrienti degli alimenti - proteine, carboidrati e grassi di cui il tuo corpo ha bisogno, basandosi proprio sulla reazione del corpo al cibo.

In passato, non avevamo la conoscenza medica necessaria per permetterci di capire il perché delle malattie di oggi. Oggi, invece, soprattutto grazie al contributo apportato dal lavoro del Dottor Price, del Dottor Williams e di altri ricercatori, siamo in grado di determinare i corretti requisiti nutrizionali di ogni persona basandoci su caso per caso. Una questione totalmente diversa è che un dato squilibrio metabolico può manifestarsi in modi differenti, apparendo come una serie di malattie o processi degenerativi diversi.

Nel 1956, il Dottor Roger Williams scrisse un libro rivoluzionario intitolato *Biochemical Individuality* (Individualità Biochimica), nel quale affermò che l'individualità pervade ogni singola fibra del nostro corpo, che gli esseri umani si differenziano molto gli uni dagli altri a livello cellulare, e che le differenze ereditarie si estendono anche alla nostra struttura base e ai processi metabolici. Per questo motivo, gli squilibri o le inadeguatezze del nutrimento a livello cellulare potrebbero essere la causa della maggior parte delle patologie esistenti. Queste scoperte furono così sorprendenti che il Dottor Williams divenne presto uno dei primi assertori della Tipologia Metabolica®.

Il modello di Tipologia Metabolica® che affronteremo in questo libro sarà più preciso dal momento in cui ascolterai il tuo corpo e andrai alla ricerca di indizi per capire quali alimenti possano aiutarti a ristabilire il tuo equilibrio e a correggere i tuoi disturbi, in maniera naturale. Può andare meglio di cosi?

Sfortunatamente, ciò che la nostra cultura promuove come sistema medico si basa sostanzialmente sulla cura dei sintomi, senza cercare di evidenziarne la causa. Così facendo, la medicina convenzionale ha limitato in maniera considerevole la propria capacità di curare molte delle malattie croniche di cui soffriamo oggigiorno, sebbene sia efficace in alcuni campi della salute. Se cominci a risolvere i gli squilibri biochimici, che sono la causa di tutti i malanni, attraverso il metodo che descrivo in questo libro, acquisirai la capacità di regolare l'equilibrio chimico del tuo corpo, e assicurerai la crescita corretta della colonna vertebrale e del corpo.

Affrontare i processi delle malattie, come la scoliosi, a livello radicale e sulla base delle cause prima che esse diventino croniche può aiutarti a:

- Assicurare il corretto sviluppo del corpo
- Prevenire malattie in termini di molti disturbi opportunistici
- Ricostituire il tuo sistema immunitario, in modo da non contrarre facilmente infezioni
- Fornire benefici salutari a lunga durata

In breve, quando inizierai a nutrirti in maniera corretta in base alla tua Tipologia Metabolica, il tuo sistema corporeo comincerà gradualmente a virare verso un bilanciamento totale di spirito, mente, e corpo. Da quel momento, il tuo corpo sarà in grado di produrre più energia dagli alimenti che consumi, guarendoti e rendendoti più sano.

Quando raggiungerai un equilibrio metabolico, avrai più energie a tuo servizio di quanto immaginavi fosse possibile. Avrai creato un ambiente cellulare interiore, il quale contribuirà a farti sperimentare alti livelli di:

Quando introduci alimenti che non sono adatti al modo in cui è fatto il tuo corpo, esso protesterà. Questa protesta comparirà sotto forma di sintomi di una malattia, facendoti sentire gonfio, stanco e costantemente affamato; inoltre potresti avere attacchi di fame nervosa anche dopo aver finito un pasto completo!

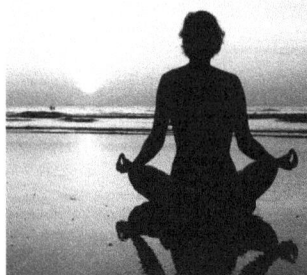

- Energia pacifica
- Rilassata prontezza
- Padronanza delle emozioni
- Uno stabile stato d'animo positivo
- Grande chiarezza mentale

Ti suona familiare? Ecco che torno al punto precedente: se il nostro corredo genetico, la personalità, e le nostre caratteristiche facciali sono così diverse, perché i nostri bisogni nutrizionali dovrebbero essere uguali? Il mio obiettivo è di aiutarti a sintonizzarti col tuo corpo per capire di cosa ha bisogno da un pasto all'altro per ottimizzare il tuo potenziale genetico e per sopprimere le tare genetiche che predispongono alle malattie.

Allo stesso tempo, è bene essere consapevoli che, anche se si è predispos-ti geneticamente a malattie croniche quali la scoliosi, il diabete, e l'obesità (e, con tutta probabilità, anche ad altre malattie), in molti casi si tratta solo di predisposizione, non di una sentenza di morte. Di conseguenza, anche se tuo padre, tua madre o tua sorella hanno la scoliosi, ciò non significa che l'avrai anche tu. Tutto ciò implica solamente che hai un'alta predisposizione a svilupparla e, di conseguenza, devi attuare cambiamenti più significativi nella tua dieta e nello stile di vita, rispetto a qualcuno nato con una sequenza genetica completamente diversa. In ogni caso, la consapevolezza riguardo le proprie limitazioni genetiche è sempre una buona cosa; ti aiuta a tenerti al riparo da tutte le malattie che potresti contrarre nella tua vita. Inoltre, può renderti più proattivo nello scegliere il giusto stile di vita per te.

## E la dieta del gruppo sanguigno?

La "dieta del gruppo sanguigno", proposta da Peter D'Adamo, naturopata, e resa popolare dal suo libro *Eat Right for Your Type*, edito da Putman nel 1997, è stata senza dubbio precorritrice della più sofisticata dieta della Tipologià Metabolica®, che si è evoluta successivamente. La dieta del gruppo sanguigno, come suggerisce il nome stesso, è basata sulla premessa che i bisogni nutrizionali siano determinati dal gruppo sanguigno dell'individuo, che può essere 0, A, B o AB.

Ovviamente, questa è la semplificazione di uno schema più complesso. Con la migrazione di gruppi etnici e l'ingresso di nuove caratteristiche, nessuno può essere sicuro del proprio retaggio genetico. Se un cinese e una persona di discendenza europea presentano entrambi il gruppo sanguigno "0", dovrebbero mangiare lo stesso tipo di cibi? E la persona eurasiatica? Il suo retaggio misto non complica ulteriormente la questione? E le persone che attraversano vari stadi della propria vita come pubertà, gravidanza, o menopausa, I loro bisogni non sono diversi in ogni fase?

Ed è in questo che la Tipologia Metabolica può essere molto utile. Uno degli obiettivi principali di questo modello è quello di determinare quali alimenti, e in quali quantità, siano più adatti per un tipo in particolare e non per un altro. Si concentra sul personalizzare la dieta di un individuo in base ai propri bisogni individuali e alle reazioni al cibo, senza tener conto del gruppo sanguigno o di altre generalizzazioni.

## La sfida della tipologia metabolica

Se non credi che esista qualcosa come l'individualità metabolica e se non credi che chiunque possa essere in salute e nel pieno delle proprie forze fisiche semplicemente attraverso una dieta, ecco a te la sfida della Tipologia Metabolica®.

Segui attentamente le istruzioni, e fallo fare anche al tuo partner, ai tuoi figli e ai tuoi amici. Infine, confronta i risultati. Potresti essere sorpreso nello scoprire quanta differenza ci possa essere tra una persona e un'altra, anche all'interno della stessa famiglia. *Ora, ti renderai conto che queste differenze sono connesse anche a quei cibi che ci fanno bene e a quelli che non sono adatti a noi.* Se davvero esiste una dieta giusta per tutti, perché sul mercato sono disponibili centinaia di diete che aumentano costantemente ogni anno? Perché una dieta fa dimagrire una persona ma fa ingrassare un'altra? L'unica soluzione è scoprire cosa sia giusto per il TUO corpo, non quello del tuo partner, o dei tuoi amici, ma quello che è adatto a TE!

- Spunta le caselle a sinistra delle risposte che MEGLIO SI APPLICANO a te.
- Scegli una sola risposta per domanda
- Se le risposte non si applicano a te, lascia la domanda senza risposta

**IMPORTANTE:** La scelta che fai può non descriverti in maniera esatta. Di conseguenza è MOLTO IMPORTANTE che tu scelga la risposta che <u>descrive in maniera migliore</u> le tue TENDENZE. Il test proposto non ha bisogno di una descrizione perfetta, ma solo di un'indicazione delle tue abitudini in generale. Se ritieni che una domanda non ti rappresenti in n nessuno dei modi, semplicemente saltala e vai a quella successiva.

# La sfida della tipologia metabolica

| ✓ | RISPOSTA N°1 | ***QUESITO DIETETICO*** | ✓ | RISPOSTA N°2 |
|---|---|---|---|---|
| | Tende ad essere debole, mancare o diminuire | **APPETITO (IN GENERALE)** | | Tende ad essere forte, vorace e compulsivo |
| | Amore per i dolci, spesso ho bisogno di un dolce a fine pasto per sentirmi soddisfatto | **DOLCI** | | Non mi importa dei dolci, preferisco qualcosa di grasso e salato (come formaggio, patatine o popcorn) come spuntino dopo i pasti |
| | Solitamente peggiora il sonno, specialmente se si tratta di cibo pesante | **MANGIARE PRIMA DI ANDARE A DORMIRE** | | Normalmente concilia il sonno |
| | "Mangio per vivere" – indifferente al cibo e all'alimentazione | **ABITUDINI ALIMENTARI** | | "Vivo per mangiare" – ho bisogno di mangiare spesso per sentirmi bene, al meglio delle forze |
| | Non mi disturba | **QUATTRO ORE O PIÚ SENZA MANGIARE** | | Mi rende irritabile, teso, debole, affamato o depresso. |
| | Mi da energie, soddisfa | **SOLO SUCCO DI FRUTTA ALL'ARANCIA** | | Mi stordisce, mi rende affamato, teso. Mi destabilizza o mi nausea |
| | Posso farlo senza problemi | **SALTARE UN PASTO** | | Devo mangiare regolarmente (O SPESSO). Non mi sento bene se salto un pasto. |
| | Raramente, se lo faccio preferisco mangiare qualcosa di dolce | **FARE UNO SPUNTINO** | | Spesso voglio mangiare tra i pasti, e preferisco qualcosa di grasso o salato |
| | | **TOTALE PER LA SEZIONE DIETETICA** | | |
| ✓ | **Alto, snello** | **CORPORATURA** | ✓ | **Basso, robusto** |
| | Rutto, sento gas nello stomaco, ho sensazione di pienezza dopo i pasti, una digestione lenta, sono attento a ciò che mangio | **DIGESTIONE** | | Digerisco facilmente molti tipi di cibo, non ho difficoltà reali. |
| | Pallide, chiare | **COLORAZIONE DELLE ORECCHIE** | | Arrossate, di colore rosa scuro |
| | Più larga dell'iride in stanze ben illuminate | **OCCHI – DIMENSIONI DELLA PUPILLA (PUPILLA NERA, PORZIONE CENTRALE DELL'OCCHIO. IRIDE, PARTE COLORATA DELL'OCCHIO)** | | Più piccola dell'iride in stanze ben illuminate |
| | Fredda | **MANI - TEMPERATURA** | | Calda |
| | Mi infastidisce, ho bisogno di occhiali da sole | **ESPOSIZIONE ALLA LUCE – FONTE FORTE E LUMINOSA** | | Non mi infastidisce |
| | Tende ad essere scialbo, scuro. | **PELLE – COLORITO DEL VISO** | | Tende a essere luminoso, chiaro |
| | Reazione lieve, spunta velocemente | **PELLE – REAZIONE A PUNTURA DI INSETTO** | | Reazione forte, va via velocemente |
| | | **TOTALE PER LA SEZIONE FISICA** | | |

| ✔ | RISPOSTA N°1 | ***QUESITO PSICOLOGICO*** | ✔ | RISPOSTA N°2 |
|---|---|---|---|---|
| | Ottengo risultati superiori alle aspettative (Personalità di tipo A) | CONSEGUIRE OBIETTIVI | | Ottengo risultati inferiori alle aspettative (Personalità di tipo B) |
| | Molto attivo, mi viene difficile rallentare, tendo all'iperattività | LIVELLO DI ATTIVITÀ | | Non molto attivo, preferisco essere più sedentario, trovo facile essere inattivo |
| | Mi arrabbio facilmente, soggetto a scoppi emotivi | RABBIA | | Mi arrabbio difficilmente, sono più pacifico |
| | Vado presto a dormire, mi alzo presto | RISVEGLIO/ADDORMENTAMENTO (NATURALE, SENZA SVEGLIA) | | Vado a dormire tardi, mi alzo tardi |
| | Preferisco/mi trovo più a mio agio in un clima caldo, soleggiato. | PREFERENZE CLIMATICHE | | Mi sento rinvigorito in un clima freddo, fiacco in un clima caldo |
| | Tendo a essere competitivo | COMPETITIVITÀ | | Tendo a non essere competitivo |
| | Scarsa | RESISTENZA | | Buona |
| | Mi viene facile trasformare i pensieri in parole | ESPRESSIONE DEI PENSIERI | | Mi è difficile tramutare i pensieri in parole |
| | Adoro farlo | ESERCIZIO FISICO | | Non mi interessa |
| | Tendo ad essere impaziente | IMPAZIENZA | | Tendo ad essere paziente |
| | Sono molto organizzato | ORGANIZZAZIONE | | Sono poco organizzato |
| | Perfezionista | PERFEZIONE | | Non sono perfezionista |
| | Difficile da compiacere | STANDARD PERSONALI | | Disponibile |
| | Freddo, sostenuto, introverso | PERSONALITÀ | | Caloroso, accessibile, socievole |
| | Molto produttivo, lavoro velocemente | PRODUTTIVITÀ | | Mi è difficile completare gli incarichi, sono lento |
| | Solitario, timido, mi imbarazza stare nel gruppo, socialmente inibito | COMPORTAMENTO SOCIALE | | Estroverso, ama la compagnia, i rituali, di carattere aperto e in buona forma, adorabile, disponibile |
| | Tendo ad essere antisociale, cerco di sfuggire velocemente da impegni sociali o di non parteciparvi | SOCIEVOLEZZA | | Molto socievole, estroverso, odio stare da solo, amo l'amicizia e l'interazione sociale |
| | Mi piace essere stimolato, sono appassionato, iperattivo | TEMPERAMENTO | | Freddo, silenzioso, padrone di me |
| | Rabbioso, teso, nervoso, irritabile, ansioso, ipersensibile | TENDENZE | | Depresso, spensierato, letargico, apatico, accomodante |
| | Veloci | PROCESSI MENTALI | | Lenti |
| | Stacanovista, spesso porto il lavoro a casa | LAVORO | | Orientato alla famiglia |
| | | TOTALE PER LA SEZIONE PSICOLOGICA | | |
| | | TOTALE PER LA SEZIONE FISICA | | |
| | | TOTALE PER LA SEZIONE DIETETICA | | |
| | | TOTALE GENERALE | | |

## In conclusione

Sottoponi i tuoi familiari e amici al test TM e confrontate i risultati. Quando ti sarai convinto che sei unico a livello biochimico, come lo sono le tue impronte digitali, il prossimo passo consisterà nell'individuare la tua Tipologia Metabolica usando il questionario tracciato nel libro *The Metabolic Typing Diet: Customize Your Diet to Your Own Unique Body Chemistry* di Bill Wolcott, o contattando un consulente certificato di Tipologia Metabolica; lui sarà in grado di sottoporti a test ancora più accurati.

I consulenti di Tipologia Metabolica sono ora disponibili in 40 paesi. Puoi trovare un consulente certificato di Tipologia Metabolica sul sito internet di Health Excel posto nella sezione risorse di questo libro (pagina 334), per conoscerne le qualifiche e i servizi disponibili.

Ormai sono molti anni che utilizzo la Tipologia Metabolica con i miei pazienti. Non occorre incontrare un consulente di persona, poiché la Tipologia Metabolica può essere determinata anche attraverso posta elettronica o per telefono.

Lo scopo del nutrirsi correttamente, secondo la propria Tipologia Metabolica, è quello di equilibrare la chimica del corpo e massimizzare l'efficienza metabolica indirizzandosi correttamente verso la propria differenziazione metabolica. Sono convinto che l'esistenza di ogni patologia degenerativa (circa l'85-90% di tutte le patologie che affliggono la nostra popolazione, inclusa la scoliosi) sia dovuta all'incapacità di raggiungere questo obiettivo. Inoltre, in un modo o nell'altro, tutte le malattie degenerative hanno la loro origine nella malnutrizione.

L'idea della malnutrizione assume una prospettiva tutta nuova, se considerata sotto la lente della Tipologia Metabolica. Sappiamo che anche mangiando gli alimenti più biologici e assumendo i migliori integratori alimentari disponibili sul mercato, si corre comunque il rischio di sviluppare, o fallire nel prevenire, le patologie degenerative. Ancora una volta, ciò può essere ricondotto al fallimento nel determinare i requisiti su base genetica di una persona per il proprio equilibrio biochimico e nutrizionale.

## CAPITOLO 5

# Corpo antico, dieta moderna

*La vita in tutta la sua pienezza è soggetta al volere di Madre Natura*

— *dott. Weston A. Price, dentista.*

Il cibo che mangiamo oggi non è nemmeno lontanamente riconducibile al cibo che mangiavano i nostri antenati. Il nostro corpo non è fatto per assumere e digerire il cibo di quest'epoca, compresi i fast food e i cibi precotti. Di conseguenza, il nostro corpo reagisce a questo cibo innaturale attraverso una reazione infiammatoria che causa le malattie moderne.

La cura per ciò che ci affligge si trova modificando gradualmente la nostra dieta in modo tale da avvicinarci approssimativamente a ciò che il nostro corpo è programmato geneticamente a gestire. Sembra un obiettivo difficile da raggiungere, ma in realtà ci si può arrivare in maniera semplice.

Per capire come dobbiamo mangiare in modo da perseguire questo obiettivo, è utile esaminare le abitudini alimentari del passato e il modo in cui queste hanno influito nel corso del tempo all'interno del nostro genoma.

Nei primi anni '30, Weston A. Price (1870-1948), un dentista di Cleveland, iniziò a condurre una serie di ricerche per scoprire la radice di ogni patologia o degenerazione nella salute. Molti si riferiscono a lui come "l'Albert Einstein della Nutrizione". Per più di dieci anni viaggiò nelle zone più remote del globo per studiare la salute delle popolazioni mai entrate in contatto con la civiltà occidentale. Tra l'altro, scoprì come le carie dentali e le deformità della dentatura fossero il risultato di deficienze nutrizionali, frutto della nostra dieta moderna a base di fast food e non, come si pensava prima, il risultato di un virus o di un batterio, o di un difetto genetico ereditario.

Le ricerche condotte durante gli anni '30 dal dottor Price lo portarono a lanciare una spedizione di sei anni sui cinque continenti, per studiare le società autoctone nel proprio habitat. I gruppi studiati da Price comprendono villaggi isolati della Svizzera, comunità gaeliche delle Ebridi Esterne, indigeni del Nord e del Sud America, isolani della Melanesia e della Polinesia, tribù africane, aborigeni australiani e i Maori della Nuova Zelanda. Anche se c'erano anche altre tribù incontaminate dalla civilizzazione, queste rappresentarono un punto di partenza fondamentale.

Quando il dottor Price analizzò le abitudini alimentari di queste antiche tribù, e le confrontò con le abitudini alimentari occidentali influenzate dalla cultura del fast food, notò che queste persone consumavano cibo naturale (non trattato) e cereali integrali che consentivano loro di assumere minerali e vitamine idrosolubili in quantità quattro volte superiori, e liposolubili in quantità dieci volte superiori rispetto alle moderne diete. Il dottor Price scoprì inoltre che queste vitamine liposolubili, la vitamina A e la D, erano di vitale importanza per la salute, poiché agivano come catalizzatori dell'assorbimento minerale e dell'utilizzo delle proteine. Infine, fu capace di isolare un nutriente liposolubile della dieta di queste tribù, che egli denominò' Attivatore X.

Le ricerche hanno dimostrato che l'Attivatore X si trova in molluschi, fegato del pesce, e in organi e nel burro di mucca, la quale si nutre di erba che cresce rapidamente negli primavera e autunno. Tutti i gruppi autoctoni presentavano una fonte di Attivatore X, oggi nota come vitamina K, nella loro dieta.

Fotografando queste persone, il Dottor Price si rese conto che la struttura del corpo molto forte, l'inclinazione alla riproduzione, la stabilità emotiva, e l'assenza di varie patologie degenerative (malattie cardiache, diabete e cancro, per citarne alcune) erano nettamente in contrasto con quello che egli riferisce essere la "dieta dell'uomo bianco", che si basa sul "cibo rimpiazzato dal mercato moderno", il quale è saturo di grandi quantità di zuccheri raffinati, farina bianca, latte pastorizzato, cibo a basso contenuto di grassi, oli vegetali, e prodotti economici ripieni di coloranti, aromi, conservanti e altri additivi, tutti artificiali.

Gli studi del dottor Price illustrarono anche il fenomeno del "prestito", che avviene nel momento in cui il corpo soffre la mancanza di minerali e prende ciò di cui ha bisogno dallo scheletro, il quale si consuma sempre più nel tempo. Sono stati registrati casi di persone che hanno perso più di 25 centimetri in altezza. Il dottor Price si accorse che questo fenomeno avveniva solo nelle persone sottoposte alla dieta moderna, e non negli aborigeni. Non c'è da meravigliarsi che persone sottoposte alle moderne abitudini alimentari abbiano ossa più fragili e siano più inclini a patologie quali l'osteoporosi e la scoliosi.

Egli comprese inoltre che questo fenomeno si manifestava maggiormente nel sesso femminile, in particolare nelle giovani ragazze nello stadio di rapido sviluppo adolescenziale, poiché nella società moderna sono costantemente bombardate da un'immagine di bellezza che le vuole ultra snelle.

Le ossa in via di sviluppo "rubano" sostanze nutritive dalle ossa già formate, in particolare dalla spina dorsale, portando all'indebolimento delle ossa e a una curvatura della colonna. Questo spiega come mai la scoliosi affligge più le ragazze rispetto ai ragazzi.

Il risultato di questo disturbo durante la crescita è spesso l'allungamento del corpo, nel senso che chi si sottopone alle diete moderne povere di sostanze nutritive è letteralmente "pelle e ossa", se messo a confronto con chi è stato abituato a una dieta tradizionale, poiché il suo apparato scheletrico si assottiglia per via del "prestito". Ancora una volta, ciò collega la scoliosi alle abitudini alimentari, poiché questo tipo di struttura corporea si trova in chi soffre di questa patologia.

Le scoperte e le conclusioni del dottor Price sono contenute nel suo classico, *Nutrition and Physical Degeneration*. Il volume contiene delle foto mozzafiato di persone autoctone bellissime e in ottima salute, e illustra in modo unico e indimenticabile le degenerazioni fisiche che si manifestano quando gruppi di esseri umani abbandonano le diete tradizionali in cambio di comodi cibi moderni. Guarda queste due serie di fotografie come prova. Non c'è bisogno di evidenziare chi è il figlio di una razza autoctona e chi appartiene al mondo "civilizzato":

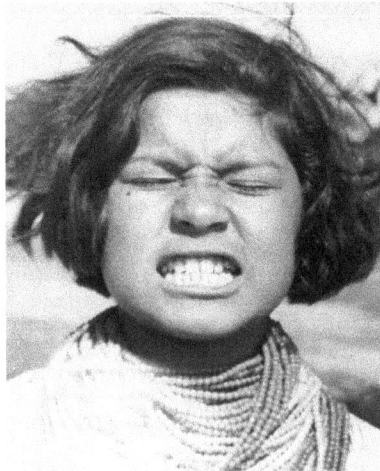

**Figure 7a:** Ragazza samoana cresciuta con cibo tradizionale ricco di nutrienti

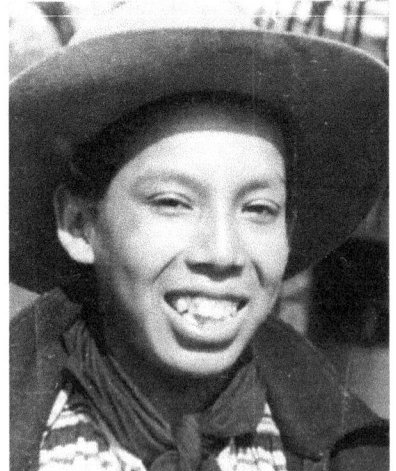

**Figure 8a:** Ragazza samoana cresciuta con una dieta moderna

Le sorprendenti fotografie di Price, circa 18.000, hanno supportato la scoperta che quelle società che vivono di diete autoctone sviluppano strutture ossee forti e robuste, come denti e zigomi, mentre le persone che vivono di diete moderne hanno disturbi dello sviluppo, come arcate dentali strette, denti storti e carie.

La ragazza samoana della figura 7a è nata da genitori che si cibavano di alimenti ricchi di elementi nutritivi. La ragazza samoana della figura 8a è nata da genitori che hanno abbandonato la loro dieta tradizionale e ne hanno adottata una più moderna. Presenta distorsioni delle arcate dentali e alterazione della struttura facciale, dovute all'effetto del "prestito", ed è molto più incline alle malattie dentarie e alle patologie croniche.

Con le parole del dottor Price: "Non abbiamo né visto, né udito di un caso (di artrite) nei gruppi (autoctoni) isolati. Tuttavia, sono stati riscontrati diversi casi nei luoghi dove si trovava cibo moderno, inclusi dieci persone costrette a letto in una serie di circa venti case indiane. Lì, hanno fatto la loro comparsa altri disturbi, in particolare la tubercolosi, che stanno colpendo duramente i bambini nati nel centro".[46]

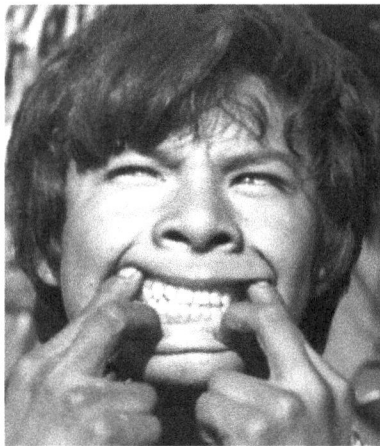

**Figure 7b**: Ragazzo cresciuto con dieta tradizionale

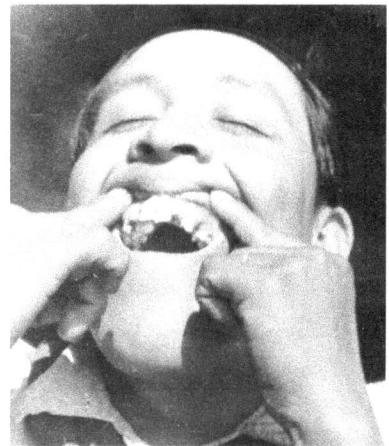

**Figure 8b**: Ragazzo cresciuto con dieta modernizzata

Il Dottor Price scoprì che le persone isolate in salute, la cui dieta conteneva un adeguato apporto di nutrienti da proteine animali e grassi, non solo godevano di eccezionale salute, ma avevano anche una visione positiva della vita. Egli evidenziò come molti detenuti e internati possedevano deformità facciali indicanti deficit nutrizionali prenatali.

Le ricerche pionieristiche del dottor Price hanno mostrato senza dubbio la pericolosità dello stile di vita alimentare moderno. Gli autoctoni studiati non soffrivano di obesità, patologie cardiache, artriti o scoliosi allo stesso livello in cui ne soffriamo noi. Grazie soprattutto alla loro dieta, queste persone possedevano un livello di salute che è andato praticamente perdendosi nella civiltà moderna.

La tabella della prossima pagina spiega le differenze che intercorrono tra la dieta tradizionale e quella moderna, secondo le scoperte tratte dalle ricerche del Dottor Price:

## Dieta tradizionale contro dieta moderna

| Dieta Tradizionale Ricca di Nutrienti | Dieta Moderna Povera di Nutrienti |
| --- | --- |
| Alimenti da suolo fertile | Alimenti da suolo impoverito |
| Carne proveniente da organi preferita a carne proveniente da muscolo | Preferita carne proveniente da muscolo, pochi organi |
| Grassi animali naturali | Oli vegetali trattati |
| Animali al pascolo | Animali nei recinti |
| Latticini crudi o fermentati | Latticini pastorizzati o ultra pastorizzati |
| Cereali e legumi a mollo o fermentati | Cereali raffinati e/o estrusi |
| Cibo a base di soia a lunga fermentazione, consumato in piccole quantità | Cibo a base di soia trattata industrialmente, consumato in grandi quantità |
| Brodo d'ossa | Brodo insaporito con dadi contenenti glutammato monosodico, aromi artificiali |
| Dolcificanti non raffinati | Dolcificanti raffinati |
| Verdure latto-fermentate | Cetriolini pastorizzati, trattati |
| Bevande latto-fermentate | Bevande moderne |
| Sale integrale | Sale raffinato |
| Vitamine naturali del cibo | Vitamine sintetiche prese da sole o aggiunte al cibo |
| Cucina tradizionale | Microonde, irradiazioni |
| Sementi tradizionali, impollinazione all'aperto | Sementi ibride, semi OGM |

**Tabella 2:** Per concessione della Weston A. Price Fundation

## Alimenti trattati: densi di energia ma poveri di nutrimento

Si sa che molti americani hanno abbandonato i pasti fatti in casa, salutari e nutrienti, a favore di cibi con più alto contenuto calorico ma poveri di elementi nutritivi, incluse bevande gasate e snack. Ciò è quanto emerge dagli studi delle abitudini alimentari americane negli ultimi decenni.

Ciò che prima era un'indulgenza occasionale, adesso è diventato parte integrante della dieta di molti americani. Le ricerche hanno monitorato un significante aumento di pasti composti di patatine fritte, pizza, pollo fritto e impanato e hamburger.

Negli ultimi vent'anni, la cadenza dei pasti è passata da molti consumati in casa a molti veloci o economici consumati nei numerosi ristoranti fast food, i quali sono aumentati in maniera esponenziale.

- Un vasto aumento del consumo di cibi non salutari, come hamburger, pizza e cioccolato
- Un aumento del consumo giornaliero di bevande gassate da parte di bambini dal 31% nel 1970 al 46% vent'anni dopo
- La sostituzione di elementi salutari della dieta come latte scremato, frutta, e verdure con cibo povero di sostanze nutritive

Gli ultimi trent'anni hanno visto cambiamenti radicali del nostro stile di vita: un aumento della disponibilità di ristoranti fast food e un aumento della disponibilità di cibo trattato "conveniente" nei supermercati, che hanno portato a un aumento delle abitudini alimentari scorrette, aumento che sta diventando di proporzioni epidemiche. Esamina le seguenti informazioni, che spiegano in poche parole l'apparentemente insaziabile voglia di cibo trattato e i risultati che se ne possono dedurre.

### Gli alimenti trattati creano dipendenza

Gli alimenti trattati sono cibi la cui composizione naturale è stata modificata, o i cui elementi sono stati concentrati. Cambiare o modificare questi alimenti modifica anche il modo in cui essi sono digeriti e il modo in cui vengono utilizzati dal tuo corpo. La dopamina è un neurotrasmettitore cerebrale che, nel momento in cui viene stimolata da alte concentrazioni di cibo trattato, causa una sensazione di piacere. Di conseguenza, ingerire questi tipi di cibo ti fa sentire bene, dandoti la falsa illusione di un buon sapore, con il risultato di creare dipendenza e sviluppare voglie incontrollate.

### Gli alimenti trattati hanno più probabilità di causare l'obesità

Alcuni additivi contenuti negli alimenti trattati sono stati collegati all'aumento di peso e all'obesità (per es. sciroppo di mais ad alto contenuto di fruttosio, zucchero raffinato).

### Gli alimenti trattati causano squilibri del sistema digestivo

I batteri probiotici (benefici) trovano difficoltà a proliferare poiché sono costantemente bombardati da cibo difficile da digerire. Questo causa problemi digestivi, malori, voglie incontrollate di cibo e malattie.

### Gli alimenti trattati sono stati collegati a depressione, perdita di memoria, e disturbi del comportamento

A grassi e oli usati negli alimenti trattati sono stati tolti i valori nutritivi; inoltre, essi non contengono acidi grassi essenziali, necessari al tuo cuore e al tuo cervello per funzionare in maniera ottimale.

### Gli alimenti trattati hanno spesso etichette fuorvianti

Gli ingredienti scritti sulle etichette degli alimenti trattati spesso sono nascosti o scritti in termini fuorvianti. Un esempio può essere ricondotto a quei prodotti la cui etichetta recita "senza zucchero", ma contiene dolcificanti come l'agave, simile allo sciroppo di mais ad alto contenuto di fruttosio. Anche consumatori astuti possono essere imbrogliati da queste etichette per un falso senso di sicurezza.

### Gli alimenti trattati sono stati collegati al cancro

Carni trattate, come hot dog e affettati, sono collegate al cancro di pancreas, colon e stomaco.

### Gli alimenti trattati sono stati collegati all'infertilità

Una dieta povera di vitamine e minerali può essere in parte responsabile di molti casi d'infertilità. L'infertilità negli Stati Uniti sta aumentando considerevolmente. Molti alimenti trattati sono privi degli elementi nutritivi contenuti in origine.

### Gli alimenti trattati sono prodotti per durare più a lungo

Questo significa che agli alimenti trattati vengono aggiunti prodotti chimici e additivi per evitare che questi deperiscano sugli scaffali. Questi prodotti chimici e conservanti possono essere pericolosi per la tua salute.

## I fattori nutrizionali più importanti per i ragazzi in via di sviluppo

Gli adolescenti sono noti per le loro cattive abitudini alimentari, ma è proprio in questa fase della loro vita che è necessario l'apporto corretto di nutrienti per favorirne la crescita, come il ferro, la vitamina D e il calcio. La pubertà, spesso accompagnata dalla crescita repentina del corpo, mette questi ragazzi a rischio di carenze nutrizionali, specialmente nella società moderna dove il cibo salutare e nutriente è stato rimpiazzato da cibo "spazzatura", trattato ma economico. Il menù tipico degli adolescenti di oggi è drasticamente cambiato dal cibo consumato dagli adolescenti studiati dal dottor Price e da altri ricercatori.

## Ferro

L'anemia da carenza di ferro è comune tra gli adolescenti per molte ragioni. I bambini soffrono di rapido accumulo della MMC (massa magra corporea) a ogni chilo che accumulano. Quando smettono di crescere, la loro MMC sarà approssimativamente il doppio rispetto a quella di una ragazza. Per le ragazze, l'aumento di peso e la comparsa del menarca richiedono un apporto maggiore di ferro prima della pubertà.

L'aumento della massa muscolare e del volume totale del sangue durante le repentine crescite del corpo incrementano il bisogno di ferro per costituire l'emoglobina, che favorisce la capacità di trasporto dell'ossigeno da parte del sangue, e la mioglobina, una proteina che trasporta ossigeno ai muscoli.

Per questo motivo, gli adolescenti dovrebbero essere sottoposti a test per determinare eventuali carenze di ferro. Gli alimenti ad alto contenuto di ferro, il cui consumo dovrebbe essere raccomandato, includono carne, verdure a foglia verde scuro, legumi, e pesce. Il ferro ricavato da fonte animale (ferro eme) è assorbito molto meglio del corpo, ma l'assunzione di vitamina C e di proteine animali (carne e pesce) può agevolare l'assunzione di ferro da fonte non animale, come quello delle verdure a foglia verde scuro. Gli adolescenti vegetariani corrono un rischio maggiore di carenza di ferro, con maggiori rischi di progressione della scoliosi.

## Calcio

Considera quanto segue:

- La maggior parte dell'aumento della massa scheletrica avviene durante la crescita repentina del corpo in fase adolescenziale
- Lo scheletro contiene circa il 99% delle riserve di calcio
- Circa il 45% della massa scheletrica adulta si forma durante l'adolescenza (anche se la crescita continua molto dopo l'adolescenza fino alla terza decade)

- Il corpo da solo non riesce a produrre calcio, di conseguenza la crescita dello scheletro dipende solamente dall'apporto di calcio ingerito.

Quando gli adolescenti crescono, la quantità di calcio assimilata è in media di 200-300 mg al giorno. Poiché il calcio è solo parzialmente assorbito (circa il 30%), è importante che la dieta dei ragazzi contenga abbastanza calcio da permettere la formazione di ossa forti e prevenire l'osteoporosi in tarda età. Le dosi di calcio raccomandate possono essere assimilate attraverso un'adeguata assunzione di latticini, come latte, formaggio e yogurt.

Anche la vitamina D e il fosforo sono importanti nella formazione di ossa forti, e ne parleremo nel capitolo 11. Gli esercizi a carico naturale stimolano e mantengono la massa ossea. Dovrebbe essere incoraggiato l'esercizio regolare per 30-60 minuti al giorno, per diversi giorni alla settimana. Sostenere una sana alimentazione e fare regolare esercizio fisico da giovani aiutano a consolidare queste sane abitudini per tutta la vita.

## Abitudini Alimentari: perché i pasti regolari e gli spuntini sono importanti?

Le nostre abitudini, e il modo in cui ci comportiamo, hanno la loro origine nell'infanzia e nell'adolescenza. Questo è il motivo per cui è importante educare alla corretta alimentazione durante questo periodo.

Gli adolescenti spesso sviluppano abitudini alimentari scarse, come il saltare i pasti, soprattutto la colazione. Diversi studi hanno provato che i bambini che fanno una colazione nutriente ed equilibrata spesso hanno risultati migliori a scuola e una concentrazione migliore rispetto ai compagni che non fanno colazione. I giovani, soprattutto le ragazze, sono anche vulnerabili alla pressione dei loro coetanei rispetto alla dieta, dimagrendo in maniera non salutare.

Il bambino non è in grado di mangiare pasti completi e quindi, tra un pasto e un altro, ha ancora fame. Per questo motivo, durante l'infanzia, vengono somministrati molti spuntini. Avere fame tra i pasti accade anche ai ragazzi in fase di sviluppo. Gli adolescenti dovrebbero essere incoraggiati, sia a casa, sia a scuola, a fare degli spuntini salutari.

## I bisogni energetici di un bambino che cresce

Gli esseri umani sono abituati a venire incontro al loro bisogno energetico attraverso l'appetito, che è una richiesta inconscia, e l'assunzione di cibo, che è un'azione conscia. Molti adolescenti riescono a soddisfare questo bisogno energetico. Altri, invece, sono spesso soggetti a influenze esterne, che possono avere un impatto negativo sulla loro alimentazione e sulla regolarità dei pasti.

Gli adolescenti sono stressati e, anche se gli adulti pensano che sia qualcosa di insignificante, è una questione seria per chi ne soffre. I giovani sono sensibili, soprattutto alle questioni riguardanti l'aspetto fisico, e coloro i quali hanno un'immagine negativa del proprio corpo tendono a rispondere a questo stress emozionale con il consumo estremamente ridotto di cibo (digiunando o con diete estreme, e sviluppando disturbi alimentari, tra i quali l'anoressia nervosa), o col consumo sproporzionato di cibo, che porta all'obesità, un problema che si manifesta durante la crescita e spesso persiste anche in età adulta.

Riconoscere di avere delle abitudini alimentari distruttive è importante e i ragazzi che soffrono di una grave diminuzione di peso o di un grave aumento di peso devono ricevere l'aiuto necessario dai propri genitori, dai medici di famiglia, o da altre persone specializzate in questo campo. Ignorare il problema non fa che peggiorarlo e può portare, da adulto, a problemi di salute più gravi.

Le statistiche nazionali continuano a dimostrare che la mancanza di dosi giornaliere raccomandate (RDA) di elementi nutritivi nella nostra dieta e l'incremento del consumo di cibi ricchi di zucchero sono la causa principale di molte patologie degenerative. Le ricerche mostrano che le malattie legate al nostro stile di vita sono assenti nelle popolazioni aborigene. Queste patologie includono coronaropatie, ipertensione, degenerazione discale, osteoartriti, appendiciti, calcoli biliari, diabete, obesità, infarti, emorroidi, carie dentali, tutti i tipi di cancro, e anche la scoliosi.

Per questo motivo, il dottor Price provò a far riprendere la dieta primitiva a eschimesi e indiani malati di tubercolosi, una patologia letale che non è possibile curare con la moderna medicina, scoprendo che la maggior parte guariva!

Durante i suoi studi, il dottor Price si accorse che gli alimenti nativi presi in analisi avevano delle caratteristiche in comune che mantenevano gli aborigeni in salute.

Tra queste:

- Gli alimenti erano naturali, non trattati e biologici (non contenevano zucchero eccetto un tocco di miele o di sciroppo d'acero).
- Le persone consumavano cibo proveniente dal loro stesso ambiente nativo. In altre parole, mangiavano cibo locale e di stagione.
- Molte delle culture mangiavano latticini non pastorizzati, e tutte quante mangiavano cibi fermentati come natto, kimchi o kefir.
- Una parte del cibo consumato da queste persone era crudo.
- Tutte le culture consumavano prodotti animali, inclusi grassi animali e, spesso, burro intero e carne di organi.
- La dieta aborigena, inoltre, conteneva più acidi grassi Omega3 delle moderne diete, e meno acidi grassi Omega6. Una dieta che comprende una quantità minima di Omega3

e una quantità sproporzionata di Omega6 derivati da oli vegetali (in gran parte usati oggi), è disastrosa.

## Esposizione a fitofarmaci, pesticidi e diserbanti

È stato inoltre dimostrato, negli studi sugli animali, che l'esposizione a fitofarmaci, pesticidi e diserbanti è collegabile alla scoliosi. Si sospetta che questa esposizione possa provocare anche la scoliosi negli esseri umani, un sospetto che naturalmente deve essere confermato da una ricerca scientifica.

Fino ad ora, le ricerche condotte sugli animali riguardo la scoliosi, le sostanze chimiche, i pesticidi e i diserbanti ha portato alle seguenti conclusioni:

- Il kepone, un tipo di pesticida, causa la scoliosi nei pesci
- L'esposizione ai pesticidi può causare una curvatura della spina dorsale dei girini
- Il diquat, un diserbante acquatico, può causare scoliosi e altri disturbi nel feto dell'anatra
- Forti dosi di ibutidile fumarato, un farmaco antiaritmico, può causare la scoliosi nel ratto

Come si fa a evitare questi pericoli?

La decisione di consumare alimenti da agricoltura biologica anziché quelli provenienti da agricoltura industriale è una scelta personale; avrai notato come molti supermercati oggi abbiano un reparto di alimenti biologici. Vi sono diverse prove che dimostrano come l'esposizione ad agenti chimici nella vita di tutti i giorni possa aumentare i rischi per la salute. Questo è importante soprattutto per i bambini che stanno sviluppando degli organi e una spina dorsale che dovranno funzionare bene per tutta la vita. Per via dei loro piccoli corpi, il metabolismo veloce, e la poca varietà nella dieta, neonati e bambini sono più vulnerabili a problemi di salute e dello sviluppo. Riducendo l'esposizione tossica, i prodotti biologici possono aiutarci a crescere i nostri figli forti e in salute.

## Cosa c'è di sbagliato nell'alimentazione politicamente corretta

Per cominciare, l'alimentazione "politicamente corretta" non è basata su prove scientifiche. Anzi, fa promesse che non può mantenere, come:

### Mito: "Evitare grassi saturi

I grassi saturi svolgono ruoli molto importanti all'interno del nostro corpo. Forniscono integrità alla membrana cellulare, promuovono il consumo da parte del corpo di acidi grassi essenziali, potenziano il sistema immunitario, proteggono il fegato e contribuiscono a formare ossa forti; polmoni e reni non sono in grado di lavorare senza di essi. I grassi saturi non causano patologie cardiache, anzi, sono il cibo preferito dal cuore. Poiché il tuo corpo ha bisogno di grassi saturi, quando non ce ne sono abbastanza nella dieta, esso li estrae da carboidrati e da proteine in eccesso.

### Mito: "Limitare il colesterolo"

Il colesterolo dietetico contribuisce al rafforzamento delle pareti intestinali e aiuta neonati e bambini a sviluppare un cervello e un sistema nervoso in salute. Gli alimenti contenenti colesterolo contribuiscono inoltre a fornire altri importanti nutrienti. Solo il colesterolo ossidato, che si trova principalmente in latte e uova in polvere, e uova sode, contribuisce alle malattie cardiache.

### Mito: "Evitare la carne rossa"

La carne rossa è una ricca fonte di elementi nutritivi che proteggono il cuore e il sistema nervoso. Questi elementi includono le vitamine B6 e B12, zinco, fosforo, carnitina e il coenzima Q10.

### Mito: "Ridurre il consumo di uova"

Le uova sono l'alimento naturale per eccellenza, forniscono ottime proteine, una vasta gamma di vitamine, e importanti acidi grassi che contribuiscono alla salute del cervello e del sistema nervoso. Quando gli americani mangiavano più uova, soffrivano meno di patologie cardiache. Nei test sugli animali, i sostituti delle uova causano una morte rapida delle cavie.

## Mito: Mangiare carni magre e bere latte scremato"

Le carni magre e il latte scremato sono privi di quelle vitamine liposolubili necessarie per assimilare proteine e minerali dal latte e dalla carne. Il consumo di alimenti a basso contenuto di grassi può portare a una deplezione delle riserve di vitamina A e D.

## Mito: "Mangiare 6-11 porzioni di cereali integrali al giorno"

Molti prodotti a base di cereali sono ricavati dalla farina bianca, che è priva di elementi nutritivi. Gli additivi della farina bianca possono causare carenze vitaminiche. I prodotti ricavati dalla farina integrale, invece, se non preparati a dovere, possono causare carenze di minerali e problemi intestinali.

## Mito: "Ridurre il sale"

Il sale è cruciale nella digestione e nell'assimilazione. Il sale è anche necessario per lo sviluppo e il funzionamento del sistema nervoso.

## Mito: "Limitare il consumo di grassi al 30% delle calorie"

Consumare un quantitativo di grassi pari solamente al 30% delle calorie ingerite per molti non è sufficiente, comporta un abbassamento dei livelli di zucchero nel sangue, e provoca spossatezza. In origine, le diete tradizionali contenevano grassi saturi per il 30-80% delle calorie complessive, molti dei quali di origine animale.

La morale della favola è che non tutti i grassi fanno male; anzi, alcuni sono essenziali per la salute. Conoscendo la tua Tipologia Metabolica®, puoi sapere esattamente quanti grassi hai bisogno di assumere e in che proporzione rispetto a proteine e carboidrati.

## La dieta dei nostri antenati

Comparando le abitudini alimentari delle persone nei secoli passati, è chiaro che gli alimenti che consumiamo oggigiorno sono diversi da quelli che erano consumati dai nostri antenati. La dieta è cambiata a tal punto che il nostro corpo riconosce a stento il cibo che ingeriamo, il che è il motivo principale per cui oggi siamo soggetti a così tante patologie degenerative.

Prendete ad esempio il diabete, l'epidemia dei nostri giorni. La dieta dei nostri antenati conteneva quantità molto piccole di zucchero e di amidi raffinati, mentre la dieta moderna ne è stracarica. Il nostro corpo reagisce a queste sostanze chimiche estranee in maniera anomala, causando infiammazione, obesità, e diabete (che è un vero e proprio effetto collaterale dell'obesità per molti).

## Storie personali: Un'atleta che vive con la scoliosi

"Per quanto possa ricordare, ho sempre sofferto di dolore lombare. Un dolore che sopraggiungeva ogni volta che facevo una qualunque attività fisica come pulire casa, fare sport, ecc. E, in rare occasioni, soffrivo anche quando non facevo nulla. Nell'ottobre del 2007, cominciai a notare che, durante l'attività fisica, non solo la parte inferiore della mia schiena, ma anche quella mediana aveva cominciato a farmi male. Poi, da gennaio 2008, il dolore alla schiena sotto sforzo fisico aumentò. Fu molto doloroso. Da quel momento in poi, il dolore alla schiena aumentò ulteriormente. Cercai di rimanere attiva, anche se era molto difficile. La parte mediana della schiena cominciava a darmi fastidio quando stavo seduta per studiare, guardare la televisione, e perfino per mangiare. Arrivai al punto di prendere antidolorifici per riuscire a dormire la notte. La schiena mi faceva continuamente male. A metà di febbraio, capii che il dolore non sarebbe sparito da solo, e che probabilmente avevo qualcosa che non andava; così, decisi di far visita al Dottor Kevin. Lui mi disse di sottopormi a una radiografia. Nella visita successiva, il Dottor Kevin mi mostrò le lastre in cui vidi la mia colonna vertebrale visibilmente incurvata. Sono una persona giovane, in forma, in salute e attiva e  mi infortuno molto raramente; quindi ,in qualche modo, mi consideravo invincibile da questo punto di vista. Vedere in che condizioni fosse la mia colonna vertebrale fu per me una forte presa di coscienza. Ho sempre cercato di avere molta cura del mio corpo, per questo mi sentivo delusa per aver lasciato che mi accadesse qualcosa del genere. Se fossi potuta tornare indietro, avrei fatto qualcosa prima per il mio dolore, e sono sicura che adesso non sarei in queste condizioni.

Durante i tre mesi di corso per alleviare il mio dolore, il Dottor Kevin mi fece compilare un questionario per determinare a quale Tipo Metabolico appartenessi. Risultai essere di tipo Proteico a ossidazione veloce. Il Dottor Kevin mi consigliò un nuovo regime dietetico con più grassi e proteine di quelle che normalmente assumevo. All'inizio, ero scettica riguardo il programma del Dottor Lau, per via della presenza di grassi all'interno della dieta. Poi, volli fare una prova. Dopo aver seguito la nuova dieta per circa quattro settimane, cominciai a sentirne veramente i benefici. Il mio livello di energia aumentò e il dolore alla schiena scomparve. Adesso riesco a dormire tutta la notte senza svegliarmi, e non sento più il bisogno compulsivo di mangiare cioccolata o torte. Mi sento benissimo e ho perso 3 Kg senza nessuno sforzo."

Le cose che ho imparato sono:

- NON bisogna avere paura dei chiropratici perché NON fanno del male
- Il dolore alla schiena NON è qualcosa di normale
- Alcuni grassi NON fanno male
- Le cose devono essere fatte per tempo. Avrei dovuto occuparmi molto prima di questo mio problema

— *Isla W. (24 anni)*

# Parte 2

## Un programma nutrizionale per la salute e la scoliosi

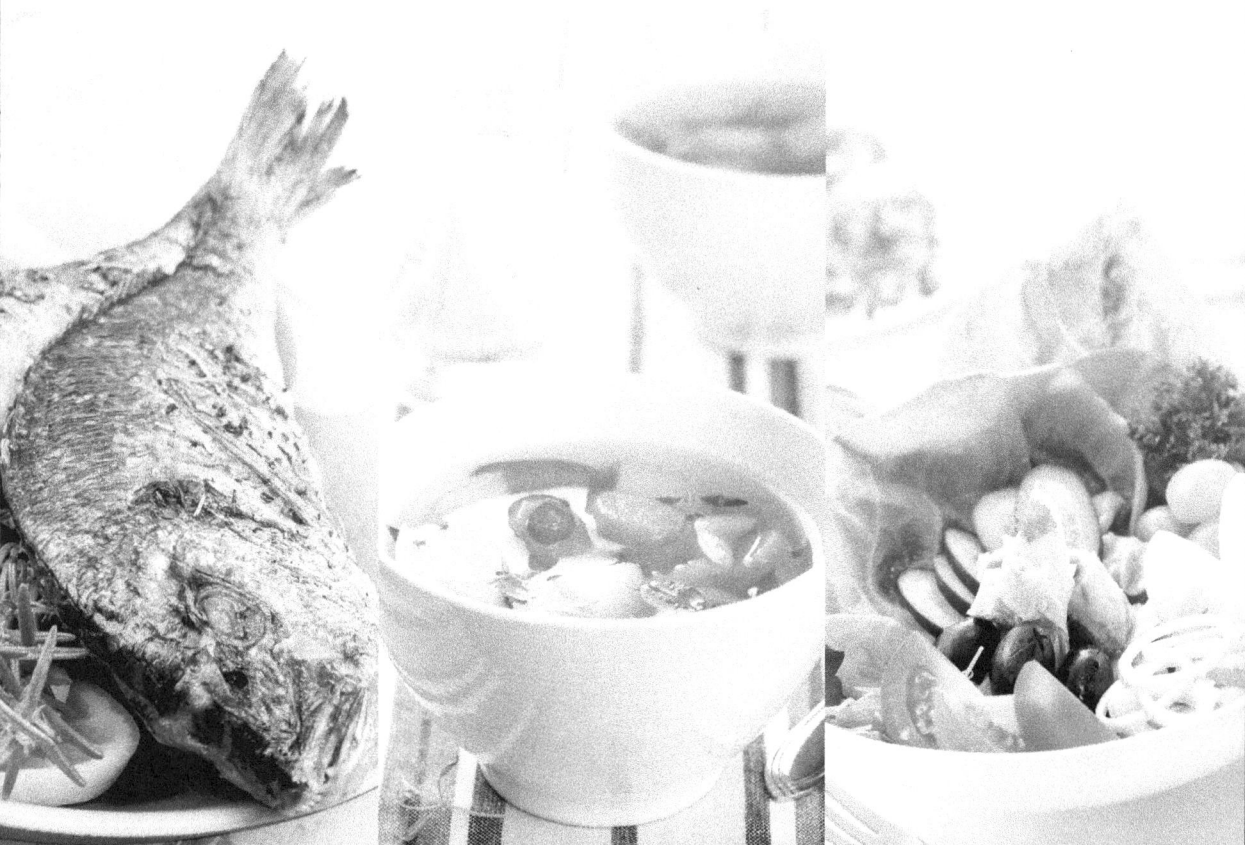

CAPITOLO 6

# Qual è il rapporto tra alimentazione e scoliosi?

*Le persone devono mangiare per vivere, non vivere per mangiare.*

— *Moliere*

Qui vorrei esprimere un pensiero molto significativo. Se il cerotto (intendo la cura più veloce e improvvisata) per la carie consiste nello spazzolare bene i denti e passarci il filo interdentale, per la scoliosi questo cerotto è rappresentato dal busto ortopedico.

Farsi otturare o devitalizzare un dente ha le stesse conseguenze che la chirurgia ha per la scoliosi e ciò è chiaramente illustrato nella ricerca del dottor Price. Nel volume *Nutrition and Phisical Degeneration*, il Dottor Price ha catalogato e documentato come le tribù aborigene sottoposte alla propria dieta tradizionale avessero sempre denti perfetti, e fossero privi di carie al 100%. Inoltre, erano anche privi di patologie croniche di cuore, polmoni, reni, fegato, articolazioni e pelle. Tutto ciò senza usufruire di spazzolini da denti, dentifricio, filo interdentale, otturazioni o devitalizzazioni; una cosa molto considerevole per l'epoca, un miracolo se avvenisse oggigiorno!

Sapete, invece, cos'è successo nel momento in cui zucchero raffinato e farina bianca furono introdotti gradualmente? Il dottor Price ha fatto una prova e il risultato è stato un rapido deterioramento della loro perfetta dentatura!

Quindi, se spazzolare i denti e usare il filo interdentale (il mantra dei moderni dentisti per avere denti sani) è importante per la salute dei denti, non meno importante è un fattore fondamentale come il cibo che s'ingerisce.

Il problema vero è l'alimentazione. I nativi che il dottor Price ha studiato non soffrivano di carie, gengive infiammate o di altre patologie degenerative semplicemente perché avevano uno spazzolino da denti migliore di quello che utilizziamo nella società moderna, e cioè consumavano ciò per cui la natura li aveva predisposti.

## Dieci consigli nutrizionali per una salute e una colonna vertebrale migliori

Il busto correttivo e la chirurgia, come detto prima, sono utili solo fino a un certo punto, ma non bisogna dimenticare che, alla fine, sono solo opzioni-cerotto. Per una salute vera e duratura bisogna cominciare dall'inizio, il che significa ripulire la tua alimentazione da ora. I capitoli seguenti ti spiegheranno più dettagliatamente questi consigli.

**Consiglio 1:** Mangia ciò che mangiavano i tuoi antenati o quello che è concepito per il tuo corpo, secondo la tua Tipologia Metabolica.

**Consiglio 2:** Consuma cibi vari e freschi e alimenti integrali deperibili, ma mangiali prima che deperiscano.

**Consiglio 3:** Adotta una dieta ricca di elementi nutritivi per far in modo che ogni boccone abbia il suo peso. Evita i cibi trattati che tendono a essere stracarichi di zucchero, acqua, grasso, farina, amido, coloranti artificiali e aromi.

**Consiglio 4:** Consuma una vasta gamma di frutta e verdura fresca, preferibilmente biologica, in insalate o zuppe o al vapore.

**Consiglio 5:** Bevi acqua di sorgente o filtrata come fonte principale di liquidi. Limita le bevande gassate e i succhi di frutta trattati per via dell'alto contenuto di zucchero.

**Consiglio 6:** Consuma cibi fermentati tradizionali, una fonte naturale di batteri probiotici, per ottimizzare la digestione.

**Consiglio 7:** Prepara una polpa di carne dalle ossa o dalle articolazioni di pollo, agnello o pesce e mettila in zuppe e salse a piacere.

**Consiglio 8:** Consuma cereali integrali e frutta a guscio preparati in diversi modi, inzuppati, germogliati o fermentati, per iniziare a neutralizzare l'acido fitico e altri fattori antinutritzionali. Riduci o evita zuccheri e carboidrati raffinati, limita l'apporto di tutti i carboidrati trattati, contenuti solitamente negli alimenti trattati.

**Consiglio 9:** Consuma solo olio e grassi sani che comprendono olio extra vergine d'oliva, burro e grassi da fonte vegetale, come noci, semi, avocado e noci di cocco. Il grasso animale proveniente da allevamento biologico è un eccellente risorsa di grassi sani.

**Consiglio 10:** Minimizza il consumo di oli vegetali altamente raffinati. Evita tutti i cibi che contengono oli vegetali parzialmente idrogenati e grassi trans.

## Studi su alimentazione e scoliosi

Che tu ci creda o no, la scoliosi è stata indotta in vari animali attraverso squilibri e mancanze nutrizionali. Come già citato in precedenza, si ritiene che molti degli squilibri nutrizionali collegati alla scoliosi negli animali, come carenze di manganese, vitamina B6 e rame, siano la causa potenziale dell'osteoporosi anche negli esseri umani.

Ricerche fatte in passato mostrano un forte legame tra la scoliosi e l'osteoporosi. Questo porta al quesito: L'alimentazione e le carenze nutrizionali possono avere un ruolo nell'insorgenza della scoliosi negli esseri umani?

La risposta è: *Sembra* molto probabile.

Ecco alcuni degli studi sugli squilibri nutrizionali e sulle anomalie che si ritiene siano la causa della scoliosi negli animali e negli esseri umani:

- Nei polli soggetti a scoliosi, l'incidenza e la gravità della scoliosi diminuiva incrementando l'apporto di rame nella dieta dei volatili. Successivamente, in uno studio clinico sugli esseri umani, si è scoperto che le adolescenti che soffrivano di scoliosi avevano alti livelli di rame depositato sui capelli. Questo ha portato gli autori a ritenere che il rame all'interno della dieta possa giocare un ruolo attivo nella scoliosi idiopatica.[47]

- In uno studio simile sull'incidenza della scoliosi nei polli, le carenze di vitamina B6, manganese o rame hanno causato un aumento della scoliosi nella maggior parte dei volatili.[48]

- Le trote arcobaleno sottoposte a una dieta priva di acido ascorbico sviluppavano la scoliosi.[49]

- I pescegatti sottoposti a una dieta priva di vitamina C sviluppavano malformazioni scheletriche.[50]

- I ratti sottoposti a una dieta priva di vitamina E sviluppavano la cifoscoliosi.[51]

- I salmoni sottoposti a una dieta carente di vitamina C sviluppavano la scoliosi.[52]

- Le trote sottoposte a una dieta con eccesso di leucina (un aminoacido) sviluppavano la scoliosi.[53]

- In uno studio sulla scoliosi negli esseri umani, i livelli di calcio nei muscoli dei soggetti affetti da scoliosi idiopatica erano maggiori rispetto a quelli nei soggetti affetti da altri tipi di scoliosi o nei soggetti di controllo con una normale muscolatura. Gli autori ritengono che i difetti neuromuscolari collegati al calcio possano costituire un fattore importante nella formazione della scoliosi idiopatica.

- Alcuni ricercatori di Hong Kong hanno affermato che "Un apporto inadeguato di calcio e di esercizio fisico a carico naturale sono associati in maniera significativa a una bassa massa scheletrica nella SIA (Scoliosi Idiopatica Adolescenziale) delle ragazze durante il periodo prepuberale. L'importanza di prevenire l'osteopenia generalizzata per il controllo della progressione della SIA durante l'età prepuberale giustifica ulteriori studi"[54]

- Un'altra ricerca si è concentrata sull'importanza del numero di nutrienti come vitamina C, vitamina K, carnitina, coenzima Q10, guclosammina, magnesio e silicio nello sviluppo della scoliosi negli esseri umani.[55]

Il Dottor Paul Harrington, rinomato esperto mondiale di chirurgia ortopedica, suggerisce che carenze nutrizionali associate a influenze ormonali durante gli anni in cui le ragazze, crescendo rapidamente, sono più vulnerabili, può essere la causa del processo scoliotico. Harrington afferma che, "durante la crescita, un apporto bilanciato di proteine e vitamina C è essenziale per supportare il collagene naturale del corpo."

Generalmente, i pazienti affetti da scoliosi idiopatica hanno carenze di manganese che, assieme a livelli ridotti di acido ialuronico, possono condurre allo sviluppo di elongazioni del torso.

È stato dimostrato che le carenze marginali di manganese, zinco, rame e piridossina influenzano la comparsa e la gravità della scoliosi idiopatica. La frequenza più alta di scoliosi idiopatica si verifica nel periodo di rapida crescita del corpo, correlata all'incremento del bisogno di queste sostanze. Il manganese è essenziale per un normale metabolismo dei proteoglicani. La mancanza di zinco comporta un difetto nella formazione del collagene.

Un recente studio condotto dai ricercatori di Washington D.C. ha mostrato quanto sia logico classificare l'alimentazione come fattore determinante della scoliosi negli esseri umani. Uno studio condotto in parte riesaminando tutte le ricerche in cui l'alimentazione svolge un ruolo importante nello sviluppo delle malattie. Alla fine dello studio, gli autori hanno concluso che, "Abbiamo la prova che una scarsa alimentazione può giocare un ruolo fondamentale nell'eziologia della scoliosi idiopatica. Questa possibilità dovrebbe essere esaminata in maniera più approfondita negli esseri umani."[56]

Gli studi provano, oltre ogni dubbio, che la scoliosi può essere il risultato di squilibri nutrizionali. Perché i ricercatori non hanno creato anche una "pozione magica" per curare la scoliosi? Riescono solamente a sintetizzare integratori nella remota speranza di riuscire a coprire quelle mancanze presenti nell'alimentazione delle persone.

Gli aborigeni studiati dal Dottor Price non avevano bisogno di integratori, poiché la loro dieta li forniva di ciò di cui il loro corpo aveva bisogno per prevenire l'insorgere della scoliosi e anche per tenere lontane altre malattie che invece affliggono la società moderna. La loro alimentazione conteneva un alto apporto di elementi nutritivi ottimi per la crescita e lo sviluppo; inoltre, il consumo di cibi tradizionali favoriva la crescita di batteri benefici nell'apparato digerente, oltre a prevenire molti dei problemi che oggigiorno affliggono tante persone.

## La tua salute è come un albero

Ciò che manca in questa ricerca è la consapevolezza che il trattamento per la scoliosi non si limita solamente a integrare il giusto apporto di elementi nutritivi attraverso una sana alimentazione, secondo la propria tipologia genetica. Esso implica anche l'avere una buona digestione, così da non causare nessuna carenza nutrizionale come quelle riportate in dettaglio dal Dottor Price. Una flora batterica intestinale in salute fornisce l'85% della nostra protezione globale contro le malattie. Queste due cose, buon cibo e buona digestione, vanno di pari passo.

Lascia che ti spieghi questo concetto usando l'analogia di un albero. Immagina che la tua colonna vertebrale sia il tronco, e che l'apparato digerente rappresenti le radici. Sappiamo che per crescere bene e in salute, un albero ha bisogno dei giusti elementi nutritivi che trova nel terreno, nella luce solare, nell'acqua e nell'aria pulite.

Anche una persona quando cresce ha bisogno di elementi nutritivi che ricava dal cibo, dal sole, e da altri fattori che permettono alla propria colonna vertebrale di crescere forte e in salute. Quello che molti dimenticano è che anche se l'albero possiede tutti i fattori e gli elementi nutritivi necessari per essere in salute, se le radici sono danneggiate, la sua normale capacità di crescere è compromessa. A tua volta, se la tua capacità di digerire e assimilare gli alimenti è compromessa, lo saranno anche la tua salute e la tua colonna vertebrale. Non è solo il modo in cui mangi, ma anche il modo in cui digerisci, a determinare la tua salute.

Spiego spesso ai miei pazienti che ci sono due fasi della cura: Mangiare correttamente secondo la propria Tipologia Metabolica® e digerire correttamente. Ciò che ho osservato con i miei pazienti affetti da scoliosi è che, generalmente, tendono a essere estremamente magri, e che hanno anche la capacità di mangiare continuamente senza mettere su peso. Queste persone hanno bisogno di essere ricostituite dall'interno, poiché i loro corpi non sono in grado di digerire e assorbire ciò che viene consumato. I progressi fatti da questi pazienti sono a dir poco notevoli anche dopo pochi mesi di correzione alimentare, correzione che permette loro di risolvere ogni problema digestivo.

Ho usato la parola "correzione" perché ciò che propongo non è qualcosa di davvero radicale. Propongo soluzioni pratiche e alla mano, ma che sono impostate in modo da incontrare i bisogni individuali di ogni persona per uno sviluppo ottimale della colonna vertebrale. La varietà di cibo corretta, in fin dei conti, migliora l'umore e scatena anche un senso di benessere generale.

## La buona digestione è un prerequisito per la salute della colonna vertebrale

Chi pratica la medicina alternativa lo ha sempre saputo; i medici, tuttavia, hanno cominciato solo adesso a dimostrarlo: la salute delle ossa è collegata alla salute dell'apparato digerente.

Uno studio pubblicato dalla rivista Cell, del Dottor Gerard Karsenty, presidente del *Department of Genetics* and Development alla *Columbia University College of Phisicians and Surgeons*, ha evidenziato che circa il 95% della serotonina, un neurotrasmettitore in grado di controllare la formazione delle ossa, è prodotto nell'apparato digerente, mentre solo il restante 5% è prodotto dal cervello. Fino ad ora si pensava che l'apparato scheletrico controllasse la formazione delle ossa, e che la serotonina fosse un neurotrasmettitore in grado di agire solo nel cervello.[57]

Tuttavia, la relazione tra la formazione delle ossa e la serotonina (la sostanza chimica della "felicità", capace di alleviare la depressione attraverso la propria attività nel cervello) è inversa: Meno serotonina c'è nel nostro apparato digerente, più denso e più forte è l'apparato scheletrico. Anche l'opposto è possibile: Più è alto il livello di serotonina, più le ossa diventano fragili. In casi estremi, ciò che ne risulta sono disturbi dell'apparato scheletrico, come osteoporosi e scoliosi. Può una scarsa digestione e una mancanza di batteri probiotici essere la causa di un minore assorbimento della serotonina da parte del corpo? Sembra molto probabile.

Il Dottor Karsenty afferma: "Questo studio dimostra, con molta meraviglia da parte nostra, che la formazione delle ossa è regolata in modo considerevole dall'apparato digestivo!"

Pian piano, la medicina convenzionale sta raggiungendo il pensiero della medicina naturale riguardo al collegamento tra alimentazione, salute dell'apparato intestinale e sviluppo dell'apparato scheletrico.

## Ricorda, non tutti i batteri sono cattivi

La morale della favola è che anche consumando gli alimenti adatti alla tua Tipologia Metabolica® e genetica e assumendo il giusto apporto di integratori, devi fare in modo che il tuo corpo ne assorba gli elementi nutritivi. In altre parole, solo perché un alimento scivola giù per il tuo esofago, non vuol dire che i suoi elementi nutritivi finiscano nelle tue cellule. Prima di tutto, la digestione deve preparare il cibo, in modo da renderlo capace di penetrare le pareti del tuo intestino. Ma se il cibo non contiene gli acidi, i batteri e gli enzimi adatti, non sarà digerito e quindi non verrà assorbito correttamente, causando malnutrizione e rendendo il tuo corpo campo fertile per lo sviluppo di patologie degenerative.

I ricercatori hanno recentemente dimostrato che il tipo di batteri che si trovano all'interno del tuo apparato digerente influiscono sull'efficienza (o inefficienza) del processo di assimilazione il cibo. Ancora più impressionante è la prova che le cause nutrizionali di molte patologie sono riconducibili a uno squilibrio di questi batteri, un problema facilmente risolvibile mangiando in base alla tua Tipologia Metabolica®, ingerendo probiotici di alta qualità e integrando alimenti fermentati nella tua dieta.

Gli studi del Dottor Price sono in accordo con quelli del Dottor Francis Marion Pottenger, un medico autore del libro *Pottenger's Cats*. A seguito dei suoi esperimenti, consistenti nella somministrazione di cibo a più di 900 gatti per oltre 10 anni, il Dottor Pottenger dimostrò che l'assunzione di latte pastorizzato e di carni cotte causava la rapida insorgenza di patologie e malformazioni corporee nei gatti. Il Dottor Pottenger scoprì che solo una dieta contenente latte e carni crude garantiva loro una salute ottimale: Una struttura ossea resistente e densa, ampi palati con molto spazio per i denti, pelo lucente, nessun tipo di parassita o di malattia, mansuetudine e facilità nella riproduzione.

Le osservazioni cliniche del Dottor Pottenger suggeriscono che un processo simile avvenga anche negli esseri umani. Il risvolto per la società occidentale, ossessionata com'è dai suoi cibi convenienti, ad alto contenuto di zucchero e a basso contenuto di grassi, è profondo. Basandosi sui suoi studi, il Dottor Pottenger ha affermato che, "l'alimentazione diventa uno degli elementi più importanti nella medicina preventiva".

In altre parole, a prescindere dal processo patologico che si sta studiando, esiste chiaramente la connessione tra una scarsa alimentazione e le malattie, inclusa la scoliosi, sia negli studi che nelle osservazioni cliniche che ho svolto su centinaia di pazienti.

## Storia personale: Curarsi in maniera autonoma

"Scoprii di avere una curvatura nella colonna vertebrale per la prima volta otto anni fa, mentre svolgevo alcune sedute di massaggi. La massaggiatrice ne tracciò la curvatura col dito. Pensai che fosse una malformazione con la quale ero nata e non vi prestai più attenzione, dato che non mi procurava dolore, anche se fino a pochi anni prima avevo sofferto di irrigidimento muscolare nelle spalle e di cali di energia.

Alcuni mesi fa cominciai a chiedermi se i miei sintomi potessero essere ricollegabili alla mia scoliosi. Il Dottor Lau mi fece una valutazione visiva e mi sottopose a radiografia, la quale confermò la presenza di una scoliosi a forma di "C" tendente a destra di 43 gradi che partiva dal collo e finiva nella parte mediana della schiena. Il programma di correzione della scoliosi del Dottor Lau mi insegnò come svolgere alcuni esercizi per flettere e rafforzare la muscolatura vertebrale. Inoltre, durante ogni sessione, il trattamento prevedeva esercizi e terapie di decompressione.

Oltre agli esercizi di allenamento e alla manipolazione vertebrale, il Dottor Kevin evidenzia l'importanza di fornire a muscoli, articolazioni e ossa gli elementi nutritivi necessari per migliorare le proprie condizioni. Incoraggia anche a sbarazzarsi di tutti quegli organismi non necessari al nostro corpo (i batteri cattivi) e a produrre probiotici per incrementare le funzionalità dell'apparato digestivo. Aumentando il numero di probiotici nell'apparato digestivo, le nostre cellule sono in grado di assorbire più sostanze nutritive dal cibo che assumiamo, migliorando la nostra salute.

Dopo sei mesi, le radiografie dei primi pazienti furono molto incoraggianti. Tutti i pazienti sottoposti alle cure del Dottor Lau avevano subito riscontrato una riduzione della curvatura. Ci fu una ragazza di quindici anni che passò da 45 a 28 gradi e una donna di 70 anni che passò dai 16 ai 4 gradi. Anche la curvatura della mia colonna vertebrale è migliorata, di dieci gradi, passando da 43 a 33 gradi e adesso mi sento molto più tranquilla. Il Dottor Kevin Lau ha proprio una passione per la cura dei propri pazienti."

— *June T. (34 anni)*

CAPITOLO 7

# Introduzione agli alimenti fermentati

*Tutte le malattie iniziano nell'intestino*

*— Ippocrate (460-370 A.C.)*

**Sapevi che...**

- In tutte le diete tradizionali sono presenti bevande e alimenti a fermentazione lattica da consumare giornalmente, in modo da aiutare l'apparato digestivo a rimanere equilibrato
- Il processo di fermentazione aumenta il valore nutrizionale del cibo che mangiamo e lo rende più facile da digerire
- Gli alimenti fermentati colonizzano l'apparato digerente con batteri benefici che facilitano l'assunzione di cibo a chi soffre di scoliosi
- Gli alimenti fermentati sono molto più economici rispetto ai probiotici, e contengono batteri amici in quantità maggiori rispetto a qualunque pillola o integratore
- Le verdure fermentate sono ottime per controllare il forte desiderio di zuccheri
- Gli alimenti fermentati sono una grande fonte di amminoacidi, vitamine e minerali
- In ultimo, ma non meno importante, gli alimenti fermentati uccidono l'*helicobacterpylori*(batterio che causa l'ulcera) e altri batteri patogeni

Anche se il termine "fermentato" suona vagamente sgradevole, il risultato delle antiche tecniche di preparazione e conservazione, che coinvolge la scomposizione di carboidrati e proteine per mezzo di microorganismi come batteri, lieviti e muffe, è veramente delizioso. Questi alimenti vengono consumati da migliaia di anni, ma non ne abbiamo mai avuto tanto bisogno quanto oggigiorno.

I marinai olandesi, quando intraprendevano lunghi viaggi, erano soliti portare con sé dei crauti (cavolo fermentato), per prevenire lo scorbuto. Per secoli, i cinesi hanno consumato cavolo coltivato durante i lunghi mesi invernali per assicurarsi una scorta di verdure per tutto il periodo freddo. Il *kefir*, ottenuto dalla fermentazione del latte originario del Tibet (sulla catena del Caucaso) e il natto, proveniente dal Giappone, sono bevande consumate da alcune delle più longeve popolazioni al mondo. Una coincidenza? Non penso proprio.

Alcuni di questi alimenti sono talmente nutrienti da essere oramai considerati "funzionali", poiché promuovono la crescita di batteri intestinali benefici, aiutano la digestione, supportano il sistema immunitario, producono vitamine B (inclusa la vitamina B12), K, enzimi digestivi e acido lattico, oltre ad altre sostanze immunitarie che respingono batteri pericolosi e cellule tumorali dal nostro corpo.

## Diventare proattivo grazie ai probiotici

Ci crederesti che alcuni studi recenti condotti da un gruppo di ricercatori finlandesi dimostrano che il tipo di batteri presenti nell'intestino del neonato possono determinare il rischio di essere obesi o in sovrappeso da adulti?

Dopo aver analizzato i campioni fecali di 49 neonati, 25 dei quali erano in sovrappeso o obesi all'età di 7 anni, hanno scoperto che i bambini con un alto numero di bifidobatteri e un basso numero di stafilococchi aurei sembrano essere protetti dall'eccesso di accumulo di peso.

Hanno scoperto, inoltre, che i bambini allattati hanno un minor rischio di diventare obesi poiché nei loro intestini i bifidobatteri si riproducono più velocemente.

*Fonte: American Journal of Clinical Nutrition*
*Marzo 2008, Vol.87, No. 3, 534-538*

## La fermentazione tradizionale non si trova al supermercato

Le parole chiave che dovete cercare con attenzione sulle etichette, se volete ottenere tutti i benefici degli alimenti fermentati, è "fermentazione lattica naturale", poiché non tutti i condimenti che si trovano al supermercato sono creati nello stesso modo.

La fermentazione non è un processo tecnico, è più un arte che una scienza, e per questo motivo le tecniche di confezionamento industriali si servono di altri processi più tecnici, ripetibili meccanicamente. Tecnicamente, qualunque cosa si trovi in "salamoia" è fermentata, ma le somiglianze finiscono qui, perché ogni tipo di cibo fermentato richiede requisiti specifici e possiede un metodo di produzione unico.

La refrigerazione, la pastorizzazione ad alte temperature, e il PH acido dell'aceto rallentano o alterano il funzionamento dei processi enzimatici.

Per esempio, se lasci un barattolo di cetriolini a temperatura ambiente sul tavolo della cucina, il gas prodotto dai batteri all'interno del recipiente potrebbe farne saltare il tappo e causarne l'esplosione. Riesci a immaginare cosa accadrebbe se ciò accadesse sugli scaffali dei supermercati? Questo è il motivo per cui tutti i cetriolini a "temperatura ambiente" devono essere pastorizzati e per cui mancano di batteri benefici al loro interno.

Rimarresti sorpreso dal sapere che le nostre diete primitive e tradizionali contenevano un alto tasso di enzimi e batteri benefici, derivati da alimenti a fermentazione lattica, frutta, bevande, latticini, carne e condimenti. Quando sono messi a mollo, germogliati, o fermentati, i semi, i cereali e le noci neutralizzano fattori anti-nutrizionali come gli enzimi inibitori, i tannini e l'acido fitico.

Le persone affette da scoliosi hanno spesso delle carenze di vitamine e minerali, poiché l'uso che il loro corpo fa di questi elementi nutritivi dipende da un livello adeguato o meno di batteri probiotici nel tratto gastrointestinale. Quando nella dieta saranno inseriti alimenti fermentati, il tuo corpo comincerà presto a essere popolato da un numero sufficiente di questi necessari batteri.

Quattro anni fa, l'Organizzazione Mondiale della Sanità ha registrato che la popolazione giapponese, che fa largo uso di alimenti a base di soia fermentata, come nattoemiso insieme al te verde, zenzero e alghe oceaniche, è la più longeva nel mondo!

Nello stesso studio, una moderna popolazione come quella americana non è entrata neanche tra le prime venti posizioni. Questo può essere collegato al modo di mangiare e allo stile di vita sedentario degli americani?

Una tipica dieta occidentale moderna, come sappiamo, è principalmente composta da alimenti che sono un compromesso tra velocità, convenienza, alterazione genetica e trattamento. C'è forse da meravigliarsi se, poi, problemi come disturbi cardiaci, obesità, autismo e scoliosi aumentano in maniera costante?

La questione importante è che i cibi fermentati sono essenziali per la salute perché aiutano a normalizzare il colesterolo, a rafforzare l'apparato digerente e il sistema immunitario, e a combattere in maniera proattiva tutti i tipi di malattie, inclusa la scoliosi.

## Fermentazione nell'età contemporanea

Sfortunatamente, l'arte della produzione tramite fermentazione è andata perduta nel tempo. Per questo motivo utilizzo (e raccomando fortemente a tutti i miei pazienti) un sistema di colture starter di altissima qualità, integrando i batteri benefici negli alimenti consumati. All'inizio, queste colture starter non erano necessarie, poiché questi prodotti passavano di generazione in generazione, come il kefir in "grani" . Oggigiorno, è difficile procurarseli e l'arte della fermentazione è quasi estinta.

Tuttavia, da una "coltura starter", è possibile produrre facilmente verdure fermentate, yogurt, e anche panna acida (quella tradizionale, non il prodotto "impostore" che si trova sugli scaffali dei supermercati). Una "coltura starter" assicura che i tuoi alimenti fermentino producendo una varietà forte di batteri benefici. Le colture starter contengono batteri probiotici molto resistenti, che preservano i principali elementi nutritivi, vitamine e antiossidanti, mentre eliminano componenti tossici dal cibo distruggendo molti degli agenti patogeni nell'intestino.

Raccomando ai miei pazienti di provare e scegliere alcuni alimenti fermentati di loro gradimento per aggiungerli gradualmente nella loro dieta giornaliera.

Alcuni degli alimenti fermentati di cui discuteremo in questa sezione comprendono:

- *Kefir*
- Crauti
- *Kimchi*
- Natto

## Cos'è il kefir?

Il kefir, che letteralmente si traduce con "benessere", è un alimento fermentato ricco di enzimi e pieno di microrganismi che aiutano a bilanciare il tuo "ecosistema interiore" per mantenere la salute a livelli ottimali e rinforzare il sistema immunitario.

Il mondo della fermentazione lattica è senza dubbio affascinante. Praticamente, ogni cultura contiene alcuni tipi di bevande o alimenti fermentati che costituiscono una grande fonte di amminoacidi, vitamine e minerali. Questi producono sostanze che inibiscono batteri pericolosi come la salmonella. Possono sradicare l'H. Pylory, il batterio responsabile della maggior parte delle ulcere gastriche. Nei seguenti paragrafi, parlerò di alcuni dei fermenti che hanno acquisito maggiore visibilità negli ultimi anni. In fin dei conti, la fermentazione non è solo più economica ed efficace degli integratori probiotici, ma è anche molto più sana.

Il kefir è un fermento lattico. È considerato dai vegetariani la madre di tutti i fermenti lattici. Io considero i grani di kefir gioielli probiotici, e il prodotto fermentato ricavato una Gemma Probiotica. Questo punto di vista è condiviso da Jordan Rubin nel volume The Marker's Diet, che si affida al kefir e ad altre abitudini alimentari per curare dalla malattia di Crohn, una grave patologia intestinale.

Nel corso della storia, il kefir è stato puntualmente consumato nelle Montagne del Caucaso. La popolazione del Caucaso aveva una durata di vita che superava i 100 anni. La leggenda narra che fu il profeta Maometto a donare i grani di kefir a questi popoli, i quali li custodivano gelosamente per paura che potessero perdere la loro forza se qualcuno ne avesse rivelato la formula o li avesse regalati. Anche Marco Polo cita il kefir nel suo volume. Purtroppo, però, le proprietà magiche del kefir furono dimenticate per secoli, fino a che non fu utilizzato con successo nel trattamento di tubercolosi, di malattie intestinali e dello stomaco. I primi studi sul kefir furono pubblicati in Russia alla fine del diciannovesimo secolo.[58]

Tradizionalmente, il kefir (bevanda) è prodotto dalla fermentazione del latte con i grani di kefir. La parola "grani", però, è sbagliata, poiché si tratta più di piccoli cavolfiori che non hanno nulla a che fare col cereale. Sono una massa gelatinosa di proteine, grassi e polisaccaridi che si riproducono abbastanza velocemente nei latticini. Tuttavia, sono difficili da trovare poiché si passano da una persona all'altra.

Anche gli organismi variano da un gruppo di grani a un altro. Senza dubbio, questa coltura starter si distingue tra kefir di "ottima", "buona" e "media" qualità.

Sono disponibili in commercio degli starter in polvere che contengono 10-15 organismi, e kefir in bottiglia che ne contengono un massimo di dieci varietà (assieme a molto zucchero indesiderato). La maggior parte del kefir in bottiglia contiene solo batteri, poiché molti stati non permettono la vendita di bevande con lieviti vivi. Se si vuole consumare il kefir solamente per il suo valore probiotico, è necessario coltivarlo da sé . E' anche semplice preparare il formaggio dal kefir.

Il kefir ha una consistenza cremosa e un gusto leggermente pungente (acidulo), in base alla lunghezza della fermentazione. Di solito, il mio diventa denso come uno yogurt. Molti bevono il kefir dopo averlo sottoposto a coltura per 24 ore e averlo filtrato. Tuttavia, così facendo si perdono molti degli effetti benefici del kefir. Ad esempio, facendo maturare il kefir per altre 24 ore, il contenuto di acido folico aumenta del 116%.

Oltreal le note caratteristiche probiotiche, il kefir possiede altre proprietà curative. Una ricerca giapponese ha dimostrato che i ratti affetti da tumore, nutriti con grani di kefir, riportavano una riduzione della massa tumorale. Sono state dimostrate anche proprietà antinfiammatorie. Nel 2003, questa proprietà in particolare del kefir è stata studiata in maniera scientifica dal professor Jose M. Shneedorf e da altri ricercatori. Un'altra ricerca mostra che consumare kefir regolarmente riduce la pressione sanguigna, cura la costipazione, e controlla i livelli di glucosio nel sangue.

Il sapore aspro e dolce del kefir è simile a quello degli yogurt da bere, e contiene lieviti benefici e gli stessi batteri probiotici che si trovano negli yogurt. Se viene consumato regolarmente, i batteri probiotici e i lieviti si combinano in maniera simbiotica, aiutando ad equilibrare la flora intestinale e ad aumentare le difese immunitarie. Tra le altre caratteristiche benefiche, il kefir:

- Fornisce un supplemento nutritivo alle madri in gravidanza e in allattamento*
- Contribuisce a mantenere in forma il sistema immunitario
- Procura un effetto rilassante nel sistema nervoso e aiuta a riposare meglio

- Supporta il normale funzionamento del tuo tratto gastrointestinale, procura movimenti intestinali, e mantiene in forma l'apparato digerente (ed è utile dopo aver preso antibiotici per riequilibrare il tratto digestivo)
- Frena il desiderio di alimenti malsani nutrendo e bilanciando il tuo corpo

Anche se il kefir può essere ricavato da ogni tipo di latte, anche dal latte in polvere, esso si comporta come un piccolo grasso. Molti esperti raccomandano l'uso di latte fresco biologico (di mucca o di pecora) da allevamento a terra. Se non riesci a trovare latte biologico, cerca di procurarti latte che non contenga ormoni o antibiotici. Cosa più importante, evita latte ultra pastorizzato o in polvere, poiché è più dannoso per via della struttura delle proteine del latte, che ne rendono difficile la digeribilità. In ogni caso, i grani di kefir o le colture starter compiranno la loro magia con ogni tipo di latte.

Se sei intollerante al lattosio, non preoccuparti. Infatti, le prime 24 ore di fermentazione fanno in modo che circa il 50% del lattosio venga rimosso, poiché costituisce l'alimento base dei microrganismi. Far maturare il kefir, dopo averlo setacciato per altre 24 ore a temperatura ambiente o per diversi giorni nel frigorifero, rimuoverà quasi del tutto il lattosio.

Una piccola ricerca pubblicata nel maggio del 2003 sul *Journal of the American Dietetic Association* ha dimostrato che l'assunzione di kefir elimina, o almeno riduce drasticamente, i sintomi dell'intolleranza al lattosio, cosa avvenuta in 15 soggetti partecipanti all'esperimento. I ricercatori dell'Ohio State University hanno testato su questo gruppo kefir bianco e kefir al gusto di lamponi, yogurt bianco e yogurt al gusto di lamponi, e latte al 2% dopo un digiuno di 12 ore. I partecipanti hanno notato i sintomi da intolleranza al lattosio dopo aver consumato ognuno di questi alimenti. Dopo aver ingerito entrambi i tipi di kefir e di yogurt non hanno riportato nessun tipo di sintomo.

**Kefir vs. yogurt**

Anche se il kefir e lo yogurt sono entrambi prodotti del latte fermentato, essi contengono tipi diversi di batteri benefici. Lo yogurt contiene batteri benefici "transitori", che mantengono pulito l'apparato digestivo e che forniscono una fonte di cibo per la flora batterica residente. Il kefir, invece, aiuta a colonizzare il tratto gastrointestinale, una proprietà che lo yogurt non ha.

Inoltre, il kefir contiene vari tipi di batteri probiotici, che solitamente non si trovano negli yogurt: *Lactobacillus Caucasus*, *Leuconostoc*, specie di *Acetobacter* e di *Streptococcus*. Contiene anche lieviti benefici, come i saccaromiceti del kefir e i torula del kefir, che aiutano a equilibrare la flora intestinale penetrandone la mucosa. Così facendo, essi formano una barriera virtuale che pulisce e aiuta a rinforzare l'intestino.

I lieviti e i batteri del kefir forniscono un valore nutritivo superiore a quello dello yogurt, aiutandoti a digerire gli alimenti che consumi e mantenendo il colon pulito e in forma. Poiché la dimensione della cagliata del kefir è più piccola di quella dello yogurt, è anche più facile da digerire; questo lo rende un cibo particolarmente nutriente e adatto a bambini, anziani e a chi soffre di stanchezza cronica e disturbi digestivi.

## Lo sapevi che...

L'intestino di un adulto sano contiene in media da 1,5 a 2 chilogrammi di batteri? Fortunatamente, non tutti sono cattivi. Alcuni sono senza dubbio buoni e fanno bene alla nostra salute. Così bene che se il nostro intestino fosse sterilizzato totalmente, potremmo morire!

## Kefir: Una fabbrica di energia nutrizionale per le ossa

L'eccezionale valore nutritivo del kefir offre un elevato numero di benefici salutari a persone che soffrono di ogni tipo di malattie, in particolar modo a chi è affetto da scoliosi. Il kefir, oltre a contenere batteri benefici, contiene minerali e aminoacidi essenziali, che aiutano il corpo ad usufruire del proprio potere curativo e delle funzioni di mantenimento. Le proteine complesse nel kefir vengono parzialmente digerite e sono, di conseguenza, più facili da utilizzare per il corpo.

Il triptofano, che viene convertito in serotonina, la sostanza chimica che procura piacere nel cervello e che è contenuta abbondantemente nel kefir, è conosciuto per i suoi effetti rilassanti sul sistema nervoso e, più recentemente, per l'importanza nella formazione delle ossa. Fornisce, inoltre, un apporto considerevole di fosforo, calcio e magnesio, tutti elementi essenziali nella normale crescita e sviluppo dell'apparato muscolo scheletrico. Ad ogni modo, tutti coloro che soffrono di scoliosi avranno molti benefici introducendo il consumo di kefir nelle proprie abitudini alimentari.

## Prepara il kefir in casa

### Ingredienti:

- 50 grammi di kefir in grani o una coltura starter di kefir
- 500 ml di latte fresco

### Preparazione:

- Rimuovi i grani di kefir dallo starter in cui era precedentemente contenuto, usando un colino o uno scolapasta
- Scola i grani di kefir per rimuovere il kefir in eccesso. Non è necessario risciacquare (in caso puoi usare del latte fresco)
- Posiziona i grani di kefir in un barattolo di vetro o in una caraffa con del latte fresco. Cerca di mantenere il rapporto tra grani di kefir e latte su 1:10
- Mettilo da parte e lascialo a fermentare a temperatura ambiente per 24 ore o più.

Nota: il kefir di derivazione non lattica può essere fatto con acqua zuccherata, succo di frutta, latte di cocco, di riso o di soia. Tuttavia, i grani di kefir non fermentano in questi liquidi, quindi è meglio usare solo una parte della coltura o di grani di kefir per questo procedimento.

## Storia personale: Un padre scopre gli effetti benefici del kefir per la scoliosi

"Da quando le mie due figlie hanno cominciato a bere il latte di kefir, abbiamo notato uno straordinario miglioramento delle loro condizioni di salute generale. Prima, erano entrambe molto cagionevoli; la più piccola soffriva di asma e aveva alcune allergie, la seconda soffriva di scoliosi.

Sono assolutamente certo che da quando cominciarono a bere il kefir, non si sono più ammalate, eccetto un breve raffreddore della durata di un paio di giorni anziché di qualche settimana, come normalmente accade, con conseguenti visite all'ospedale e somministrazione di tutti i tipi di antibiotici e steroidi.

Dopo solo un mese dall'inizio del consumo di kefir, notammo un cambiamento immediato nelle nostre figlie. Ora, gli attacchi d'asma della più piccola sono diminuiti. Prima, eravamo abituati a portarla dal dottore almeno ogni due settimane. Adesso non ha un attacco d'asma da almeno 20 mesi!

Quando ripenso al passato, dopo aver letto gli effetti negativi derivanti dall'uso prolungato di antibiotici e di steroidi sul blog del dottor Lau, mi chiedo se la scoliosi di mia figlia ne fosse una diretta conseguenza. Dopo aver preso ogni tipo di farmaco, migliorava per non più di tre settimane, per poi sentirsi nuovamente male e cadere in un circolo vizioso senza sosta. Vedere che le mie figlie godono di una vita in salute è decisamente un sollievo, e tutto ciò grazie al latte di kefir. È proprio vero che la prevenzione è la migliore medicina; inoltre, una buona alimentazione è un'alternativa sana ed economica."

— *Edgar D. (46 anni)*

## Le verdure fermentate

Vorrei mostrarti adesso un altro "super" alimento che contribuirà in maniera decisiva a curare e ristabilire il tuo apparato digerente.

Le verdure crude fermentate sono in circolazione da migliaia di anni, ma non ne abbiamo mai avuto così bisogno come oggi. Sono alimenti ricchi di lattobacilli, enzimi e vitamine, ideali da accompagnare ogni pasto.

## I benefici delle verdure fermentate

Le verdure crude fermentate aiutano a ristabilire il tuo ecosistema interiore. Questi alimenti sono un'alternativa meno cara rispetto agli integratori probiotici.

- Migliorano la digestione
- Incrementano la longevità

Puoi immaginare i batteri probiotici delle verdure crude fermentate come piccole centrali energetiche di enzimi. Consumando queste verdure, sosterrai la tua riserva di enzimi, usandola per eliminare le tossine, ringiovanire le cellule e rinforzare il tuo sistema immunitario. Tutto ciò comporta un significativo allungamento della durata della vita e un incremento della salute. Inoltre:

- Tengono sotto controllo le "voglie"
- Sono ottime per le donne in gravidanza o allattamento
- Le verdure crude fermentate sono alcaline e purificanti

Le verdure fermentate aiutano anche a ristabilire l'equilibrio dei valori di acidità del tuo corpo, oltre a eliminare le tossine. Per via del processo di purificazione che innescano, può verificarsi un iniziale incremento dei gas intestinali dovuti all'agitazione delle tossine nell'intestino da parte delle verdure. Tuttavia, potrai presto notare un miglioramento nella regolarità intestinale.

Che tu ci creda o no, alcuni scienziati hanno recentemente scoperto una cura per l'influenza aviaria nelle verdure fermentate.

Il professor Kang Sa-ouk della *Seoul National University* ha affermato, in un'intervista con l'Associated Press, che la Corea del Sud ha iniziato la vendita di un estratto di *kimchi* per il trattamento delle epidemie di influenza. Questo prodotto viene utilizzato in tutto il mondo, ed è meraviglioso che un estratto naturale possa aiutare a curare questa malattia mortale; se le persone tornassero però alle proprie radici e cominciassero a consumare verdure fermentate tradizionali, non avrebbero certo bisogno di comprare un estratto così costoso.

**Ricette di due verdure fermentate**

## 1. Crauti tradizionali

### Ingredienti:

- Un cavolo cappuccio di medie dimensioni
- Acqua non clorata
- Una coltura starter per verdure

### Preparazione:

- Affetta il cavolo (puoi farlo sia a mano che con un robot da cucina).
- Poni il cavolo tagliato in una scodella larga.
- Frantuma il cavolo.
- Mescola una confezione di coltura per verdure nell'acqua filtrata.
- Poni il cavolo frantumato e l'acqua con la coltura in un barattolo di vetro di medie dimensioni. Pressa il cavolo mentre aggiungi l'acqua fino a quando il cavolo non ne è totalmente sommerso. Il liquido dovrebbe essere distante dall'orlo del barattolo di almeno due centimetri.
- Copri il barattolo e riponilo a temperatura ambiente per 3-7 giorni.
- Dopo la fermentazione, riponilo nel frigorifero.

Una volta riposto nel frigorifero può durare dai due ai tre mesi, grazie a questo metodo di conservazione. Per renderlo più gustoso, puoi aggiungere altre verdure come carote, cavolfiore wakami, peperoncino e zenzero.

## 2. Kimchi (crauti coreani)

### Ingredienti:

- La testa di un cavolo cui è stato rimosso il torso tagliata a striscioline
- Alcune cipolle verdi tritate
- 1 bicchiere di carote grattugiate
- ½ bicchiere di daikon grattugiato (facoltativo)
- 1 cucchiaio da tavola di zenzero grattugiato fresco
- 3 spicchi di aglio sbucciati e tritati finemente
- ½ cucchiaino da te di peperoncino tritato
- Un cucchiaio da tavola di sale oceanico, ad esempio sale del mar Celtico o sale dell'Himalaya
- Una confezione di coltura starter per verdure

### Preparazione:

- Riponi verdure, zenzero, peperoncino tritato e sale oceanico in una scodella assieme all'acqua contenente la coltura starter, e pestala con un pestello di legno per fare uscire il succo.
- Metti il preparato in un barattolo di vetro a bocca molto larga con un tappo che lo sigilli
- Pressa la verdura con il pestello fino a che tutto il succo raggiunge la parte superiore del barattolo. Il succo deve coprire totalmente la verdura e non deve superare due centimetri dall'orlo del barattolo in modo da dare spazio alla fermentazione.
- Metti il coperchio e chiudilo saldamente; mantieni a temperatura ambiente per 3 giorni.
- Dopo 3 giorni, riponi il barattolo nel frigorifero o in un posto fresco.

## Cos'è il natto?

Il natto, spesso comparato al formaggio per il suo aroma pungente, è composto da semi di soia cotti al vapore e fermentati fino a quando non acquisiscono il caratteristico sapore di noci. Il natto ha una pasta densa e appiccicosa sulla sua superficie, e quando viene fermentato questa pasta aumenta di volume. Visto il "gusto acquisito", piacerà sicuramente a tutti i fan del gorgonzola.

Il natto è un alimento tradizionale giapponese da più di 1000 anni. Secondo il folklore giapponese, il famoso guerriero Yoshiie Minamoto portò il natto alle popolazioni del Giappone nord-occidentale. Questo samurai si nutriva ogni giorno di natto e ne dava anche ai suoi cavalli per aumentarne la velocità e la forza. Durante il Periodo Edo (1603-1867), il natto veniva somministrato alle donne incinte per assicurare la salute del nascituro.

Il natto è prodotto attraverso un processo di fermentazione in cui si aggiunge il *Bacillus Natto*, un batterio benefico, ai semi di soia bolliti. Per secoli è stato prodotto in casa; i semi di soia venivano avvolti nella paglia (che conteneva un bacillo naturale) e poi sotterrati per una settimana nella terra. Oggi, il natto viene preparato iniettando direttamente il *Bacillus Natto*; questo agisce sui semi di soia, producendo l'enzima Nattokinase.

A differenza dei normali semi di soia, il natto contiene più calorie, fibre, calcio, potassio e vitamina B2. Il natto ha molte meno proteine rispetto alla carne, ma contiene più fibre, ferro e circa il doppio di calcio e vitamina E.

## Il natto è cibo per le tue ossa

Il natto possiede grandi quantità di calcio, vitamine B e isoflavoni di soia, ma il suo vero beneficio è di essere una ricca fonte di vitamina K. La vitamina K è assolutamente necessaria per la formazione di ossa forti, e aiuta anche a mantenere il cuore in salute. Per molti anni, prove inconfutabili hanno dimostrato che la maggior parte delle persone non assume abbastanza vitamina K attraverso gli alimenti consumati per proteggere la propria salute.

Le verdure verdi a foglie forniscono circa la metà del fabbisogno di vitamina K per la maggior parte degli americani. Si è scoperto che molti dei cibi che venivano considerati ricchi di vitamina K ne sono invece carenti. A prescindere da questa informazione, la maggior parte degli integratori multivitaminici non contiene per nulla vitamina K, e in quelli che la contengono, essa non è sufficiente.

Uno studio recente mette in evidenza che il consumo di vitamina K per la salute delle ossa e del cuore è così benefico da non poter essere sottovalutato. Eppure, sono ancora pochi i consumatori che, anche se salutisti, capiscono quanto sia importante integrare la vitamina K nel proprio corpo.

Mentre esistono diverse sostanze nutritive utili per il mantenimento della salute delle ossa, molte ricerche evidenziano l'importanza della vitamina K nel metabolismo e nella crescita salutare delle ossa. Nuovi studi hanno fatto emergere anche il collegamento tra la vitamina K e la salute di articolazioni e cartilagine . La carenza di vitamina K è stata associata all'osteoartrite e comporterebbe una scarsa mineralizzazione della cartilagine. Uno di questi studi ha scoperto come le persone con un alto tasso di vitamina K abbiano meno probabilità di sviluppare osteofiti, riduzioni delle rime articolari, e osteoartriti. Inoltre, la ricerca suggerisce che adottare una dieta ricca di vitamina K può aiutare a rallentare, o addirittura a fermare, la progressione delle osteoartriti.[59]

La vitamina K è stata collegata alle cellule che generano o "fanno appassire" le ossa, e che producono una specifica proteina che agisce come una sorta di colla che aiuta a integrare il calcio nelle ossa. La vitamina K2 è necessaria al fine di produrre questa proteina.

Una ricerca mostra che la vitamina K regola i livelli di calcio nelle ossa e nelle arterie, promuovendo, allo stesso tempo, la salute del cuore e delle ossa. Sembra che la vitamina K compia l'impossibile, soddisfacendo sia i bisogni delle ossa che quelli delle arterie.

Una spiegazione possibile c'è: Le proteine che non ricevono abbastanza vitamina K non sono in grado nemmeno di trattenere il calcio. Senza una proteina funzionante che lo trattenga, il calcio scivola via dalle ossa, nelle arterie e in altri tessuti molli. La vitamina K direziona nuovamente il calcio "perduto" nella "banca" delle ossa.

Uno studio innovativo ha osservato un cambiamento nella concentrazione della vitamina K e dell'osteocalcina (GLA, usata per la mineralizzazione delle ossa) in circolo nei consumatori di natto. I volontari sono stati divisi in tre gruppi. Ad un gruppo è stato somministrato natto normale, mentre agli altri due è stato somministrato natto rinforzato con varie concentrazioni di vitamina K.

Nel gruppo sperimentale, è stato riscontrato un aumento degli elementi nutritivi delle ossa dopo sette, dieci e quattordici giorni dall'assunzione del natto fortificato. Simili effetti benefici non sono stati riscontrati nei volontari che avevano assunto il natto normale, anche se i livelli di vitamina K erano comunque aumentati.

Queste scoperte suggeriscono che anche se il natto normale è utile, quello rinforzato con un quantitativo più alto di MK-7 (vitamina K2), è esattamente l'alimento di cui i pazienti affetti da scoliosi non dovrebbero fare a meno per la salute delle proprie ossa. Parleremo dell'integrazione della vitamina K con maggiore precisione più avanti nel libro.

Il natto è più difficile da produrre e richiede più tempo per la preparazione a casa. Per chi fosse troppo impegnato per farlo da sé, può trovare il natto in alcuni negozi asiatici nella sezione giapponese dei freschi. Normalmente, si trova in una confezione da 50 grammi. Per chi è affetto da scoliosi, raccomando di consumarne 1-2 pacchetti al giorno.

In basso, potete comunque trovare la ricetta. I novizi di questo alimento devono fare molta attenzione, poiché presenta un gusto e un odore molto forti. Chi vuole usufruire dei benefici della vitamina K senza dover fare alcuno sforzo, può sempre assumere gli integratori di cui parleremo nel capitolo 11.

**Il natto è cibo per le tue ossa**

**Ingredienti:**

- Due bicchieri di semi di soia secchi
- Acqua
- Una confezione di natto o una coltura starter contenente BacillusNatto

**Preparazione:**

- Immergi i due bicchieri di semi di soia secchi in dieci bicchieri d'acqua e lasciali a mollo per tutta la notte.
- Versa i semi di soia in uno scolapasta d'acciaio e coprine il bordo con un panno di stoffa in modo che aderisca bene.
- Mettilo in una pentola a pressione insieme a tre bicchieri d'acqua per 15 minuti
- Nel frattempo, prepara la confezione di natto.
- Rimuovi il coperchio della pentola a pressione, togli il panno di stoffa e mescola velocemente con due cucchiai di starter per natto. Sostituisci il panno di stoffa con un altro panno asciutto e pulito.
- Chiudi la pentola a pressione ma lascia la valvola aperta.
- Sistema la pentola a pressione vicino a una stufetta e lasciala fermentare per 24 o 48 ore, a seconda della temperatura che emana.

CAPITOLO 8

# I carboidrati essenziali

> *Ti dò pillole amare ricoperte di zucchero. Le pillole sono innocue, il veleno è lo zucchero*
>
> — *Stanislaw Jerzy Lec*

Nella ricerca della dieta perfetta, spesso i carboidrati sono classificati come requisiti essenziali per un'alimentazione salutare. I carboidrati sono considerati la fonte d'energia del cibo consumato da uomini e da animali. Questa "energia" deriva dall'accelerazione del metabolismo causata dall'assunzione dei carboidrati, cui fanno parte amidi, zuccheri, cellulosa e una varietà di gomme. I carboidrati si presentano in due forme: semplici e complessi. I carboidrati semplici si trovano in caramelle, frutta, e alimenti cotti al forno, mentre quelli complessi si trovano negli alimenti contenenti amido, come verdure, legumi, cereali integrali e frutta secca.

In questo periodo, molti alimenti come patate, frumento, riso e altri vengono consumati in maniera abbondante garantendo il mantenimento di grandi popolazioni, come per esempio la Cina. Il problema, però, risiede nel quantitativo di carboidrati consumati da ogni singola persona. Il problema dei carboidrati è che essi si trasformano in glucosio, inizialmente utile poichè accelera il metabolismo, ma rilascia anche insulina, adrenalina e cortisolo, sostanze riconosciute responsabili di molti disturbi come patologie cardiache, diabete, cancro, infarti, trombosi e di altri disturbi che affliggono diversi organi, tra i quali occhi, reni, vasi sanguigni e nervi. Ora, conosciamo anche gli effetti dannosi che può avere sulla salute della colonna vertebrale e sulla scoliosi.

I nutrizionisti, come il dottor Loren Cordain, suggeriscono che due porzioni al giorno di cereali per persona possono portare beneficio a molti, ma sarebbe comunque meglio ridurne il consumo. I carboidrati non sono necessari alla sopravvivenza. È più importante ingerire proteine, grassi, acqua e minerali, piuttosto che carboidrati.

La storia dimostra che gli esseri umani non sono fatti per digerire alimenti ad alto tenore di carboidrati, ma sono invece predisposti ad assumere alimenti ad alto tenore di proteine, come gli animali che in passato venivano cacciati e mangiati. Indubbiamente, all'inizio dell'era agraria, vi erano degli effetti positivi, poiché veniva fornito cibo in abbondanza a popolazioni molto grandi, permettendo loro di sopravvivere e di stabilire le civiltà. I reperti fossili evidenziano che i primi agricoltori, se confrontati con i predecessori cacciatori, presentavano riduzioni della statura, alta mortalità infantile, riduzione della durata della vita, maggiore incidenza nella contrazione di malattie infettive, aumento dell'anemia da carenza di ferro, rammollimento delle ossa (osteomalacia), osteoporosi, e altri disturbi della mineralizzazione delle ossa, oltre a un aumento del numero delle infezioni dentali e perdita di smalto.

Il Dottor Joseph Brasco, medico e ricercatore, ha affermato:

> "In uno studio contenente 51 riferimenti, un ricercatore ha concluso che, esaminando la popolazione umana sulla terra in diversi periodi storici, c'è stato un generale declino della durata e della qualità della vita nel passaggio da cacciatori ad agricoltori.
>
> Oggigiorno, abbiamo prove scientifiche del collegamento tra questi cambiamenti deleteri nell'essere umano e la

sua alimentazione a base di cereali. Considerando che il 99,99% della nostra struttura genetica si è formata prima che sviluppassimo le tecniche agricole, da un punto di vista biologico siamo ancora cacciatori".

L'agricoltura primitiva non ha portato miglioramenti nella nostra salute, anzi l'opposto. Il nostro comportamento è cambiato solo negli ultimi cento anni, con l'avvento delle fattore meccanizzate e tecnologiche.

## I pericoli dell'abuso di carboidrati

Secoli fa, gli uomini si procuravano il cibo da soli tramite la caccia e la raccolta. Principalmente, consumavano carni magre, pesce di mare e verdure non sottoposte a pesticidi, al contrario di ciò che avviene invece oggi. La loro dieta presentava un alto contenuto di proteine e un basso contenuto di carboidrati e grassi saturi.

Per procurarsi da mangiare era necessario che i cacciatori fossero al meglio delle loro condizioni fisiche. La quantità di esercizio fisico che svolgevano, garantiva un aumento del numero di cellule muscolari, e del loro numero di mitocondri (le "centrali elettriche" delle cellule). I cacciatori non erano soggetti all'obesità come lo si è oggi.

Anche ai giorni nostri andiamo alla ricerca di cibo, ma riusciamo al massimo a raggiungere qualche fast food o supermercato pieno di cibo trattato. La nostra dieta ha un alto contenuto di zuccheri e carboidrati raffinati. Consumiamo una gran quantità di grassi saturi e trans ma non abbastanza proteine, vitamine, e minerali. I nostri pasti sono generalmente molto calorici ma poco nutrienti.

Quando si consuma una gran quantità delle calorie vuote dei carboidrati, il risultato è un innalzamento dei livelli di glucosio nel corpo. Di conseguenza, ciò stimola la secrezione di insulina. L'insulina è un ormone il cui compito è quello di trasportare lo zucchero nelle cellule per fornire energia in base ai bisogni del corpo. Oltre a questo ruolo, ha anche implicazioni di natura genetica e cellulare. Alti livelli di insulina stimolano l'appetito, inducono l'accumulo di grassi nel girovita, e aumentano il rischio di contrarre cardiopatie, cancro, e anche la scoliosi. L'insulina aumenta i livelli di ormone corticale, un ormone dello stress che accelera l'invecchiamento, e la produzione di proteina C-reattiva, che  accelera anch'essa l'invecchiamento e favorisce l'insorgere di infiammazioni. Una cosa che non tutti sanno, invece, è che l'insulina controlla anche le quantità di magnesio e calcio di riserva nel corpo. Se i livelli di insulina sono troppo alti, però, i livelli di calcio e magnesio si abbassano attraverso l'espulsione dalle vie urinarie. Queste sostanze vanno perdute senza raggiungere le aree del corpo che ne avrebbero bisogno, inclusi muscoli e ossa. Di conseguenza, mantenere bassi i livelli di insulina è essenziale per una buona salute della colonna vertebrale. Seguire i suggerimenti alimentari di questo capitolo può aiutarvi a mantenere il livello di insulina sotto i 12 mcIU/ml di sangue, che per molti è l'ideale. Alcuni medici suggeriscono di mantenerlo a un livello ancora più basso, tipo 8 mcIU/ml.

## Lo zucchero, un dolce veleno

Oltre al mais, molte persone sono dipendenti dallo zucchero e, il consumo eccessivo di zuccheri, assieme alla dipendenza da cereali, è uno dei problemi di salute principali che le società oggigiorno affrontano. Gli zuccheri sono carboidrati semplici che vengono elaborati dal corpo nella stessa maniera in cui vengono elaborati i cereali. Il problema è che ogni eccesso di zucchero viene trasformato in grasso dall'insulina, e noi tendiamo a consumare una quantità eccessiva di cereali e zucchero.

Considero lo zucchero come un veleno perché viene privato delle proprie caratteristiche più importanti, vitamine e minerali. Una volta finito il processo di raffinazione, non rimane nulla, solo carboidrati. Il corpo non è in grado di utilizzare questi amidi raffinati, a meno che non siano presenti proteine, vitamine e minerali. Semplicemente, non siamo in grado di metabolizzare i carboidrati isolati (e anche se potessimo, ci sarebbero effetti collaterali dovuti all'eccesso di questa sostanza).

Il metabolismo inefficace dei carboidrati produce acido piruvico, che inizia ad accumularsi nel cervello, in altre parti del sistema nervoso centrale, e nei globuli rossi, devastandoli. Questi forti metaboliti possono interferire con la respirazione cellulare. Senza ossigeno, le cellule iniziano pian piano a morire.

Questo è il motivo per cui i medici classificano gli zuccheri raffinati come "letali". Essi forniscono al tuo corpo solamente calorie "vuote" o "nude". Sono privi dei minerali naturali contenuti nella barbabietola da zucchero o nella canna da zucchero.

Inoltre, lo zucchero porta via dal tuo corpo vitamine e minerali necessari. Queste sostanze importanti sono il sodio (che deriva dal sale), il potassio e il magnesio (che derivano dalle verdure) e il calcio (dalle ossa).

Un recente rapporto dell'*Agence France-Presse* indica la Cina e l'India come gli Stati con più alta percentuale di diabete al mondo, e prevede un aumento della popolazione diabetica nel mondo di oltre il 50% entro il 2025.

Paul Zimmet, un pioniere negli studi sul diabete, direttore e fondatore dell'*International Diabetes Institute di Melbourne*, ha affermato, nel rapporto dell'AFP[60], che è previsto un aumento di diabetici di tipo 2 dai 250 milioni dello scorso anno fino a 380 milioni nel 2025.

La causa più comune del diabete di tipo 2 è l'obesità, causata da un'alimentazione scorretta e dalla mancanza di esercizio. Questa malattia è cresciuta sia in paesi sviluppati, sia in paesi in via di sviluppo, come risultato dell'abbandono di diete tradizionali in favore di cibo trattato, e per colpa della mancanza di esercizio fisico. In Cina, più di 40 milioni di persone sono affette da diabete di tipo 2, o da un suo precursore; per questo motivo, la prevenzione di questo disturbo è diventata una priorità nazionale.

Con la sola riduzione di cereali e zuccheri dalla tua dieta, è molto probabile che in pochi giorni la tua salute migliori e che cominci a perdere peso. Non importa a quale Tipologia Metabolica tu appartenga, è necessario che tu riduca il consumo di queste sostanze, soprattutto se trattate. Eliminare i cereali è necessario soprattutto per i tipi Proteici, che in generale sono geneticamente predisposti al consumo di alimenti dell'era pre-agricola. I tipi Carbo e Misto possono consumare una modica quantità di carboidrati poiché sono predisposti a un maggiore consumo di cereali, legumi e farinacei nati con l'agricoltura moderna. In ogni caso, dovrebbero consumare cereali integrali (il 95% dei cereali consumati negli Stati Uniti vengono trattati, perdendo così tutti gli elementi nutritivi che possiedono).

Il motivo per cui una persona è in sovrappeso non è il consumo di grassi, bensì la troppa indulgenza nel consumare cereali e zuccheri. Il consumo di zuccheri provoca l'aumento di batteri e funghi, i quali prolificano nel tuo apparato e indeboliscono i tuoi globuli bianchi, riducendo quindi la funzionalità del tuo sistema immunitario, rendendoti più vulnerabile ad ogni genere di malattia.

# Grassi vs. carboidrati

Una dieta ad alto contenuto di grassi, siano essi saturi o meno, non causa obesità, patologie cardiache, o altri disturbi cronici moderni. Il problema sono i carboidrati nella dieta, il loro effetto sulla secrezione dell'insulina e, di conseguenza, sulla regolazione ormonale del corpo umano. Più i carboidrati sono facilmente digeribili e raffinati, maggiore è il loro effetto su salute, peso, e benessere del nostro corpo.

Il tuo corpo ha poco spazio per immagazzinare carboidrati, ma riesce a convertire facilmente questi eccessi in grasso corporeo tramite l'insulina, il che significa che più carboidrati consumi, più il tuo corpo si riempie di grasso.

## Mais: Il cereale dimenticato

Molte persone riescono a elencare i cereali più famosi come riso, grano, avena, orzo, e segale, ma dimenticano che anche il mais appartiene a questa categoria, spesso che pensano sia una verdura. Il mais è un cereale, e per via del grande apporto di zuccheri, è il più consumato negli Stati Uniti, dove, per la sua coltura, vengono utilizzati più di 30 milioni di ettari di terreno. Questo cereale si offre ad una miriade di usi nel campo alimentare e non. I cereali non processati, o "integrali", possono offrire vantaggi alla salute, per esempio il mais dolce è un valido apporto di vitamina C. È meglio consumare il mais nel suo stato naturale.

Gli alimenti inscatolati che contengono derivati del mais, come sciroppo di mais, fruttosio, sciroppo di mais ad alto contenuto di fruttosio, olio di mais, farina di mais, amido di mais, destrosio, glutammato monosodico, gomma di xhantan e malto destrina, non devono finire nel tuo carrello della spesa. Attualmente, i dolcificanti a base di mais costituiscono il 55% di tutti quelli presenti sul mercato. Viene principalmente utilizzato lo sciroppo di mais ad alto contenuto di fruttosio, ingrediente principale di bibite gassate, biscotti, caramelle, e altri prodotti molto diffusi nei supermercati. Il consumo di sciroppo di mais ad alto contenuto di fruttosio è passato da 0 kg per persona nel 1966 a 28,4 kg per persona nel 2001, diventando la causa principale dell'epidemia di diabete e di sovrappeso!

## L'eccesso di carboidrati fa male alle ossa

La salute dell'apparato scheletrico dipende molto dalla quantità di carboidrati che viene assunta. Il corpo reagisce in maniera molto forte all'incremento o all'interruzione del consumo di carboidrati. Episodi di ipoglicemia possono essere causati dall'aumento della secrezione di insulina nel flusso sanguigno per via del numero sproporzionato di zuccheri rispetto alle proteine. Quando il rapporto tra zuccheri e proteine non è equilibrato, il corpo secerne insulina per cercare di mantenere i livelli del sangue nella norma. Quando vengono coinvolte le ghiandole surrenali in questo processo, esse cominciano a produrre adrenalina e cortisolo. L'eccesso di cortisolo causa risposte indesiderate nel corpo, tra cui: la riduzione del consumo di glucosio da parte delle cellule e la riduzione della sintesi proteica, la demineralizzazione delle ossa (che può condurre all'osteoporosi), e la diminuzione del numero e delle funzioni dei linfociti. Può inoltre causare molte allergie, infezioni, e patologie degenerative dovute alla riduzione della secrezione di anticorpi, all'aumento degli zuccheri nel sangue contemporaneamente alla riduzione del numero di proteine, portando all'atrofia muscolare. Anche la rigenerazione della pelle e la capacità del corpo di guarire possono subire complicazioni.

I minerali delle ossa vengono smaltiti molto facilmente se si consumano troppi carboidrati. Questo processo avviene quando la componente minerale viene eliminata a causa del deterioramento delle fibre di collagene, proteina ad elevato carico di rottura, smaltita dalle ossa per colpa degli alti livelli di cortisolo nel corpo. Anche il tessuto connettivo delle articolazioni si indebolisce. L'osteoporosi e la degenerazione discale si riscontrano spesso nei corpi dei pazienti in cui è presente troppo cortisolo causato dell'assunzione di troppi carboidrati e poche proteine. Si possono perdere fino a due centimetri di altezza all'anno. Le ossa diventano più fragili e sono più inclini alla frattura, soprattutto dell'anca.

È da molti anni che si ricorda alle donne di assumere maggiori quantità di calcio, bevendo più latte e mangiando più yogurt, per proteggere le proprie ossa. Questo suggerimento, però, non avrà alcun effetto, perché il lattosio contenuto nel latte e lo zucchero contenuto nello yogurt favoriscono la perdita e non l'acquisizione di minerali nelle ossa. Lo yogurt che si compra nei supermercati è solitamente carico di zucchero. Puoi risolvere questo problema producendo tu stesso yogurt o kefir tramite fermentazione.

Se non riesci a fare a meno dello zucchero, un'ottima soluzione è sicuramente la stevia, il dolcificante più sicuro in commercio. È un erba originaria del Sud America che cresce in natura, è utilizzata da 1500 anni, e non è per nulla pericolosa. È centinaia di volte più dolce dello zucchero ma, cosa più importante, non aumenta i livelli di insulina, né attacca la salute della tua colonna vertebrale.

L'unico modo per seguire una dieta equilibrata e per prevenire la perdita di minerali nelle ossa è di minimizzare il consumo di carboidrati semplici e di consumare invece carboidrati complessi adatti alla tua Tipologia Metabolica.

## Carboidrati sani

Le verdure sono sicuramente l'alimento con più alto tenore di vitamine, minerali, antiossidanti e flavonoidi. In particolare, questo vale per quelle verdure che crescono sopra il suolo. Le verdure forniscono i carboidrati adatti al tuo corpo, e molto ancora. Chi appartiene alla Tipologia Metabolica Proteica dovrebbe assumere la maggior parte dei propri carboidrati proprio dalle verdure, evitando l'assunzione di cereali raffinati o alimenti ad alto contenuto di zucchero. Anche chi appartiene alla tipologia Carbo dovrebbe assumere carboidrati attraverso le verdure, lasciando un buon 15% di margine per il consumo di ottimi cereali integrali. Il tipo Misto, come suggerisce il nome, deve attuare una via di mezzo.

L'indice glicemico determina con quanta rapidità il cibo viene scomposto in glucosio. Poiché le verdure hanno un alto contenuto di fibre e un basso indice glicemico, oltre a fornire alti valori nutrizionali, possono fornire la quantità di carboidrati adatti al tuo corpo.

## Linee guida per il consumo di verdure

Le carote e il mais sono le due verdure più consumate. Tuttavia, uno studio mostra che le patatine fritte e in pacchetto costituiscono un terzo della dieta dei più giovani. Con un consumo di verdure di questo tipo è facile capire come mai molti bambini siano malati.

Per questioni di salute, fai finta che le patate non siano verdure, ma cereali. Il motivo è che le patate hanno un alto contenuto di carboidrati semplici e agiscono nel tuo corpo in maniera simile ai cereali e agli zuccheri, facendoti aumentare di peso o ammalare. Le patatine fritte sono doppiamente pericolose, perché hanno un alto contenuto di grassi trans e devono essere evitate come la peste.

Cerca di limitare il consumo di altri tuberi, come barbabietole e carote, poiché contengono più carboidrati delle verdure che crescono sul campo. Se le mangi, non cuocerle, poiché la cottura incrementa il loro indice glicemico.

Anche se è vero che le verdure sono un elemento fondamentale per una dieta bilanciata, in quanto contengono preziose vitamine e minerali, alcune sono sicuramente meglio di altre.

Se vuoi aumentare il consumo di verdure, sceglile in maniera appropriata. Per esempio, la lattuga di tipo iceberg non ha quasi alcun valore nutrizionale, poiché è composta quasi interamente da acqua. Una scelta migliore è quella della lattuga romana o degli spinaci, che contengono molto ferro.

Se vuoi consumare verdure biologiche, cercale nei mercati locali, in modo che siano molto fresche. Se non trovi verdure biologiche, quelle fresche sono sempre meglio di quelle in scatola o surgelate. Infine, lava bene le verdure per rimuovere ogni tipo di pesticida.

## La frutta non è così sana come si crede

La frutta non è un alimento così sano come molti pensano. Ha un alto contenuto di fruttosio con poche vitamine, minerali e altri nutrienti. Queste sostanze nutritive possono essere facilmente assunte tramite la carne e le verdure senza amido e senza fruttosio. Il cibo processa il fruttosio della frutta allo stesso modo in cui processa quello delle bevande gassate. Non c'è nessuna differenza. Il fruttosio è fruttosio, non importa da dove venga. È stato scientificamente provato che il fruttosio causa resistenza all'insulina e una dipendenza tale che anche persone molto malate non rifiutano di consumarle. Un effetto simile a quello dei pazienti affetti da cancro ai polmoni che continuano a fumare sigarette.

## Quanti carboidrati dovresti assumere?

Come si fa a capire in che quantità possono essere tollerati i carboidrati in forma di cereali? Come si fa a capire qual è la scelta migliore per ciascuno di noi?

Qui entra in gioco la Tipologia Metabolica. Determinare a quale Tipologia appartieni ti aiuta a determinare la quantità di carboidrati che il tuo corpo è in grado di processare. Tra le persone che assumono molti cereali, c'è un 70%, che non si sente bene, anche se fanno parte della Tipologia Carbo. Alcune persone devono necessariamente ridurre l'apporto di carboidrati in modo che sia più basso del 40%, altre non devono superare il 20%. Moderando l'apporto di carboidrati, incrementi la velocità con cui vengono bruciati i grassi e rendi efficiente un sistema di energia illimitata.

Penso che per la maggior parte delle persone sia sufficiente un test per determinare di quanto debba essere ridotto l'apporto di carboidrati e in che quantità essi debbano essere sostituiti con verdure, carne e pesce in base alla propria Tipologia Metabolica.

CAPITOLO 9

# Le proteine, i mattoni per la costruzione del corpo

" *La migliore farmacia è dentro al tuo corpo* "

— *Robert C. Peale*

Nonostante ciò che molte diete insinuano, si ha bisogno del giusto apporto sia di carboidrati, sia di proteine, sia di grassi. Nessuna di queste componenti è così pericolosa, come viene descritta da alcuni "esperti". La chiave sta prima nel determinare e scegliere solo i tipi di alimenti più salutari e poi consumarne il giusto quantitativo a seconda della tua Tipologia Metabolica.

Le proteine sono i "mattoni" del corpo, necessari al suo nutrimento, al suo sviluppo e alla sua guarigione. Inoltre, agiscono su un enorme numero di processi metabolici, chimici ed enzimatici del corpo.

Le proteine sono costituite da unità più piccole chiamate amminoacidi, che si combinano tra di loro differenziandosi in modo che ogni risultato abbia una specifica funzione. Alcune catene amminiche vengono prodotte dal corpo ma altre, gli amminoacidi essenziali, devono essere assimilate dall'esterno, attraverso gli alimenti che ingeriamo. Anche se tutti gli animali o i vegetali contengono proteine, la loro quantità e varietà cambia considerevolmente.

Le verdure contengono la maggior parte di micronutrienti di cui il tuo corpo ha bisogno (vitamine, minerali, fibre e fitochimici); tuttavia, vi sono elementi che le verdure da sole non riescono a fornire in sufficiente quantità, incluse le proteine con gli otto amminoacidi essenziali, che si trovano solo nelle carni animali e in alcuni tipi di grassi, come gli omega tre e i suoi acidi grassi principali, l'EPA e il DPA. Le verdure contengono elementi nutritivi che non si possono trovare in altri tipi di alimenti, tantomeno negli integratori.

Se non siete sottoposti a trattamento con insulina o se fate parte della Tipologia Carbo, allora i legumi, assunti con moderazione, possono essere una fonte nutriente di cibo poiché sono ricchi sia di fibre, sia di minerali. Sono inoltre un'ottima fonte di proteine vegetali, anche se non contengono nessuno degli otto amminoacidi essenziali di cui il tuo corpo ha bisogno. Le proteine animali come pesce, carne, uova e latticini sono le uniche fonti di proteine complesse; di conseguenza, anche chi è vegetariano dovrebbe inserirle nella propria dieta per prevenire carenze proteiche.

Tutti hanno bisogno di ottime proteine, a prescindere dalla propria Tipologia Metabolica. I Tipi Carbo ne necessitano in minor quantità, i Tipi Misto in quantità maggiori e i Tipi Proteico, invece, ne hanno bisogno in gran quantità. La miglior fonte di proteine è la carne. Questo vuol forse dire che i vegetariani non dovrebbero essere tali? No, significa solo che se siete vegetariani assicuratevi di appartenere alla Tipologia Carbo e inserite latticini, uova e pesce nella vostra dieta, poiché solo le proteine animali forniscono gli amminoacidi essenziali e i micronutrienti di cui il tuo corpo ha bisogno per funzionare al massimo delle proprie capacità.

La carne rossa da allevamento al pascolo ha un eccezionale valore nutrizionale, oltre a essere convenzionalmente molto gustosa.

## Il vero bovino è quello da allevamento al pascolo

Fino alla prima metà del ventesimo secolo, la maggior parte dei bovini venivano pascolati e nutriti con una dieta a base di erba. Oggi questo non avviene più: l'industria del bovino ha scoperto che i vitelli nutriti con foraggio crescono più velocemente, e che possono quindi essere inseriti nel mercato in 14 o 15 mesi, anziché dover aspettare 4 o 5 anni. Questo ciclo accelerato ha comportato un aumento del profitto e, da quel momento, l'industria mondiale del bovino non ha mai fatto un passo indietro.

C'è un grosso problema, però. Le mucche non sono in grado di digerire il mais. E, proprio come gli umani che ingerendo un grosso quantitativo di cereali e zuccheri sviluppano malattie, lo stesso accade per i bovini.

Le mucche, come altri animali da campo, sono ruminanti. Questo vuol dire che possiedono un rumine, uno stomaco della capienza di 170 litri, in grado di digerire l'erba, trasformandola in grassi e proteine. I ruminanti non sono fatti per digerire i cereali. Cambiare alimentazione, passando dall'erba ai cereali, apre le porte a una serie di piaghe, inclusa l'infezione da Escherichia Coli, che è possibile debellare solo riempiendo i bovini di antibiotici.

Le mucche che si nutrono di sola erba sono più magre delle mucche foraggiate. Queste ultime, infatti, hanno un rapporto tra Omega 6 e 3 che supera il 20:162. Un valore 4 volte superiore a quello in cui cominciano a manifestarsi problemi di salute dovuti allo squilibrio dei grassi essenziali. Inoltre, più del 50% della massa grassa di questi bovini può essere costituita da grassi saturi.

Il rapporto tra Omega 6 e 3 nelle mucche pascolate è di 0,16 a 1. Questo, secondo la scienza, è il rapporto ideale per la dieta. È quasi lo stesso rapporto esistente nel pesce. Spesso, i grassi saturi in queste mucche non raggiungono il 10% del totale di massa grassa. Se sei in gravidanza o in allattamento, gli Omega 3 contenuti nella carne di mucca pascolata possono costituire una fonte nutritiva importante per la salute del tuo bambino.

Riassumendo, è stato provato con certezza che le mucche pascolate, rispetto a quelle foraggiate:

- Sono una fonte naturale di Omega 3
- Hanno un alto apporto di CLA (Acido Linoleico Coniugato)
- Hanno un alto apporto di beta carotene
- Contengono il 400% in più di vitamine A e E
- Annullano il rischio di contrarre l'encefalopatia spongiforme bovina (morbo della mucca pazza)

Inoltre, la carne di bovino pascolato è naturalmente piena di minerali e vitamine. Il fatto che abbiano un alto apporto di CLA, riduce il rischio di cancro, obesità, diabete e di contrarre altri disturbi del sistema immunitario.

State attenti alla carne di bovino foraggiato. Anche se provengono da un allevamento biologico, i vitelli sono nutriti con cereali, un alimento che NON è fatto per loro.

## Pesce sicuro da mangiare

Il pesce è uno degli alimenti più sicuri da mangiare, poiché è un eccezionale fonte di proteine e di Omega 3.

Tuttavia, la maggior parte del pesce che si compra al supermercato o che si ordina al ristorante proviene molto probabilmente da itticoltura (allevamento). Non è una sorpresa che l'industria multimilionaria del pesce sia diventata uno dei settori alimentari a più alta crescita.

Quello che molti non sanno è che i pesci da itticoltura affrontano gli stessi problemi di salute degli animali allevati nelle fattorie. Per trarne maggior profitto, gli allevatori fanno crescere una gran quantità di pesci in aree confinate, provocando con questo affollamento cattive condizioni di salute. Ai pesci vengono somministrati antibiotici e prodotti chimici per debellare parassiti come gli argulidi (pidocchi dei pesci), infezioni della pelle e delle branchie, e altre patologie di cui comunemente soffrono.

Ai pesci vengono anche somministrati farmaci e ormoni o, a volte, sono essi stessi geneticamente modificati per accelerarne la crescita e modificarne i comportamenti riproduttivi. Ai salmoni allevati vengono somministrate cantaxantina e astanxantina, che conferiscono un colore rosa acceso alla carne, rendendola più commerciabile. I salmoni selvatici hanno un'alimentazione a base di gamberetti e krill, i quali contengono sostanze naturali in grado di colorare la carne del salmone rosa. I salmoni da allevamento sarebbero grigi, se non fossero somministrati loro gli additivi, poiché non vengono alimentati secondo la loro naturale dieta.

Se consumi pesce da allevamento, cerca di ridurne le portate a poche al mese e scegli tra i pesci più sicuri: salmone, lutiano rosso, persico, spigola, sardine, halibut e asinello.

## Mangia le uova

Alcune persone si tengono completamente alla larga dalle uova. Quello che non sanno è che le uova non causano un aumento del colesterolo, né aumentano il rischio di contrarre patologie cardiache.

Le uova sono considerate l'alimento perfetto della natura, poiché contengono tutti gli elementi nutritivi conosciuti ad eccezione della vitamina C.

Sono un'ottima fonte di vitamine liposolubili A e D che proteggono dai radicali liberi e sono importanti per la crescita e lo sviluppo del bambino. Quando puoi, compra uova di galline da allevamento a terra con una dieta naturale. C'è un'enorme differenza tra gli elementi nutritivi delle uova da allevamento a terra e quelli delle uova ad allevamento intensivo.

Per non danneggiare gli elementi nutritivi del tuorlo, questo dovrebbe essere mangiato crudo. Inoltre, il colesterolo presente nel tuorlo, se posto ad alte temperature, si ossida, soprattutto se viene a contatto con il verro presente nell'albume, come accade nelle uova strapazzate.

## Preparare la proteina perfetta

Gli alimenti ad alto tenore di proteine, come pesce, pollo, carni magre e uova, durante il processo di digestione vengono scomposti in amminoacidi. Questi vengono trasportati nel corpo nei punti in cui sono necessari e vengono ricombinati dai geni in modo da tramutarsi in sostanze specifiche di cui il corpo ha bisogno.

Questi alimenti, inoltre, sono ricchi di vitamine B6 e B12, necessarie per creare e riparare il DNA delle nostre cellule.

I cibi ricchi di proteine che provengono da fonti animali sono la scelta migliore, perché possiedono proteine complesse e contengono tutti e otto gli amminoacidi essenziali. Spesso, le proteine di origine vegetale mancano di questi amminoacidi e, inoltre, possono avere un alto quantitativo di carboidrati. Se cerchi di perdere o di mantenere il tuo peso, queste ultime fonti di proteine potrebbero essere le meno indicate.

Gli Omega 3, irreperibili nelle abitudini alimentari di molti, si possono trovare in uova, tacchino, carni magre di vitello e maiale, e nel pollo. Gli animali da pascolo o da allevamento a terra hanno un livello superiore di Omega 3 nelle loro carni, e un basso livello di grassi saturi. Questo ti può tornare utile quando scegli la tua fonte di proteine.

In generale, è meglio utilizzare tecniche di cottura veloci e leggere, come per esempio saltare in padella, in modo da avere meno prodotti della glicazione avanzata (AGE) che, se assunti in alte dosi, possono essere dannosi per il corpo. Anche cucinare attraverso l'immersione in un liquido, come quando si sbollenta il pesce, limita la produzione di AGE. Gli alimenti saltati in padella o in pentola, sbollentati, e al vapore sono sicuramente più sani di quelli al forno o grigliati. Cuocere al forno alimenti ricoprendoli di brodo o bagnandoli con olio d'oliva può ridurre la formazione di AGE.

## Storia personale: Ho imparato a essere proattivo con la mia scoliosi

"Avevo undici anni quando scoprii di soffrire di scoliosi grazie a un controllo di routine. La curvatura raggiungeva appena i 10-20 gradi, il che significa che non era sufficientemente grave da richiedere un busto ortopedico o un intervento chirurgico. I medici continuarono a monitorare le mie condizioni ogni sei mesi, senza che fosse visibile alcun peggioramento. È stata una fortuna che non mi sia stato prescritto il busto. Una volta raggiunta la pubertà, i medici mi congedarono dicendomi che la crescita della curvatura si era stabilizzata. A quel tempo, non sentivo dolore o disagio alla schiena."

"Anni dopo, quando iniziai a lavorare, cominciai a soffrire di mal di schiena quando stavo troppo tempo in piedi o seduta. Mi sottoposi alle cure di un ospedale locale e mi fu prescritta la glucosammina. Il medico attribuì il dolore alla pressione esercitata dalla curvatura sulla colonna stessa, e mi consigliò di non fare alcuno sport che richiedesse troppo movimento, come jogging o basket. Visto che queste erano le uniche attività fisiche che svolgevo, mi sentivo come se non potessi più allenarmi. Diventai passiva per paura del dolore."

"Nel tempo, la curvatura peggiorò fino a raggiungere i 39 gradi. Il mio medico mi sottoponeva a raggi X con cadenza annuale per monitorare la curvatura. Fui informato che se la curvatura avesse passato i 45 gradi, sarebbe stata necessaria un'operazione chirurgica. Il dolore alla schiena era insopportabile e avevo paura di svolgere qualunque tipo di esercizio, anche quelli prescritti. Due anni dopo, provai varie terapie per lenire il dolore, ma sfortunatamente non vi fu nulla che potessero fare per la curvatura. La glucosammina non mi fu di alcun aiuto. Pensavo che l'intervento chirurgico sarebbe stato inevitabile. Mi sentivo come se nulla mi potesse aiutare, ed ero oramai aperta a ogni soluzione."

"Sono grata di aver incontrato il dottor Kevin Lau prima che la mia colonna vertebrale peggiorasse ancora. Mi ha ridato la speranza grazie a informazioni sulla dieta e su pratici esercizi fisici. Con gli esercizi ho sviluppato forti muscoli posturali centrali che mi hanno aiutato a rafforzare la colonna vertebrale. La curvatura nella parte destra è passata da 39 a 30 gradi, mentre quella nella parte sinistra da 28 a 27 gradi. Il dolore alla schiena è diminuito tantissimo permettendomi di ritornare attiva. Non ho più paura di muovermi. Sento che finalmente sto facendo qualcosa di proattivo per la mia scoliosi, invece di rimanere ferma monitorando cambiamenti che mi avrebbero di certo portato ad un'operazione chirurgica."

"Il dottor Lau mi ha ridato speranza, non sento più il bisogno di dovermi sottoporre ad un'operazione chirurgica"

*— Isabel C. (34 annis)*

## CAPITOLO 10

# La verità sui grassi

> *Nutrirsi è una necessità, ma nutrirsi intelligentemente è un'arte*
>
> — *La Rochefoucauld*

Per iniziare, demoliamo alcuni miti che spesso vengono confusi per fatti:

*Mito 1: Le patologie cardiache sono causate dal consumo di colesterolo e dai grassi saturi derivati da prodotti animali; una dieta a basso contenuto di grassi e di colesterolo è la più sana.*

**Verità:** Durante il periodo di rapida ascesa delle patologie cardiache (1920-1960), il consumo di grassi animali da parte degli americani si è ridotto; è invece aumentato spaventosamente il consumo di grassi vegetali processati e trattati industrialmente. (Fonte: *USDA-HNIS*)

Il famoso *Framingham Heart Study* viene spesso citato come prova. Un gruppo di cittadini di Framingham, in Massachusetts, pur assimilando colesterolo, grassi saturi e calorie, mostravano sempre livelli di colesterolo bassi.

### Mito 2: I grassi saturi intasano le arterie

**Verità:** Alcuni studi hanno dimostrato che i grassi acidi trovati nelle arterie intasate erano per la maggior parte insaturi (74%). Di questi, il 41% erano polinsaturi(*Lancet 1994 344:1195*). I grassi saturi di origine animale o vegetale (come il cocco) erano invece in quantità minore.

*Mito 3: I grassi di origine animale causano cancro e patologie cardiache*

**Verità:** Le statistiche affermano l'opposto. La paura del burro e dei grassi di origine animale ne ha fermato il consumo nell'ultimo secolo, ma l'incidenza di patologie cardiache, da allora, è più che raddoppiata.

I grassi di origine animale contengono molte sostanze nutritive che proteggono dal cancro e dalle patologie cardiache. Questi disturbi sono invece collegati a un uso molto ampio di grassi di origine vegetale.

*Mito 4: I bambini hanno bisogno di una dieta a basso contenuto di grassi*

**Verità:** I bambini sottoposti a questo tipo di diete hanno problemi di sviluppo, disturbi dell'apprendimento e un ritardo nella crescita (Fonte: *FoodChemistry News 10/3/94*).

*Mito 5: una dieta a basso contenuto di grassi ti rende felice aumentando la tua gioia di vivere*

**Verità:** Questo tipo di diete sono associate ad un aumento di depressione, problemi psicologici, stanchezza cronica, violenza e suicidio (Fonte: *Lancet 3/21/92 Vol 339*).

*Mito 6: Per prevenire patologie cardiache bisognerebbe usare la margarina anziché il burro*

**Verità:** I consumatori di margarina affetti da patologie cardiache sono il doppio rispetto ai consumatori di burro. (Fonte: *Nutrition Week 3/22/91 21:12*)

*Mito 7: Gli asiatici non consumano abbastanza acidi grassi essenziali (EFA)*

**Verità:** Gli asiatici consumano anche troppo acido grasso dell'Omega 6 (contenuto in molti oli vegetali polinsaturi), ma non abbastanza dell'Omega 3 (contenuti in pesce, olio di pesce, uova da allevamento a terra, verdure a foglia verde scuro e erbe, oli di alcuni semi come lino e Chia e di noci, oltre a essere contenuto in quantità minime in tutti i cereali integrali.

### Mito 8: La dieta degli "uomini delle caverne" era a basso contenuto di grassi

**Verità:** In ogni parte del mondo gli uomini primitivi assumevano grassi da pesce, crostacei, uccelli acquatici, mammiferi marini, volatili, insetti, maiali, vitelli, pecore, capre, selvaggina, uova, noci e derivati del latte. (Fonte: *Abrams, Food&Evolution 1987*).

Quello che occorre sapere è che alcuni grassi possono farti rimanere magro, velocizzare il tuo metabolismo e aumentare le tue difese immunitarie a prescindere dalla tua Tipologia Metabolica.

## I grassi da evitare

A prescindere dalla tua Tipologia Metabolica ci sono dei grassi "moderni" in grado di causare cancro, patologie cardiache, disfunzioni del sistema immunitario, sterilità, disturbi dell'apprendimento, problemi nello sviluppo e osteoporosi. Essi sono:

- Tutti gli oli idrogenati e parzialmente idrogenati
- Oli industriali trattati come quelli di soia, mais, cartamo, cotone e colza
- Grassi e oli (soprattutto vegetali) portati ad alte temperature durante la cottura

## Gli acidi grassi trans

I grassi insaturi sono una sostanza nociva ottenuta dal processo chimico di idrogenazione degli oli. L'idrogenazione solidifica gli oli liquidi, aumentandone la durata e stabilizzandone il sapore, sia degli oli, sia degli alimenti che li contengono. I grassi trans si trovano nel lardo vegetale e in alcune margarine, in cracker, biscotti, snack e altri alimenti.

I grassi trans si trovano in abbondanza anche nelle patatine fritte. Per far si che gli oli vegetali si adattino alla frittura, essi vengono sottoposti a idrogenazione; attraverso questo processo si formano i grassi trans. Alcune ricerche suggeriscono che questo tipo di grassi sia connesso sia a malattie dell'apparato circolatorio, sia a patologie come l'arteriosclerosi e le coronaropatie e per questo motivo dovrebbe essere evitato.

## Oli vegetali

*Mito: "Consuma più oli vegetali"*

**Verità:** Il consumo anche moderato di grassi polinsaturi può contribuire a causare cancro, patologie cardiache, malattie autoimmuni, disturbi dell'apprendimento, problemi intestinali e invecchiamento prematuro. Il grande consumo di grassi polinsaturi è qualcosa di nuovo per gli esseri umani, ed è dovuto all'uso di oli vegetali nell'industria moderna. Anche l'olio d'oliva, un grasso monoinsaturo considerato salutare, può causare squilibri a livello cellulare se consumato in grandi quantità.

## La verità sui grassi saturi

I grassi saturi, come burro, grasso della carne, olio di noce di cocco e di palma, tendono a diventare solidi a temperatura ambiente. È una convinzione comune che siano questi grassi tradizionali a provocare molti dei disturbi moderni, patologie cardiache, cancro, obesità, diabete, disfunzione della membrana cellulare, e anche disturbi del sistema nervoso, come la sclerosi multipla.

Tuttavia, molti studi scientifici indicano l'olio vegetale trattato, carico di radicali liberi che si formano durante questo processo, e i grassi vegetali solidi, o grassi trans, come i maggiori responsabili di quelle patologie prima menzionate, e non i grassi saturi naturali.

Noi esseri umani abbiamo bisogno dei grassi saturi poiché siamo a sangue caldo. Il nostro corpo non funziona a temperatura ambiente, ma a temperature tropicali. I grassi saturi forniscono il combustibile adatto alla struttura delle membrane e dei tessuti cellulari. Quando consumiamo una gran quantità di oli vegetali insaturi, le membrane delle cellule non sono in grado di acquisire l'integrità strutturale che permette loro di funzionare in maniera corretta, diventando troppo "molli"; quando invece consumiamo troppi grassi trans, dato che non sono morbidi quanto i grassi saturi sottoposti a temperatura corporea, le membrane delle cellule diventano troppo "dure".

I grassi saturi non intasano le arterie, né causano patologie cardiache, contrariamente a quanto si pensa, per di più senza basi scientifiche. Anzi, i grassi saturi sono il miglior alimento per la salute del cuore, anche perché contengono poca lipoproteina (a), un marcatore della predisposizione alle patologie cardiache.

Eric Dewailly, professore di medicina preventiva della *Laval University in Quebec*, afferma che negli Stati Uniti i grassi sono stati demonizzati. Inoltre, riporta che, nonostante la dieta degli Inuit sia composta per oltre il 50% da calorie provenienti dai grassi contenuti negli alimenti tradizionali, essi non hanno attacchi di cuore, né condividono lo stesso tasso di mortalità del Canada o degli Stati Uniti per quanto riguarda questo tipo di patologie.

Cosa ancora più importante, i grassi consumati provengono da bestie native selvatiche, non domestiche o allevate. Gli animali da fattoria, nutriti a forza con foraggi e cereali (carboidrati) presentano di solito una gran quantità di grassi nocivi, situazione totalmente diversa negli animali selvatici. Molto del cibo trattato che consumiamo è pieno di grassi trans, come oli vegetali rigenerati e grassi nascosti in prodotti arrostiti e snack.

I grassi saturi svolgono un ruolo fondamentale nella chimica del corpo. Rafforzano il sistema immunitario e sono coinvolti nel processo di intercomunicazione cellulare, il che significa che ci proteggono dal cancro. Aiutano i recettori delle nostre membrane cellulari, compresi i recettori dell'insulina, a funzionare correttamente e, di conseguenza, ci proteggono dal diabete. I polmoni non sarebbero in grado di funzionare senza grassi saturi; questo è il motivo per cui i bambini che consumano più burro e latte intero hanno un tasso molto inferiore di asma rispetto ai bambini che consumano latte parzialmente scremato e margarina. I grassi saturi sono anche coinvolti nel funzionamento dei reni e nella produzione di ormoni.

I grassi saturi sono necessari al sistema nervoso per funzionare correttamente (oltre la metà del grasso contenuto nel cervello è saturo) e aiutano anche a curare le infiammazioni. Inoltre, i grassi saturi di origine animale contengono le vitamine liposolubili A, D e K2, delle quali abbiamo bisogno in gran quantità per essere sempre in salute.

## Curarsi con le noci di cocco

Al contrario di quanto si pensa, le noci di cocco sono un'ottima fonte di grassi saturi necessari per un'alimentazione corretta. Ci sono tre tipi diversi di grassi saturi, e le noci di cocco contengono quello più salutare, con acidi grassi a catena media che aiutano a perdere peso aumentando la tua salute!

Poiché le noci di cocco contengono una grande quantità di grassi saturi, alcuni medici ritengono che facciano male al cuore. Tuttavia, le ricerche sull'olio di cocco hanno dimostrato il contrario.

Uno studio del *Clinical Biochemistry* edito nel 2004 ha evidenziato che l'olio di cocco, specialmente quello vergine, abbassa i livelli di colesterolo, in particolare il colesterolo LDL (nocivo), e aumenta i livelli di HDL (salutare).

Un simile studio di epidemiologia, edito da *The American Journal of Clinical Nutrition*, ha esaminato due popolazioni indigene la cui energia alimentare proviene al 63% e al 34% dalle noci di cocco, scoprendo che non correvano affatto il rischio di contrarre patologie vascolari.

Gli acidi grassi a catena media (MCFA), abbondanti nelle noci di cocco, vengono digeriti più facilmente e vengono usati dal corpo in maniera diversa rispetto ad altri grassi. Mentre gli altri grassi sono conservati all'interno delle cellule, gli MCFA dell'olio di cocco vengono spediti direttamente nel fegato, dove sono trasformati in energia. Questo vuol dire che quando consumi il cocco o l'olio di cocco, il tuo corpo, invece di immagazzinarne i grassi, li utilizza subito per produrre energia. Poiché questo rapido assorbimento non comporta alcuno sforzo per pancreas, fegato e apparato digerente, l'olio di cocco "surriscalda" il tuo metabolismo, permettendoti di bruciare più calorie in una giornata, facendoti perdere peso e acquisire energia.

## Vitamine liposolubili per lo sviluppo

Il punto cruciale delle ricerche del dottor Price riguarda i cosiddetti "attivatori liposolubili", vitamine che si trovano nei grassi e nella carne degli organi di animali da pascolo, e in alcuni tipi di pesce: uova di pesce, pesci oleosi, molluschi e olio di fegato di merluzzo. I tre attivatori liposolubili sono le vitamine A, D e K2, la versione animale della vitamina K. Nelle diete tradizionali i livelli di queste sostanze fondamentali negli alimenti erano fino a dieci volte superiori rispetto alle attuali diete piene di zucchero, farina bianca e oli vegetali. Il dottor Price chiama queste vitamine "attivatori" poiché svolgono la funzione di catalizzatori dell'assorbimento minerale. Senza di essi, i minerali non potrebbero essere utilizzati dal corpo, a prescindere dalla loro quantità nella dieta.

Le ricerche moderne convalidano le scoperte del dottor Price. Adesso, sappiamo che la vitamina A è vitale per il metabolismo dei minerali e delle proteine, per la prevenzione delle malformazioni congenite, la protezione dalle infezioni, la produzione degli ormoni sessuali e dello stress, le funzioni della tiroide e la salute di occhi, pelle e ossa. La vitamina A viene consumata in presenza di stress, infezioni, febbre, esercizio fisico estenuante, esposizione a pesticidi e a sostanze chimiche industriali, e di eccessivo consumo di proteine.

Gli studi attuali hanno anche fatto luce sui ruoli della vitamina D, necessaria per il metabolismo minerale, la salute delle ossa e del sistema nervoso, il tono muscolare, la salute dell'apparato riproduttivo, la produzione di insulina, la protezione dalla depressione e da patologie croniche come il cancro e le cardiopatie.

La vitamina K gioca un ruolo fondamentale nella crescita e nello sviluppo dell'apparato scheletrico, nella normale riproduzione, nello sviluppo di ossa e denti sani, nella protezione dalla calcificazione e dall'infiammazione delle arterie, nella sintesi della mielina e nello sviluppo delle capacità di apprendimento.

Le vitamine A, D e K lavorano in sinergia. Le vitamine A e D comunicano alle cellule di produrre alcune proteine, che vengono attivate dalla vitamina K. Questa sinergia spiega perché ci siano dei casi di intossicazione da vitamina A, D o K, se isolate e in quantità abbondanti, ed è il motivo per cui è meglio consumare pasti integrali piuttosto che affidarsi a integratori. Questi tre elementi nutritivi devono essere assimilati insieme, altrimenti il corpo svilupperà carenze per colpa della sostanza mancante.

Il ruolo vitale di queste vitamine liposolubili e la loro alta concentrazione nelle diete tradizionali conferma l'importanza del consumo di sola carne proveniente da allevamento al pascolo. Se gli animali da allevamento domestico non consumano erba verde, mancheranno le vitamine K e A che solitamente si trovano nella loro carne, oltre che in quella degli organi, nel burro e nel tuorlo d'uovo. Se questi animali non vengono allevati alla luce del sole, mancherà loro la vitamina D.

Questi elementi nutritivi, assunti in quantità durante gravidanza, allattamento e crescita del bambino, assicurano uno sviluppo fisico e intellettivo ottimale. Negli adulti, invece, proteggono da malattie croniche e acute.

# Vitamine A, D e K2 per una colonna vertebrale diritta

## SVILUPPO DELLE OSSA

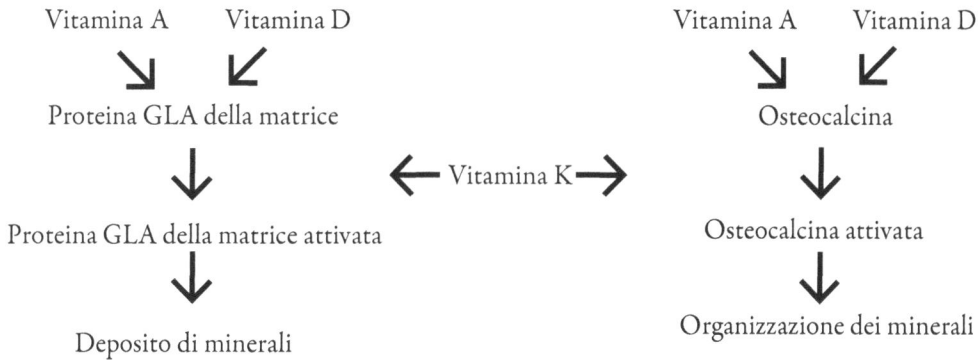

Vitamina A     Vitamina D

Proteina GLA della matrice

Proteina GLA della matrice attivata

Deposito di minerali

← Vitamina K →

Vitamina A     Vitamina D

Osteocalcina

Osteocalcina attivata

Organizzazione dei minerali

## CRESCITA DELLE OSSA

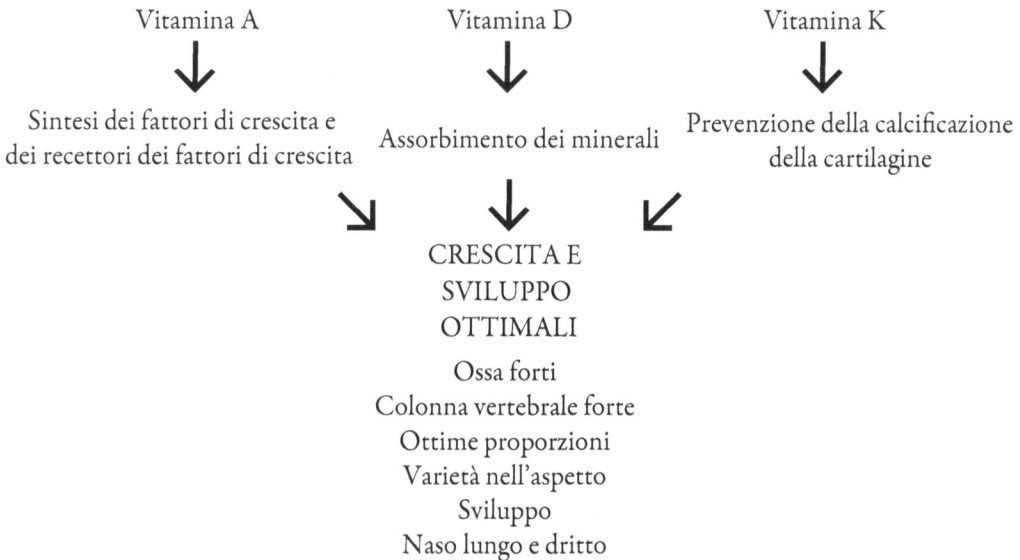

Vitamina A

Sintesi dei fattori di crescita e dei recettori dei fattori di crescita

Vitamina D

Assorbimento dei minerali

Vitamina K

Prevenzione della calcificazione della cartilagine

CRESCITA E
SVILUPPO
OTTIMALI

Ossa forti
Colonna vertebrale forte
Ottime proporzioni
Varietà nell'aspetto
Sviluppo
Naso lungo e dritto

# Le fonti di vitamine liposolubili

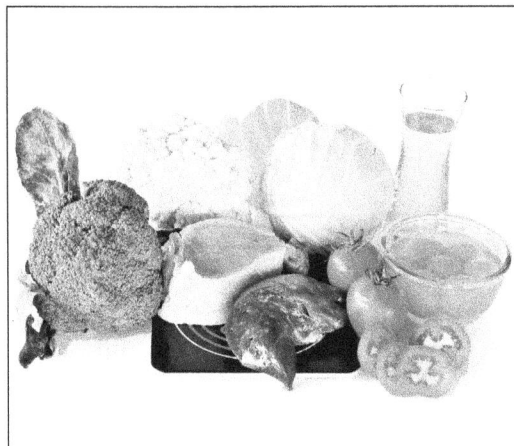

### Vitamina A

La vitamina A si trova in fonti animali come carne, fegato d'agnello, pesci grassi (sgombro), olio di fegato di merluzzo, tuorlo d'uovo e latticini. Il Beta-carotene, un precursore della vitamina A, si trova nelle verdure a foglia verde e nella frutta di stagione.

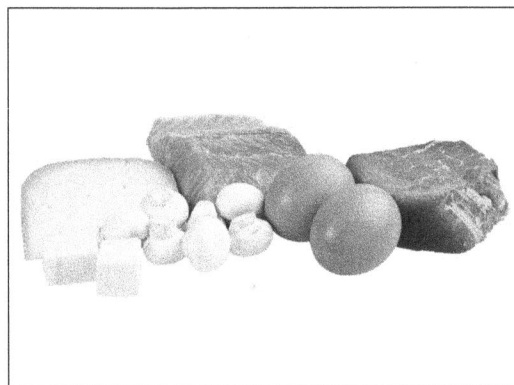

### Vitamina D

La vitamina D viene sintetizzata dal corpo quando questo è esposto alla luce solare. Si trova in alimenti come formaggio, burro, latte, olio di fegato di merluzzo e pesce grasso (sgombro, sardine e aringhe).

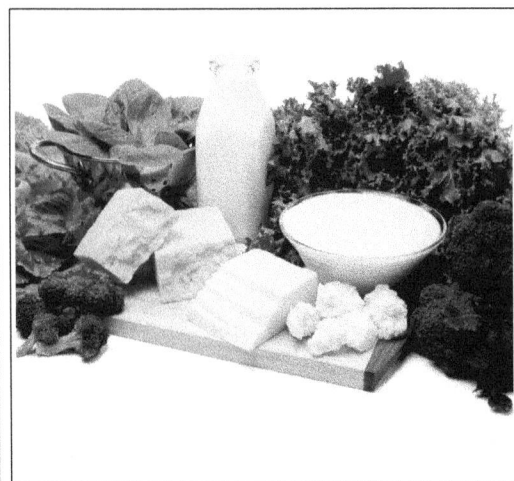

### Vitamina K

La vitamina K è sintetizzata dai batteri probiotici dell'intestino. Essa si trova in abbondanza in alimenti e bevande fermentate come natto e kefir. Altre fonti di vitamina K sono cavolfiore, spinaci, broccoli, verdure a foglia verde e formaggio.

CAPITOLO II

# Nutrimento per la salute di ossa e articolazioni

" *I medici del futuro non somministreranno più farmaci agli esseri umani, ma preferiranno curarli e prevenire malattie attraverso l'alimentazione* "

— *Thomas Edison*

Ogni giorno qualcuno proclama qualche nuova dieta, integratore, programma o pillola dimagrante, promettendoci la luna e le stelle; spesso, ci si ritrova soltanto con un pugno di mosche.

Il tuo scetticismo è comprensibile, e meriti di conoscere come questo programma e tutte le informazioni incluse in questo libro siano in grado di aiutarti a migliorare la tua salute e la tua vita.

Per cominciare, è importante sapere che non hai bisogno di assumere mucchio svariate quantità di integratori, poiché le ricette e gli alimenti consigliati nei libri sulla salute comprendono già tutti gli elementi nutritivi di cui hai bisogno, a condizione che tu rimanga fedele alla tua Tipologia Metabolica nella scelta degli alimenti.

Le uniche eccezioni sono:

- I pochi integratori di cui tutti hanno bisogno, come olio di pesce contenente Omega 3
- Integratori specifici per chi ha particolari problemi di salute

## La Verità sugli Integratori

Rimarrai sorpreso nel sapere che la Cina è uno dei maggiori esportatori di farmaci e vitamine al mondo. Circa il 90% di tutta la vitamina C venduta negli Stati Uniti proviene dalla Cina, che produce inoltre il 50% delle aspirine e il 35% di tutto il paracetamolo. La stessa cosa vale per l'esportazione di vitamine A, B12 ed E.

Sulla scia del cibo per animali avvelenato, lo scandalo del latte, e i presunti casi di dentifricio e prodotti alimentari tossici, adesso tutta l'attenzione è rivolta verso il mercato di vitamine e integratori cinesi, mettendo in dubbio la loro sicurezza.

Per questo motivo, anche se talvolta gli integratori possono essere utili, la soluzione migliore è ricavare la maggior parte delle vitamine e minerali necessari al nostro corpo dagli alimenti. Spesso,gli alimenti trattati mancano di elementi nutritivi, ma il consumo in gran quantità di cibi biologici crudi provenienti da agricoltura locale (o quanto più vicina possibile), e di cibi fermentati, di cui abbiamo già parlato precedentemente, riesce largamente a soddisfare le tue esigenze nutrizionali.

Nuove ricerche suggeriscono che le arance forniscano una protezione antiossidante migliore rispetto agli integratori di vitamina C. La frutta ricca di vitamina C è un potente antiossidante che protegge dai danni del DNA cellulare.

Un gruppo di ricercatori ha somministrato un bicchiere di succo di arancia rossa a un gruppo, e a un altro gruppo ha somministrato lo stesso quantitativo di vitamina C fortificata in acqua o acqua con zucchero (senza vitamina C, un placebo). I livelli di Vitamina C nel plasma di entrambi i gruppi che avevano assunto il succo o l'integratore sono rapidamente aumentati, ma quando i loro campioni di sangue sono stati esposti a perossido d'idrogeno, una sostanza nota per i danni che può causare al DNA, il plasma di coloro che avevano bevuto il succo ha riportato danni minori rispetto all'altro.

Nella frutta, la vitamina C interagisce con altri elementi nutritivi per produrre effetti benefici. La natura è infinitamente più complessa e intelligente dei prodotti umani elaborati e confezionati in laboratorio.

Una convinzione errata sull'alimentazione è quella di pensare di poter coprire il proprio fabbisogno vitaminico giornaliero semplicemente con un integratore al giorno. Ci sono persone che pensano: " Ok, visto che ho preso questo multivitaminico, sono a posto con minerali e vitamine per tutta la giornata". Questo, però, non è così vero, poiché anche se gli integratori multivitaminici possono aiutarti in maniera blanda, non ti forniscono la quantità di elementi nutritivi sufficiente per mantenerti in salute e prevenire malattie. Anche perché, facendo ciò, ti mancano una serie di sostanze nutritive che non sono ancora state scoperte. **Perciò se vuoi integrare tutte le sostanze nutritive utili, devi necessariamente evitare gli integratori i cui componenti risultano sintetizzati in maniera isolata. Preferisci, invece, gli alimenti che possono fornirti queste sostanze, o gli integratori che derivano da questi alimenti.**

## La mia opinione sugli integratori

Alcune persone pensano che per essere sani sia necessario spendere una fortuna in erbe e integratori, ma non è questo il caso. L'integrazione è una delle strategie che vengono formulate in questo libro, ma non costa tanto quanto si potrebbe pensare, se si sceglie la fonte intelligentemente. In generale, molte di queste abitudini salutari sono molto efficaci e, soprattutto, per la maggior parte, sono gratuite. Le cinque abitudini per la trasformazione della salute, quelle che ritengo più efficaci, sono le seguenti:

1. Luce del sole
2. Acqua
3. Riduzione dello stress
4. Esercizio fisico
5. Alimenti integrali naturali

# Gli integratori raccomandati per la scoliosi

**1. multivitaminici a base di alimenti integrali**

Vi sono decine di ricerche che spiegano come il vostro corpo riesca ad assorbire solo una parte dei multivitaminici (utilizzandone anche di meno). Da queste ricerche risulta anche evidente che il corpo assorbe molti più nutrienti quando la fonte dei multivitaminici è a base di alimenti integrali.

Quindi, nel prendere multivitaminici di alta qualità, non dimenticare che questi integratori svolgono solo una funzione complementare. Essi non possono e non devono rimpiazzare una sana dieta a base di cibo biologico.

I tuoi rigidi impegni possono impedirti di cucinare dei cibi sani, costringendoti a ripiegare su cibi "veloci"; questo, però, a lungo andare non fa altro che provocare problemi di salute a te e alla tua famiglia. Un gran numero di studi ha dimostrato che nel tempo che questi alimenti "veloci" impiegano a raggiungere la tua tavola, molti elementi nutritivi essenziali sono già andati perduti. Alcuni stimano la perdita a più del 50% del totale!

La perdita può essere parzialmente attribuita ai metodi di allevamento tradizionali o all'impiego di fertilizzanti chimici e pesticidi. In altri casi, è la cottura degli alimenti a privarli di sostanze nutritive. Questo ti fa capire quanto sia importante aggiungere un ottimo **multivitaminico a base di alimenti integrali** come supporto alla tua dieta, visto che non sempre puoi ottenere alimenti non trattati e che le sostanze nutritive vengono perdute con molta facilità.

## 2. Brodo d'ossa

Avete mai sentito quel proverbio sudamericano che dice, "un brodo, se fatto bene, può far risorgere i morti"?

Nulla può battere la bontà di un brodo fatto in casa, ricco, fragrante, e scintillante di goccioline dorate di grasso! Il brodo di ossa fatto in casa offre un sapore così intenso da non poter essere accostato a nessuna delle sue versioni da supermercato. Può essere usato come base per zuppe, salse, ragù, oltre a fornire un mezzo di cottura per cereali e verdure.

Quando le ossa cuociono nell'acqua, rilasciano minerali e altri elementi nutritivi, soprattutto se è stata aggiunta qualche goccia di aceto di mele, rendendo il brodo ricco di calcio, fosforo, magnesio e tracce di altri minerali. Inoltre, il brodo d'ossa contiene glucosammina e condroitina, che aiutano nella prevenzione di artriti e dolori articolari. Cosa ancora più importante, esso è ricco di gelatina, un economico integratore proteico.

## Di cosa è composto il brodo?

I due elementi più importanti del brodo fatto in casa sono la prolina e la glicina; entrambi svolgono un ruolo fondamentale nella formazione delle ossa. Le ossa sono fatte di fibre collagene che si formano da molecole proteiche giganti composte da un migliaio di amminoacidi. La glicina contribuisce a un terzo del totale degli amminoacidi. Gli altri amminoacidi presenti nelle ossa in maniera più prominente sono la prolina e l'idrossiprolina.[63]

Ecco una breve spiegazione sul ruolo di prolina e glicina:

### Prolina

Studi recenti hanno dimostrato che i livelli di plasma diminuiscono del 20-30% quando una persona in salute viene sottoposta a una dieta carente di prolina.[64] Questo significa che la prolina dovrebbe essere classificata come amminoacido "essenziale". Il corpo non è in grado di produrre abbastanza prolina senza un'integrazione alimentare.

### Glicina

Il corpo degli esseri umani necessita di grandi quantità di glicina per la disintossicazione da sostanze chimiche. La glicina aiuta la digestione aumentando la secrezione acida gastrica.

## Qual è la miglior fonte naturale di prolina e glicina?

Le ricerche identificano la gelatina come la miglior fonte di prolina e idrossiprolina conosciuta dall'uomo. Essa contiene rispettivamente circa 15,5 e 13,3 grammi di prolina e idrossiprolina su 100gr di prodotto. Inoltre, contiene 27,2 grammi di glicina su 100gr di proteine pure. La lisina e l'idrossilisina sono necessarie per la sintesi del collagene e sono presenti, anche se in minor quantità, rispettivamente 4,4 e 0,8 grammi, su cento di proteine pure.

Ci crederesti? Uno studio italiano del 1907 ha dimostrato che l'iniezione di gelatina nelle ossa aumenta il livello di calcio nel sangue e, di conseguenza, stimola la crescita delle ossa. Alcuni studi recenti continuano a supportare questo effetto. In uno studio giapponese, per esempio, un gruppo di controllo con cavie è stato nutrito per dieci settimane con una dieta a basso contenuto di proteine, contenente il 10% di caseina, mentre il gruppo sperimentale è stato nutrito con una combinazione del 6% di caseina e il 4% di gelatina. I risultati?

Sia il contenuto minerale osseo, sia la densità ossea del gruppo sperimentale erano più alti rispetto a quelle del gruppo di controllo.[66] Uno studio Tedesco del 1999 mostra come questo effetto sia più pronunciato di quello sperimentato con la prolina, tranne quando i due elementi vengono utilizzati insieme.[67]

In maniera analoga, il Dottor Roland W. Moskowitz della Case Reserve University, durante una revisione della letteratura sull'idrolizzato di collagene nel trattamento dell'osteoporosi e delle osteoartriti, scoprì che 10 grammi di idrolizzato di collagene farmaceutico al giorno erano sufficienti per ridurre il dolore nei pazienti affetti da osteoartriti al ginocchio o all'anca e, cosa molto importante, la gelatina ottenne un vantaggio significativo sul trattamento con placebo.[68]

Sei abbastanza convinto? Procediamo.

L'unica cosa che devi tenere a mente è che qualunque tipo di gelatina tu abbia intenzione di cucinare, non devi MAI cucinarla al microonde. Secondo una lettera pubblicata da The Lancet, riscaldare la gelatina nel microonde converte la L-prolina in D-prolina[69], una sostanza pericolosissima. In altre parole, la gelatina da brodo d'ossa può portare numerosi benefici, ma se viene riscaldata nel forno a microonde diventa tossica per il fegato, i reni e per il sistema nervoso.

## Il ruolo della gelatina nella salute di ossa e intestino

Molti famosi scrittori di libri sulla salute, comprese Adelle Davis e Linda Clark, hanno evidenziato gravi problemi alle ossa causati da una diffusa carenza di acido cloridrico, soprattutto in pazienti oltre i 40 anni. Davis afferma: "Una carenza di acido cloridrico impedisce la digestione delle proteine e l'assorbimento di vitamina C, favorendo la distruzione di vitamine B e impedendo ai minerali di raggiungere il sangue, portando così allo sviluppo di anemia e di fragilità delle ossa".[70]

Un altro ricercatore, Carl Voit, ha scoperto che la gelatina aiuta la digestione grazie alla sua capacità di normalizzare sia gli eccessi, sia le carenze di acido cloridrico, poiché appartiene alla classe delle sostanze "eupeptiche" che favoriscono la secrezione di succhi gastrici, promuovendo quindi la digestione.[71]

La tradizionale reputazione della gelatina come ricostituente è dovuta principalmente alla sua abilità di dar sollievo al tratto gastrointestinale. Nel 1905, Erich Cohn, del *Medical Polyclinic* della *University of Bonn*, ha scritto che "La gelatina delinea la membrana mucosa del tratto intestinale e vigila contro le ulteriori azioni nocive da parte degli alimenti ingeriti".

In maniera simile, il dottor Francis M. Pottenger ha scoperto che se la gelatina fosse inclusa nei pasti, la sua azione digestiva si distribuirebbe a tutta la massa di alimenti ingeriti, rendendo la digestione molto più facile.[72]

## La gelatina e il fegato

Il dottor Reuben Ottanger, nel *Journal of the American Medical Association*, ha scritto: "La somministrazione di proteine contenente una gran quantità di glicina (come la gelatina) può incrementare il metabolismo del fegato."[73] Ottanger raccomanda ai suoi pazienti affetti da ittero e da altri problemi al fegato, di assumere dai 5 ai 10 grammi di gelatina al giorno sia attraverso il cibo, sia in forma di integratore medico in polvere.

## Riassumendo...

Il brodo d'ossa è l'antidoto perfetto per chi soffre sia di scoliosi che di altri disturbi come artrite, malattie infiammatorie intestinali (morbo di Crohn e rettocolite ulcerosa), cancro, stati di immunodeficienza e malnutrizione. La gelatina è l'ingrediente chiave del brodo d'ossa, benché esso contenga molti altri elementi nutritivi e minerali (ad esempio calcio, fosforo, magnesio, sodio, potassio, zolfo e fluoro) essenziali per la salute delle ossa e dell'intestino.

Pensa alle ossa come a integratori di proteine e calcio. Gli elementi chimici estratti dalle ossa sono il glicine e la prolina (collagene/gelatina), il calcio e il fosforo (minerali), l'acido ialuronico e il solfato di condroitina (GAG), e altri amminoacidi, minerali e GAG presenti in piccole quantità. Il volume *The All New Joy of Cooking* afferma che, per sua natura, il brodo calma, rilassa e ristora lo spirito e il corpo.[74]

Raccomando il consumo di brodo d'ossa in forma di zuppa durante tutte le fasi della scoliosi e, ancora più importante, durante la repentina crescita dei ragazzi. Anche se tradizionalmente la zuppa viene servita a pranzo o a cena, io consiglio di consumarla anche a colazione, poichè data la quantità d'acqua e di minerali contenuti, è ideale per riprendersi dalla notte di digiuno che disidrata il nostro corpo. Puoi usare il brodo d'ossa per la preparazione di zuppe a tua scelta, a patto di seguire le istruzioni riportate in basso.

## Come preparare il tuo brodo d'ossa fatto in casa

**Ingredienti principali:**

**1. Ossa** – di pollo, pesce, molluschi, vitello, agnello

- Avanzi cucinati del giorno prima, anche senza pelle e carne
- Ossa crude, anche senza pelle e carne
- Usa carcassa intera o alcune parti (costole, collo e zampe sono un'ottima scelta)
- Non dimenticare i gusci dei molluschi, le carcasse intere dei pesci (compresa la testa) e i gamberetti essiccati

**2. Acqua** – Comincia con acqua filtrata fredda

- In quantità sufficiente a coprire tutte le ossa
- O due bicchieri d'acqua ogni mezzo chilo d'ossa

**3. Aceto** – Aceto di mele, di vino rosso o bianco, di riso o balsamico

- Una spruzzata
- Due cucchiai da tavola ogni litro d'acqua o ogni chilo di ossa
- Il limone può essere un'alternativa all'aceto (acido citrico anziché acido acetico)

**4. Verdure (facoltativo)** – scarti e bucce o interi

- Sedano, carote, cipolle, aglio e prezzemolo sono quelli più usati, ma qualunque verdura andrà bene
- Ricorda che se aggiungi questi ingredienti a fine cottura, la loro quantità di minerali sarà maggiore

**Preparazione**

Metti in una pentola i pezzi d'osso tagliati grossolanamente, acqua e aceto, poi lasciali riposare a bagno per un'oretta. Subito dopo, porta il composto a ebollizione e rimuovi le impurità che salgono a galla, abbassa la fiamma, copri e lascia cuocere a fuoco lento (6-48 ore per il pollo, 12-72 ore per la carne). Se desideri, aggiungi le verdure nell'ultima mezz'ora di cottura. Spolpa e rimuovi le ossa. Se c'è abbastanza gelatina, il brodo freddo si condensa. Il brodo può essere congelato per mesi o può essere messo in frigo per circa cinque giorni senza andare a male.

## 3. Luce del sole e salute

Un cinese o un indiano avranno difficoltà a credere che una nuova legge della California vieti ai ragazzi sotto i quattordici anni di comprare lozioni autoabbronzanti, e che in 27 degli stati americani, i giovani abbiano bisogno del permesso del genitori per abbronzarsi al sole! Questi provvedimenti sono stati resi necessari dal fatto che la sovraesposizione alla luce solare permette ai raggi UV (ultravioletti) di penetrare nella pelle, causando danni al DNA che possono sfociare in cancro della pelle.

Se ricordi, all'inizio di questo libro ho detto che un alimento può essere buono per una persona e velenoso per un'altra. Le notizie allarmanti sulla pericolosità della sovraesposizione al sole per il nostro corpo o la nostra pelle sono diffuse dai media occidentali, poiché la pelle della popolazione occidentale non ha pigmentazione (melatonina) sufficiente a proteggerla dai pericolosi effetti degli ultravioletti presenti nella luce del sole.

Al contrario, la luce solare è una fonte importante di sostentamento per le popolazioni che possiedono una pelle più scura, come gli afroasiatici. Alcune civiltà asiatiche avevano un detto che diceva "il sole nutre i muscoli".

Anche nell'antica Roma i gladiatori si sottoponevano a bagni di sole per aumentare la propria forza ed elasticità muscolare. Gli atleti olimpici avevano l'abitudine di abbronzarsi sulle coste della baia di Guascogna, e molti sono ancora convinti che abbronzarsi curi i reumatismi. Molte persone che soffrono di dolore provocato dalle artriti, soprattutto quelle che abitano in paesi con un inverno lungo e rigido, affermano di provare meno dolore in estate, rispetto all'inverno.

Personalmente, credo che nel tuo corpo non esistano cellule che, direttamente o indirettamente, non traggano benefici dalla luce del sole. Come le piante non sono in grado di svolgere la fotosintesi senza la luce del sole, allo stesso modo gli esseri umani hanno bisogno della luce del sole per sintetizzare nuova vita.

L'esploratore Dan Buettner, visitò quattro zone diverse del mondo, trovando persone che godevano di ottima salute fino ai loro novanta o cent'anni e, nel suo volume *The Blue Zones*, analizzò accuratamente come queste persone fossero così longeve.

Dopo aver visitato questi posti, l'autore giunse alla conclusione che l'esposizione al sole, sorgente di vitamina D, era un fattore comune in tutte le quattro "*Blue Zones*", dove si trovavano le società più longeve al mondo.

In un capitolo del suo libro, Buettner scrive: "Non dovremmo bruciarci, né dovremmo friggere. Ma venti minuti di esposizione solare al giorno, nei climi o alle latitudini in cui il sole è adatto al nostro corpo, fanno bene."

## La vitamina D, fonte di salute

Va evidenziato come la vitamina D, un tempo ritenuta fonte di salute solo per le ossa e utile a combattere malattie come rachitismo e osteoporosi, oggi sia riconosciuta come protagonista della salute in tutti i suoi aspetti.

In un articolo pubblicato sull'*American Journal of Clinical Nutrition* nel 2008, Anthony Norman, esperto internazionale sulla vitamina D, ne individua il potenziale contributo per la salute del sistema immunitario, sia innato che adattivo, la secrezione di insulina, la regolazione delle attività di cuore e pancreas, la regolazione della pressione sanguigna, la forza muscolare e l'attività cerebrale. Inoltre, si ritiene che l'adeguata assunzione di vitamina D possa aiutare a ridurre il rischio di cancro.[75]

Norman elenca inoltre 36 tessuti di organi le cui cellule rispondono in maniera biologica alla vitamina D; questi comprendono i tessuti di midollo osseo, seno, colon, intestino, reni, polmoni, prostata, retina, pelle, stomaco e utero. Tutti gli organi del corpo possiedono dei recettori per la vitamina D, il che implica che questa comunica con tutti gli elementi del corpo. Le cellule utilizzano la vitamina D per regolare in maniera diretta i geni, il che significa che essa è uno dei composti più potenti per la salute umana. Alcune province del Canada hanno anche varato delle leggi che regolano la somministrazione di integratori di vitamina D nelle case di riposo!

In un rapporto pubblicato sulla rivista *Osteoporosis International* il 19 giugno 2009, un gruppo di ricercatori della *International Osteoporosis Foundation*, esperti di nutrizione, ha messo in luce la presenza insufficiente di vitamina D in tutte le popolazioni del mondo. Questi ricercatori hanno scoperto che il fenomeno è comune in molte aree del mondo, e sembra essere in ascesa. Essi hanno esaminato i risultati riguardanti la presenza di vitamina D in Asia, Europa, Medio Oriente, Africa, Nord America e Oceania e hanno evidenziato come la carenza di vitamina D sia maggiore in Asia meridionale e in Medio Oriente. Le cause principali di ciò sono da attribuire all'urbanizzazione e all'abitudine a indossare vestiti che coprono la maggior parte del corpo.

Di recente, un gruppo di ricercatori dell'*All India Institute of Medical Science* (AIIMS), di Nuova Delhi, in India, ha condotto uno studio che collega la scarsa presenza di vitamina D ai disturbi ossei.[76] Lo studio, condotto da Ravinder Goswam, del dipartimento di endocrinologia e malattie metaboliche dell'AIIMS, sostiene che la carenza di vitamina D possa essere una minaccia per le giovani popolazioni che nel tempo non hanno sviluppato una protezione di adattamento biologico.

Questo gruppo di ricercatori, dopo un primo studio sistematico sul siero sanguigno che ha evidenziato come il 75% degli abitanti in salute dell'India del Nord avessero avuto carenze di vitamina D, ha mostrato che, anche se nei paesi tropicali la pelle degli esseri umani si è adattata al clima, non esiste alcun adattamento biologico a questa carenza. In altre parole, la pelle scura, che impedisce ai raggi ultravioletti di poter formare la vitamina D nel corpo, comporta la non espressione del recettore della vitamina D, un ormone che regola i livelli di calcio nel corpo.

Il risultato, secondo i ricercatori, è che queste persone soffrono di disturbi ossei, come rachitismo, osteomalcia e osteoporosi, disturbi ampiamente diffusi nei paesi a clima subtropicale. I loro due nuovi studi sono stati recentemente pubblicati sul *British Journal of Nutrition* e sull'*European Journal of Clinical Nutrition*.

Questo studio approfondisce l'adattamento del corpo nella fase iniziale della carenza di vitamina D, che avviene tramite l'aumento di produzione dell'ormone paratiroideo nel sangue, il quale aiuta a mantenere normali livelli di calcio e quindi la carenza non è facilmente rilevabile. A lungo termine, tuttavia, questo porta al riassorbimento osseo (l'osso si rompe per rilasciare il calcio nel sangue) e all'osteoporosi (riduzione della densità ossea che aumenta i rischi di frattura).

Tutto ciò sollecita una politica nazionale in materia di fortificazione del cibo con vitamina D, così come avviene già in Occidente. Questa richiesta proviene da un altro studio di Goswami, da cui risulta che l'assunzione di 60.000 unità (UI) di vitamina D una volta alla settimana per otto settimane, insieme ad 1 g di calcio elementare ogni giorno, ripristina il livello di base della vitamina. Tuttavia, i risultati decrescono ad un anno dall'interruzione dell'assunzione di vitamina D.

Pertanto, ciò che i ricercatori suggeriscono per un adeguato apporto di vitamina D è l'esposizione giornaliera, per almeno mezz'ora, al sole nei mesi più caldi, e nei solarium durante l'inverno.

L'unico problema è mantenere un dosaggio ottimale, poiché esagerare con qualcosa di buono può anche far male. Bisogna fare attenzione a non scottare la pelle. Il criterio dovrebbe essere "meglio poco, che troppo". Inizia esponendo tutto il corpo al sole da sei a dieci minuti al giorno e aumentando gradualmente la durata dell'esposizione a mezz'ora o poco più. Esponi la parte anteriore del corpo per 3-5 minuti, successivamente girati ed esponi quella posteriore per altri 3-5 minuti.

All'inizio della stagione calda, inizia a uscire gradualmente, anche meno di dieci minuti al giorno. Progressivamente, prolunga il tempo di esposizione in modo da riuscire in poche settimane ad avere un'adeguata esposizione al sole, riducendo il rischio di sviluppare un cancro della pelle. Poiché i livelli cronici di carenza di vitamina D non possono essere invertiti dal giorno alla notte, ci possono volere mesi di esposizione alla luce solare e di consumo di integratori per ricostituire le ossa e il sistema nervoso.

## Vitamina D per ossa, denti e articolazioni

Quando parliamo della salute delle ossa, la vitamina D e il calcio vanno di pari passo, poiché collaborano attivamente uno all'assorbimento dell'altro. L'apporto giornaliero di calcio attraverso l'alimentazione è di 307-280 mg nelle popolazioni urbane, e di 263-280 mg nelle popolazioni rurali; queste quantità rappresentano meno di un terzo del calcio richiesto dal corpo (1 g al giorno). Di conseguenza, anche vivendo nelle zone più soleggiate della terra, c'è sempre il rischio di non assorbire vitamina D sufficiente.

La vitamina D non è solo importante nella formazione e nello sviluppo delle ossa dal concepimento alla crescita infantile, ma è anche necessaria per la regolazione della crescita delle ossa in tutte le fasi della vita. È importante per la salute dei denti e aumenta coordinazione, massa, e forza muscolare.

L'alimentazione ha un impatto evidente sul funzionamento della vitamina D nel corpo. Le proteine sono necessarie al mantenimento della massa dei muscoli e alle ossa, mentre il magnesio e gli acidi grassi Omega 3, rallentano l'invecchiamento delle ossa. Gli alimenti che stimolano l'acidosi, come formaggio, sale e cereali, fanno in modo che calcio, magnesio e proteine drenino dalle ossa facendo da antagonisti alla vitamina D. Le verdure a foglia verde sono essenziali per la salute dei muscoli e delle ossa e per equilibrare gli acidi nel corpo.

Con una dieta ricca di alimenti che stimolano l'acidosi e povera di verdure, non ci si stupisce che i disturbi più diffusi nel nostro paese siano collegati a muscoli, ossa e articolazioni. Il più diffuso è sicuramente il dolore alla schiena. Casi di osteoartriti, gotta, pseudo gotta e anche problemi di coordinazione e di forza muscolare, possono tutti essere collegati alla presenza insufficiente di vitamina D, e possono migliorare solo quando essa rientra nei valori normali.

Quando le persone invecchiano, aumenta il rischio che le ossa si rompano a causa dell'osteoartrite, una malattia dell'apparato scheletrico. Anche se questo disturbo interessa solo le generazioni più anziane, la propensione allo sviluppo di questo si verifica nei primi anni di vita. Più è bassa la quantità di proteine, calcio, magnesio e fosforo che viene integrata dal corpo durante l'infanzia, più sono alti i rischi in età avanzata. Da adulti, invece, più sono bassi i livelli di vitamina D, più è alto il rischio di fratture a causa di una massa ossea inferiore. Per questo motivo, è necessario mantenere i livelli di vitamina D nella norma durante la gravidanza. I bambini devono assumere il giusto apporto di vitamina D, tramite esposizione al sole o per mezzo di integratori e di Omega 3; inoltre, i genitori devono assicurarsi che essi svolgano esercizi a carico naturale, come salire e scendere dagli alberi, fare sport o andare in bicicletta, in modo da garantire al proprio figlio ossa in salute.

Alcuni studi hanno mostrato un collegamento diretto tra carie, perdita dei denti e disturbi gengivali e lo sviluppo di problemi cardiovascolari e sclerosi multipla. La salute dentale è un buon strumento che permette di vedere dal di fuori ciò che accade all'interno delle ossa. Le persone che presentano una grave perdita di denti molto probabilmente non solo soffrono di perdita di massa ossea, ma hanno anche una grave carenza di vitamina D. L'integrazione di questa vitamina, associata al calcio, può ridurre la perdita dei denti, aiutando anche le ossa.

Seguire questi consigli sulla vitamina D può diminuire i rischi di artrite del 50% e lo stesso vale per debolezza muscolare, perdita di coordinazione e di equilibrio associate alla vecchiaia. Coloro che hanno un livello di vitamina D più alto mostrano una riduzione del rischio di osteoporosi del 26%, rischio che si riduce del 50% se i livelli di vitamina D rimangono equilibrati sin dal concepimento.

## Anche i medici hanno carenze di vitamina D

Sia che la vitamina D sia assunta tramite esposizione al sole, integratori vitaminici, alimenti che ne contengono in abbondanza, o attraverso una combinazione di queste abitudini, non esiste una scusa valida per ignorare il bisogno di questo elemento nutritivo vitale da parte del corpo. Le persone non dovrebbero aspettare che un dottore prescriva loro un test sui livelli di vitamina D nel corpo. Come riportò il dottor Michael Hollick, medico e autore del libro *UV Advantage*, dopo aver condotto uno studio al *Boston Medical Center* nel 2002, (come riportato dal sito MedicalConsumers.org), il 32% degli studenti e dei medici tra i 18 e i 29 anni presentano carenze di vitamina D.

## E l'olio di fegato di merluzzo?

L'olio di fegato di merluzzo viene di solito raccomandato come integratore, consideratone l'apporto di vitamina A, D e di Omega 3. Questi tre elementi nutritivi sono tutti necessari per crescere e svilupparsi in maniera corretta, soprattutto per i bambini.

Da ulteriori studi, sembra che l'olio di fegato di merluzzo non sia tanto sicuro quanto si crede. L'odierno olio di fegato di merluzzo trattato contiene molta più vitamina A che D rispetto a quello naturale e questo può risultare dannoso per alcuni, soprattutto sapendo come queste vitamine interagiscono tra loro.

Nuovi studi hanno mostrato che non solo queste vitamine sono importanti, ma anche il rapporto che vi intercorre è molto importante. Assumere troppa vitamina A può sabotare gli effetti benefici del giusto apporto di vitamina D, mentre assumerne troppo poca significa invece limitare le potenzialità della vitamina D.

La maggior parte dell'olio di fegato di merluzzo che viene prodotto oggigiorno non contiene il giusto rapporto tra queste due vitamine. Sfortunatamente, non sappiamo quale sia il miglior rapporto tra i due, e la produzione artigianale sembra avere un effetto di riduzione o aumento di queste sostanze senza un apparente motivo.

Vi sono due studi che chiariscono questa teoria. Il primo mostra che le persone cui è stato somministrato un integratore di vitamina A in forma di olio di fegato di merluzzo hanno una probabilità di morire più alta del 16% rispetto a quelle a cui non è stato somministrato. Il secondo studio mostra che l'integrazione di vitamina A nei paesi sviluppati (come gli Stati Uniti) non diminuisce il rischio di infezione, ma lo aumenta!

Qui entra in gioco il problema del corretto rapporto tra le sostanze. Nei paesi del Terzo Mondo, le persone si nutrono prevalentemente di cereali, nei quali manca la vitamina A. Nei paesi sviluppati, come gli Stati Uniti, ciò non avviene. Il 5% degli abitanti degli Stati Uniti soffre di intossicazione da vitamina A.

Uno studio sulla riduzione del rischio di cancro al colon, condotto da un ricercatore dell'università di Harvard, rilevò che le persone con livelli più alti di vitamina A e D non mostravano un livello maggiore di protezione dal cancro al colon. Invece, chi presentava livelli normali di entrambe le vitamine era più al sicuro dal rischio di contrarre il tumore. Questo portò il ricercatore a ritenere che chi aveva assunto l'integratore di vitamina A non godeva degli effetti positivi dell'alto livello di vitamina D.

I ricercatori credono che con l'integrazione di vitamina A, si inibisca la creazione di rapporti tra la vitamina D e il DNA nella sua forma attiva, e di conseguenza si impedisca a questa di regolare l'espressione genetica.

Per rendere il tutto più chiaro, il problema sta nella vitamina A in forma di retinolo. Il Beta-carotene non comporta alcun rischio, perché è una provitamina A, e viene quindi convertito dal tuo corpo solo nel momento in cui esso ne ha bisogno, e fino a quando sia abbastanza sano. Se hai carenze di vitamina D e integri questa mancanza con l'acido retinoico, è più probabile che si sviluppino forme tossiche di vitamina A, che possono danneggiare il fegato.

Il modo migliore di ottenere il corretto rapporto di vitamina A e D è di assumerle in maniera naturale. La vitamina A può provenire da una dieta ricca di verdure colorate (come la carota), e la vitamina D da un'esposizione giornaliera alla luce del sole. Se ciò è complicato perché studi o lavori, puoi sempre integrare con la vitamina D3. Se vuoi lo stesso consumare olio di fegato di merluzzo, visita il sito internet della *Weston A. Price Foundation* (www.westonapric.org) per una lista di marche raccomandate di olio di fegato di merluzzo.

## Integrare con vitamina D3

È noto che livelli bassi di vitamina D sono presenti in molti individui della società moderna, dove la maggior parte della popolazione vive in luoghi chiusi per molto tempo. Proprio per questo motivo l'integrazione di vitamina D3 può costituire una valida alternativa all'esposizione diretta al sole. Il governo degli Stati Uniti, per esempio, raccomanda una dose giornaliera di 400-600 UI al giorno di vitamina D da assumere attraverso la dieta; questa quantità è probabilmente insufficiente, se ci si basa sui diversi studi sulla vitamina D. Molti ricercatori sono convinti che il bisogno di vitamina D sia di oltre 2000 UI al giorno, soprattutto nei mesi invernali. Questo apporto è stato testato in maniera sicura su ragazzi dai 10 ai 17 anni. Solo 2000 UI sono stati in grado di riportare alla normalità coloro che avevano carenze di vitamina D.

In uno studio effettuato su bambini afroamericani in sovrappeso, è stato rilevato che il 57% di questi soffriva di carenza di vitamina D, comparato al 40% del gruppo di controllo. Dopo l'integrazione di 400 UI di vitamina D al giorno, i bambini presentavano ancora livelli di vitamina D non normalizzati, provando l'inadeguatezza delle raccomandazioni governative.

Un nuovo studio effettuato su giovani in salute ha rilevato che essi avevano bisogno di integrare 700-800 IU di vitamina D al giorno per mantenere in salute le ossa. Puoi benissimo immaginare come persone in età avanzata, soprattutto donne, o persone con problemi di salute come la scoliosi, ne abbiano bisogno in quantità maggiore.

Dal mio punto di vista, parte della questione relativa alla quantità di vitamina D necessaria dovrebbe essere basata su test clinici o su sintomi che indicano una predisposizione alla carenza di questa vitamina. Qual è la dose corretta di vitamina D? Non c'è modo di saperlo con certezza e la risposta potrebbe dipendere da vari fattori, come:

Come regola generale, gli anziani hanno bisogno di più vitamina D rispetto ai giovani, le persone alte più di quelle basse, e quelle più pesanti più di quelle magre, le persone che vivono al nord più di quelle che vivono al sud,

le persone con una pelle più scura più di quelle con pelle molto chiara, chi usa lozioni protettive più di chi che non le usa e chi sta male più di chi sta bene.

Come vedi, ci sono fattori multipli coinvolti nella quantità di vitamina D necessaria a coprire i bisogni di ogni individuo. Non c'è una formula precisa, e il bisogno di questa vitamina può cambiare a seconda dello stato di salute individuale; se ti ammali e soffri di patologie cardiache, cancro o addirittura scoliosi, di quanta vitamina D avrà bisogno il tuo corpo per star bene? Nessuno conosce la risposta, ma basandoci sulle scoperte di una recente ricerca medica su vasta scala, raccomando i seguenti valori:

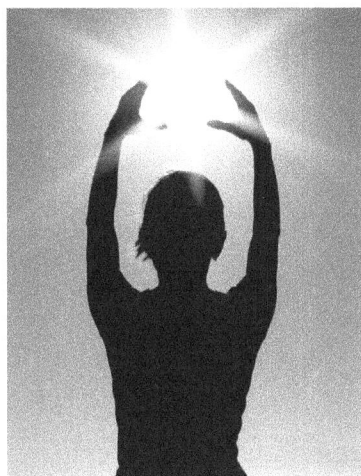

- ☐ Età
- ☐ Peso corporeo
- ☐ Percentuale di grasso corporeo
- ☐ Latitudine (dove vivi)
- ☐ Colorazione della pelle
- ☐ Stagione dell'anno (estate o inverno)
- ☐ Uso di lozioni protettive contro i raggi UV
- ☐ Quantità di luce solare a cui si è esposti normalmente
- ☐ Stato di salute

## Quantités de références pour les taux de vitamine D

| Carenza | Ottimale | Per malati di cancro | Eccessiva |
|---------|----------|----------------------|-----------|
| < 50 ng/ml | 50 – 65 ng/ml | 65 – 90 ng/ml | >100 ng/ml |

**Testare i livelli di vitamina D**

Prima di considerare l'integrazione di vitamina D, è necessario testarne i livelli nel corpo. Meglio farlo presso un medico nutrizionista. È molto importante che ti prescrivano il test corretto, poiché esistono due diversi test per la rilevazione della vitamina D, 1,25(OH)D e 25(OH)D.

Il 25(OH)D è il marcatore migliore per lo stato generale della vitamina D. Molte volte è associato a una buona salute generale.

Il test giusto è il 25(OH)D, chiamato anche 25-idrossivitamina D.

Se hai già fatto questo test, considera che molti laboratori usano vecchi valori di riferimento.[77] I valori scritti sopra sono i più recenti e sono basati sulle scoperte di uno studio medico condotto su vasta scala. Per sicurezza, è consigliabile ottimizzare i tuoi livelli di vitamina D solo con l'aiuto di un esperto nutrizionista. Naturalmente, il miglior modo per integrare vitamina D è l'esposizione della pelle ai raggi UV-B, contenuti nella normale luce solare.

## 4. Omega 3

Un elemento nutritivo necessario per una buona salute è l'Omega3, che tende ad essere carente nei cibi moderni. Gli acidi grassi Omega3 sono essenziali, necessari dal concepimento alla gravidanza, nell'infanzia, e per tutto il resto della vita.

Normalmente, la nostra alimentazione contiene Omega6, in quantità molto più alte del necessario. Gli esperti, osservando i livelli di questi due acidi grassi nel corpo (Omega 3 e 6), suggeriscono che nei primi stadi dell'evoluzione umana il loro rapporto fosse di 1:1. Oggigiorno, molte persone hanno, nella loro dieta, un rapporto di questi acidi grassi che varia da 20:1 a 50:1. Il rapporto ottimale è molto probabilmente più vicino all'originale 1:1. Per molti di noi, questo significa ridurre gradualmente la quantità di acidi grassi Omega6 che vengono consumati giornalmente e aumentare la quantità di acidi grassi Omega3.

Ci sono tre tipi di Omega3:

- Acido Alfa Linolenico (ALA) (Attenzione, l'acronimo ALA viene anche utilizzato per l'acido alfa lipoideo, che non è la stessa cosa)
- Acido Eicosapentaenoico (EPA)
- Acido Docosaesaenoico (DHA)

L'ALA si può trovare in alcune piante, come in semi di lino, noci e in altri alimenti, ma gli Omega 3 più benefici, L'EPA e il DHA, possono essere ottenuti da fonte marina.

Le famiglie moderne consumano normalmente un basso livello di Omega 3, un acido grasso che si trova principalmente nell'olio di pesce (e in qualche altro alimento). Invece, l'apporto di Omega 6 è troppo elevato. Questo grasso si trova principalmente in mais, soia, girasole, margarina e altri oli vegetali che oggi vengono usati anche troppo spesso. Gli oli accettabili sono l'olio extra vergine d'oliva, l'olio di cocco, di avocado e il burro biologico, o meglio il burro proveniente da mucche al pascolo.

Un altro modo per migliorare il rapporto tra Omega 3 e 6 è di cambiare il tipo di carne che consumi. Quasi tutti i vitelli vengono nutriti con foraggio cereale, aumentando il quantitativo di Omega 6; di conseguenza, consumare molta della loro carne potrà solo peggiorare il rapporto tra gli acidi grassi Omega.

I vitelli da pascolo tendono ad avere lo stesso rapporto di Omega 6 e 3 dei pesci, equivalente a 0,16:1. Questo è il rapporto ideale per la tua dieta.

Gli acidi grassi Omega 3 sono essenziali per rinforzare le membrane cellulari dei tessuti che si trovano in cervello, retina e sperma, e lavorano per prevenire le malattie del corpo e della colonna vertebrale. Gli Omega 3:

- Agiscono contro le malattie vertebrali come le artriti reumatoidi, la spondilite anchilosante e la scoliosi,
- Mantengono normali le funzioni cardiache,
- Hanno proprietà antinfiammatorie,
- Aiutano nella crescita e nel normale sviluppo del sistema nervoso,
- Bilanciano il colesterolo,
- Migliorano il sistema immunitario.

## 5. Probiotici

Sapevi che:

- Circa l'80% del tuo sistema immunitario risiede nel tuo tratto gastrointestinale?
- Dentro te vivono 500 specie di batteri
- Dentro te vivono cento trilioni di batteri, un numero superiore di 10 volte a quello delle cellule presenti in tutto il corpo
- Il peso di questi batteri è di circa 1,5 Kg

Anche se ne abbiamo discusso prima, non fa male ripetere che alcuni batteri che si trovano nel nostro corpo sono ottimi per la nostra salute. L'equilibrio ideale tra batteri benefici e "cattivi" dovrebbe essere di 85% per quelli "buoni" e 15% per quelli "cattivi".

I probiotici aumentano la quantità di batteri benefici del corpo. Quando vengono ingeriti, questi piccoli microrganismi integrano la microflora intestinale. Questo tipo di integrazione favorisce alcune funzioni benefiche, come un maggior supporto alla digestione.

Storicamente, le persone usavano gli alimenti fermentati, come yogurt e crauti, come conservanti per evitare che i cibi andassero subito a male, e come supporto sia per la salute generale che per quella intestinale. Nell'antica India era un'abitudine comune (e lo è tutt'ora) bere una bevanda a base di yogurt, chiamata lassi, prima di ogni pasto. E, a fine pasto, veniva consumata una piccola porzione di siero del latte. Queste antiche tradizioni erano basate sul principio di usare il latte fermentato come alimento probiotico.

In maniera simile, i bulgari sono noti per la loro longevità e l'alto consumo di latte fermentato e di kefir. Nelle culture asiatiche, è ancora comune la fermentazione sott'aceto di cavoli, rape, melanzane, cetrioli, cipolle, zucchine e carote. Spesso, mi chiedo come e perché abbiamo perso queste abitudini così salutari, e sotto l'influenza di quali fattori.

Gli alimenti trattati, così comuni nella dieta moderna, possono portare squilibri per i batteri benefici del corpo. Inoltre, molti prodotti alimentari sono pastorizzati o sterilizzati e, se non altro, questi processi distruggono ed uccidono tutti i batteri, eliminando quelli benefici che si trovano normalmente nei cibi fermentati o di coltura.

Non suggerisco alle persone di comprare "bevande salutari" a basso costo, piene di zucchero, che si professano piene di batteri benefici. Il loro alto contenuto di zuccheri (alcune marche ne contengono più che nella coca cola!) distrugge ogni proprietà probiotica. Tuttavia, consiglio di migliorare la tua salute attraverso integratori probiotici di alta qualità, se non hai il tempo di prepararli in casa.

Dal momento che i batteri benefici sono in continua diminuzione nelle diete moderne, è essenziale integrare alcuni probiotici nei nostri alimenti. Questo concede un margine extra al tratto gastrointestinale e al sistema immunitario, massimizzando i benefici di una dieta salutare

## Il kefir e le colture starter per verdure

Se vuoi seriamente potenziare il tuo sistema immunitario e aumentare l'energia giornaliera, allora devi necessariamente aggiungere degli alimenti fermentati tradizionali alla tua dieta. Anche se non tutti lo sanno, i benefici salutari di questi alimenti sono enormi.

Il triptofano, uno degli amminoacidi essenziali che si trova nel kefir, è noto per il suo effetto rilassante sul sistema nervoso. Poiché offre anche un'alta quantità di calcio e magnesio, entrambi necessari per il sistema nervoso, il kefir può avere un particolare effetto calmante sui nervi.

Come discusso nella capitolo precedente, il kefir è ricco di vitamine B12, B1, e K, ed è un eccellente fonte di biotina, una vitamina B che permette l'assorbimento di altre vitamine da parte del corpo, come l'acido folico, l'acido pantotenico e la vitamina B12. Sono molti i vantaggi nel mantenere un adeguato livello di vitamina B, partendo dalla regolazione delle normali funzioni di reni, fegato e sistema nervoso, arrivando al contributo che essa fornisce per la salute della pelle, l'aumento dell'energia e la longevità.

Il cibo fermentato era un pilastro nella dieta salutare dei nostri antenati. Solo una minima porzione degli alimenti veniva cotta; il cibo crudo, ricco di enzimi vivi, costituiva la maggior parte della loro dieta. I metodi "moderni" di pastorizzazione e l'aggiunta di sostanze chimiche per velocizzare la fermentazione di prodotti come yogurt e formaggio hanno ucciso quegli alimenti che una volta erano ricchi di enzimi e li hanno trasformati in veleno che rende la nostra digestione menomata e che mette a rischio la nostra salute.

Gli alimenti fermentati aiutano a ristabilire l'equilibrio naturale dell'apparato digerente. Attraverso l'antica arte della fermentazione, questi alimenti vengono parzialmente digeriti da enzimi, funghi e batteri salutari, rendendo i loro elementi nutritivi immediatamente disponibili per il tuo corpo. Oltre a potenziare il proprio sapore e capacità nutritive, gli alimenti fermentati offrono una serie di effetti medicinali. Quando consumi cibo fermentato crudo carico di enzimi, dai al tuo corpo l'opportunità di produrre enzimi che gli consentono di rigenerarsi e non sprecarne la maggior parte nella digestione degli alimenti.

Puoi facilmente produrre cibi in coltura; basta affettare del cavolo e, facoltativamente, altre verdure, e impacchettarlo in un contenitore ermetico, lasciandolo a fermentare a temperatura ambiente per diversi giorni. Durante la fermentazione, i batteri benefici si riproducono più velocemente per convertire gli zuccheri e gli amidi in acido lattico.

Quando il processo iniziale è finito, puoi rallentare l'attività batterica mettendo le verdure fermentate in frigorifero.

Il freddo riduce sostanzialmente la fermentazione, ma non la ferma completamente. Anche se le verdure vengono tenute in frigo per mesi, non andranno a male. Anzi, diventeranno più gustose nel tempo, come il vino.

I batteri benefici presenti in maniera naturale nelle verdure ne abbassano immediatamente il pH, rendendo l'ambiente più acido  cosi da favorire la riproduzione dei batteri. Le verdure si ammorbidiscono, diventano più gustose e leggermente "acidule". Gli enzimi negli alimenti fermentati aiutano inoltre a digerire gli alimenti che vengono consumati insieme, attraverso la scomposizione di carboidrati e proteine.

Questi tradizionali alimenti fermentati sono facili da produrre attraverso l'uso di "colture starter", che contengono una varietà di batteri ideali sia per il kefir che per i fermenti vegetali. Raccomando vivamente questi starter per assicurare la fermentazione del latte o delle verdure con batteri benefici molto forti, che eliminano anche i componenti tossici dell'alimento e che, durante la fermentazione, distruggono un gran numero di potenziali agenti patogeni.

### 6. Vitamina K2: la vitamina dimenticata

È stato provato che la vitamina K:

- Previene lo sviluppo di disturbi ossei, come la scoliosi e l'osteoporosi
- Aiuta a prevenire i danni alle articolazioni e alla cartilagine e potrebbe essere usata per prevenire e trattare le osteoartriti[78]
- Lavora come agente legante per le matrici di calcio e ossa, "incollandole" assieme
- Agisce nella prevenzione e nel trattamento di alcuni tipi di cancro[79]

- Contribuisce alla prevenzione dell'arteriosclerosi (indurimento delle arterie) e, di conseguenza, alla prevenzione dei disturbi alle arterie coronarie e agli infarti [80]
- Aiuta a migliorare la memoria

La vitamina K non è come le altre vitamine. Non può arrivare a costituire livelli tossici nel tuo corpo (significa che non puoi avere un' "overdose" da vitamina K), e ha un funzionamento simile a quello di un ormone. La vitamina K è un potente antiossidante ed è in grado di aiutare a ridurre i segni dell'invecchiamento.

Qual è la dose raccomandata di vitamina K? Ancora non lo si sa per certo. Le ricerche su questa importante vitamina sono in corso e quindi la dose giornaliera raccomandata è ancora incerta. Quello che si sa, tuttavia, è che molti adulti non ne possiedono in quantità sufficiente Recentemente, si è cominciato a raccomandare la somministrazione di vitamina K per via intramuscolare ai neonati, perché non attraversa bene la placenta, e ciò provoca gravi carenze di questa vitamina così importante. Le iniezioni contribuiscono al corretto sviluppo delle ossa e prevengono le perdite di sangue poiché la vitamina K è un coagulante naturale.[81]

Chi soffre di disfunzioni intestinali può ricondurre il proprio disturbo a un'inadeguata produzione di vitamina K da parte della flora intestinale.

Quali sono le fonti migliori di vitamina K? Le verdure a foglia verde scuro sono una buona fonte, come lo è il grasso animale proveniente da pascolo. Natto, formaggio e fegato d'oca sono anch'essi ricchi di vitamina K.

Chi desidera integrare vitamina K2, per curarsi o perché non riesce a procurarsi alimenti ricchi di vitamina K, scoprirà che ne esistono di due diversi tipi:

- MK-4 (manaquinone-4), un integratore sintetico meno costoso del MK-7
- MK-7 (menaquinone-7), un estratto del natto

Non ci sono studi che comparano questi due integratori, di conseguenza non si può sapere se uno è migliore dell'altro, ma scegliere un estratto naturale invece che uno sintetico è sempre la scelta migliore.

**Un avvertimento:** La vitamina K risulta interferire con l'effetto coagulante del warfarin (Coumadin). I pazienti che assumono questo farmaco non dovrebbero assumere contemporaneamente integratori di vitamina K senza prima aver consultato il proprio medico di base.

Tutte le forme di vitamina K sono liposolubili; pertanto, per permettere al tuo corpo di assorbire la vitamina k, è necessario assumere contemporaneamente alcuni grassi. Puoi cominciare con una dose di 45 mg al giorno, poiché le ricerche dimostrano che aumenta la densità minerale nelle ossa.[82] Per ottenere ulteriori benefici per la salute vascolare e delle ossa, si suggerisce di prendere 100 mg di vitamina K2 al giorno.

# Parte 3

## Ginnastica correttiva per la scoliosi

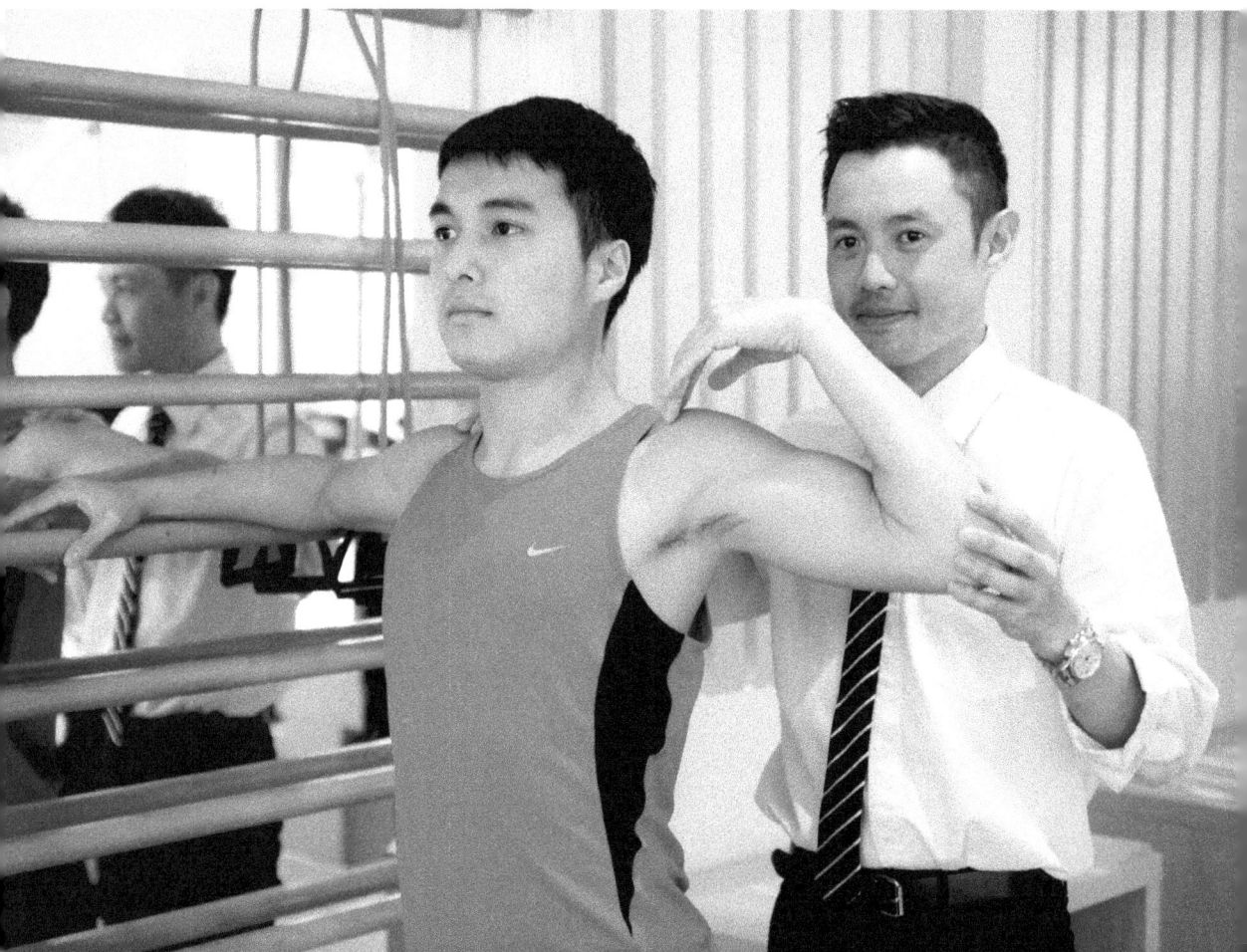

# Come funziona la tua colonna vertebrale

> *Un'oncia d'azione vale quanto una tonnellata di teoria*
>
> — *Friedrich Engels*

Prima di condividere con te alcuni degli strumenti principali che ti aiuteranno a costruire la terapia personalizzata di esercizi specificatamente adatta alle condizioni della tua colonna vertebrale, voglio spiegarti, in questa sezione, come funziona la tua colonna vertebrale.

- Una colonna vertebrale affetta da scoliosi apparirà comprensibilmente differente nel suo aspetto esteriore, oltre a funzionare diversamente, rispetto a una colonna vertebrale normale. In questa sezione parleremo di entrambi gli aspetti .

- Inoltre, ti spiegherò il ruolo di vertebre, dischi intervertebrali, midollo spinale, osso sacro, bacino, e dei muscoli che consentono alla tua colonna vertebrale di rimanere allineata.

- Infine, con l'aiuto di illustrazioni dettagliate, ti spiegherò la biomeccanica vertebrale, cioè come funziona e come si rigenera la tua colonna vertebrale. Ultimo ma non da meno, l'importanza dell'allenamento e di un'ottima meccanica del corpo per la salute delle ossa in pazienti affetti da scoliosi in fase pre e post operatoria.

Ricorda che il mio obiettivo è quello di contribuire a migliorare la postura della schiena, promuovere la ginnastica aerobica, massimizzare movimento e forza e chiarire come gestire con successo la scoliosi. Il programma di esercizi che ho descritto in questa sezione del libro ti aiuterà a calmare dolore e infiammazione e a migliorare sia la mobilità che la forza, oltre ad aiutarti a vivere la tua vita giorno per giorno da persona sana. Gli esercizi terapeutici, come quelli evidenziati in questo libro, sono in grado di massimizzare le abilità fisiche dei pazienti, incluse flessibilità, stabilità,coordinazione, e condizioni fisiche. In generale, questo programma comprende le seguenti serie di esercizi:

## Flessibilità

Gli esercizi per la flessibilità sono utili a creare movimenti sicuri. I muscoli contratti provocano squilibri nei movimenti vertebrali, causando di conseguenza infortuni. Uno stretching molto leggero aumenta la flessibilità, riduce il dolore e diminuisce le possibilità che si verifichi nuovamente l'infortunio.

## Stabilizzazione

I muscoli basilari su cui devi lavorare si trovano in prossimità del centro del corpo e hanno la funzione di stabilizzatori. L'allenamento di questi muscoli principali è necessario per aiutare a posizionare in maniera sicura la colonna vertebrale e a mantenerla stabile durante le attività giornaliere. Questi muscoli formano una piattaforma stabile che consente agli arti di muoversi con precisione. Se i muscoli stabilizzatori non riescono a svolgere il proprio lavoro, la colonna vertebrale potrebbe risentire dello stress durante le attività di routine.

## Coordinazione

Muscoli forti richiedono coordinazione. Quando si aumenta la forza dei muscoli vertebrali, diventa importante insegnare loro come lavorare insieme. Imparare qualunque tipo di attività fisica costituisce un esercizio. I muscoli devono essere allenati in modo da mantenere l'attività fisica sotto controllo. I muscoli vertebrali, allenati a compiere movimenti sicuri, aiutano a ridurre le possibilità di infortunarsi nuovamente.

## Condizionamento fisico

Migliorare la forma fisica aiuta ad alleviare i problemi alla colonna vertebrale. Il condizionamento fisico prevede forme sicure di esercizi aerobici, compresi nuoto e uso di tapis roulant, ellittica e step.

## Allenamento funzionale

I chiropratici usano spesso l'allenamento funzionale nel caso in cui il paziente necessiti di aiuto nel compiere attività specifiche con gran facilità e sicurezza. Esempi comprendono la postura, la meccanica corporea e l'ergonomia.

## Postura

Fare attenzione alla propria postura può ridurre la tensione delle articolazioni e dei tessuti molli che circondano la colonna vertebrale. Nel momento in cui vengono acquisiti forza e controllo, grazie agli esercizi di stabilizzazione, sarà molto semplice ricordare e applicare una corretta postura e allineamento corporeo in tutte le attività.

## Meccanica corporea

Obiettivi quotidiani, come alzarsi da una sedia o dal letto, portare fuori la spazzatura, stendere i panni e lavarsi i denti, sono facilmente conseguibili quando si ha una chiara conoscenza della meccanica corporea.

## Ergonomia

Anche cambiamenti minimi dei mobili che usi, della sedia su cui ti siedi, dell'angolo in cui appoggi il braccio, e della direzione del letto in cui dormi, possono essere d'aiuto a risolvere problemi legati alla scoliosi. Esiste una nuova scienza che studia ciò, l'ergonomia.

Per capire come la scoliosi causi una curvatura della colonna vertebrale a destra o a sinistra, devi prima osservare una colonna vertebrale normale.

Per cominciare, la colonna vertebrale si divide in quattro regioni:

## L'Anatomia della tua colonna vertebrale

**Colonna Cervicale:** Compone le ossa del collo e parte dalla base del cranio. È formata da 7 piccole ossa (vertebre), che i dottori identificano con la lettera C (cervicale), da C1 a C7. I numeri da uno a sette indicano il livello della vertebra. C1 è più vicina al cranio, mentre C7 è più vicina al petto.

**Colonna Toracica:** La regione mediana della schiena si compone di 12 vertebre, che vengono identificate con la lettera T (toraciche), da T1 a T12. Le vertebre della colonna toracica sono collegate alle costole, e questo rende questa parte della colonna vertebrale molto rigida e stabile. La colonna toracica non si muove tanto quanto le altre regioni della colonna vertebrale, come quella cervicale.

**Colonna Lombare:** Nella regione inferiore della schiena si trovano 5 vertebre, identificate con la lettera L (lombare), da L1 a L5. Queste sono le vertebre più larghe e più forti e hanno l'incarico di sostenere la maggior parte del peso corporeo. Quelle lombari sono anche le ultime vertebre "vere" nella regione inferiore. Infatti, esse sono fuse tra loro e può capitare che L5 sia fusa con parte dell'osso sacro.

**Colonna Sacro Coccigea:** La regione sacrale consta di 5 vertebre che durante la maturità si fondono in un unico osso. Il coccige, (ultima testimonianza della coda), è composto da 4 (a volte 5) vertebre fuse.

La colonna vertebrale, a volte chiamata spina dorsale, è composta da 24 ossa o vertebre. Tra le vertebre, vi sono dei dischi intervertebrali che fungono da protezione e da antiurto. Ogni disco è composto esternamente da una fascia simile a un pneumatico (anello fibroso) e internamente da una sostanza gelatinosa (nucleo polposo).

Insieme, le vertebre e i dischi forniscono un tunnel protettivo (canale vertebrale) per il midollo e i nervi spinali. Il midollo spinale parte dal cervello e percorre quasi tutta la colonna vertebrale. I nervi divergono dal midollo spinale a intervalli ed escono attraverso delle aperture chiamate fori. Da li, i nervi si diramano in varie parti del corpo, aiutandoti a muoverti e a provare sensazioni come caldo, freddo, dolore e pressione.

Oltre alle ossa, ai nervi e ai dischi protettivi, la colonna vertebrale è supportata anche da legamenti e muscoli.

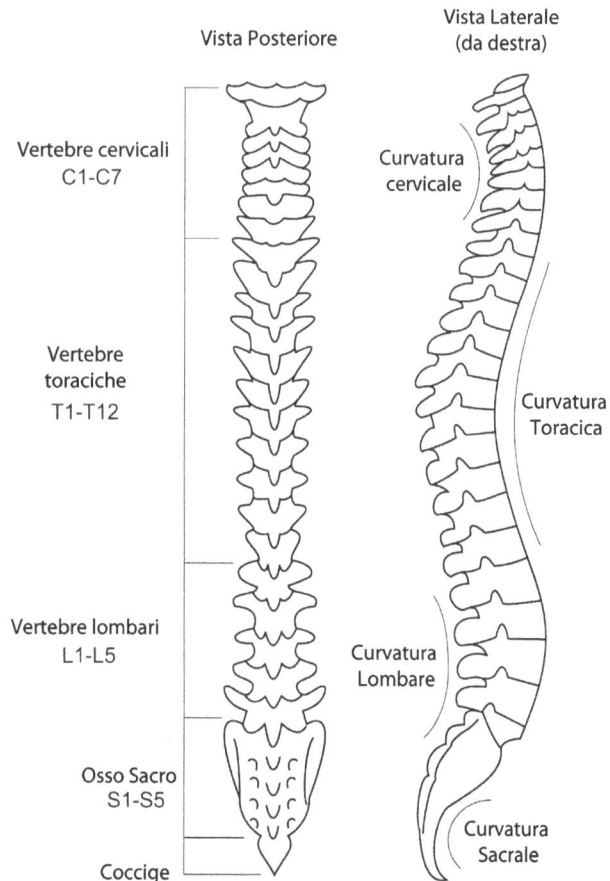

**Figura 9:** Anatomia della colonna vertebrale.

## Trasformazione di muscoli e legamenti nella scoliosi

L'azione compiuta dai muscoli è quella di contrarsi. In altre parole, i muscoli riescono a spingere solamente in una direzione. Se immagini i muscoli come una fune, sarà facile capire di cosa sono capaci: Se tiri una fune, questa è in grado di sostenere un gran peso; se la spingi, invece, si deforma. I muscoli hanno la straordinaria capacità di rispondere allo stress restringendosi (atrofia) o allargandosi (ipertrofia). Nella colonna vertebrale scoliotica i muscoli nella zona concava della curva tendono a essere più piccoli, mentre nella zona convessa sono più larghi.

Considerato che ogni scoliosi è diversa, vi sono diversi muscoli che trasformano la colonna vertebrale, dandole una forma unica. Negli esempi illustrati nelle figure 10 e 11, viene mostrata l'interazione di vari muscoli ipertonici (molto rigidi) che agiscono in curvature di varie forme.

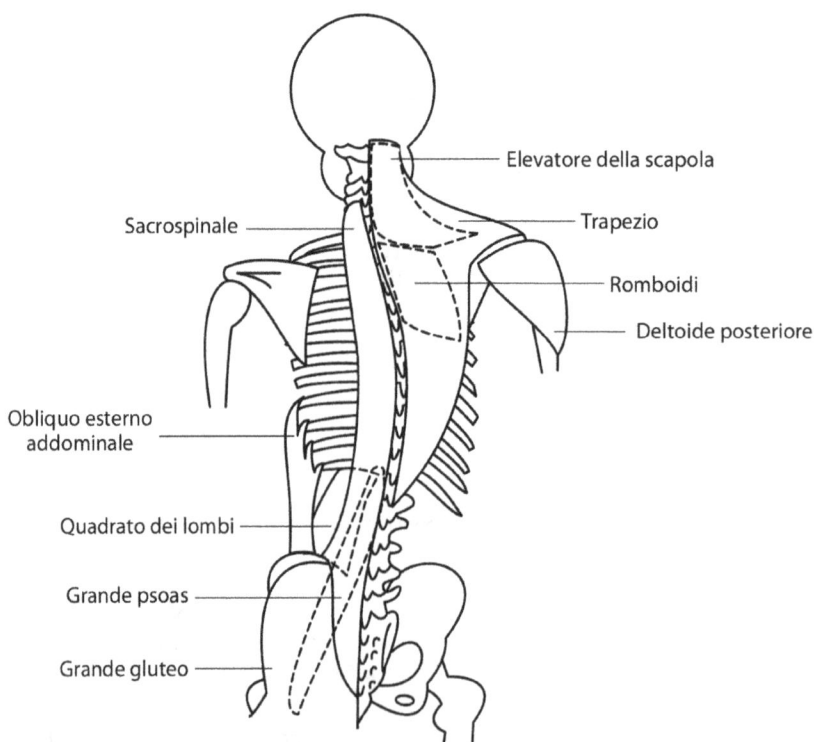

**Figura 10:** Muscoli che tendono a essere ipertonici nelle scoliosi a forma di C

Elevatore della scapola
Trapezio
Romboidi
Deltoide posteriore
Sacrospinale
Obliquo esterno addominale
Quadrato dei lombi
Grande psoas
Grande gluteo

La figura 10, per esempio, illustra una curva a forma di C tendente a destra. Come è ben visibile, i muscoli romboidi, il trapezio, il deltoide posteriore e l'elevatore della scapola agiscono sulla colonna vertebrale spingendola verso destra. A sinistra, i muscoli sacrospinale, i psoas, il quadrato dei lombi e il grande gluteo forzano la spina a riallinearsi verso il centro. Le due azioni dei muscoli, una opposta all'altra, fanno in modo che la colonna vertebrale acquisisca la forma di una C, che caratterizza questo tipo di scoliosi.

La figura 11, invece, illustra una scoliosi a forma di S. Questo tipo di scoliosi coinvolge più gruppi muscolari, poiché vi sono essenzialmente due distinte curvature. Hai visto come muscoli diversi vengono coinvolti secondo la direzione della curva (o delle curve) e la posizione che essa assume (o che esse assumono) nella colonna vertebrale (es. nella regione superiore o inferiore della schiena)

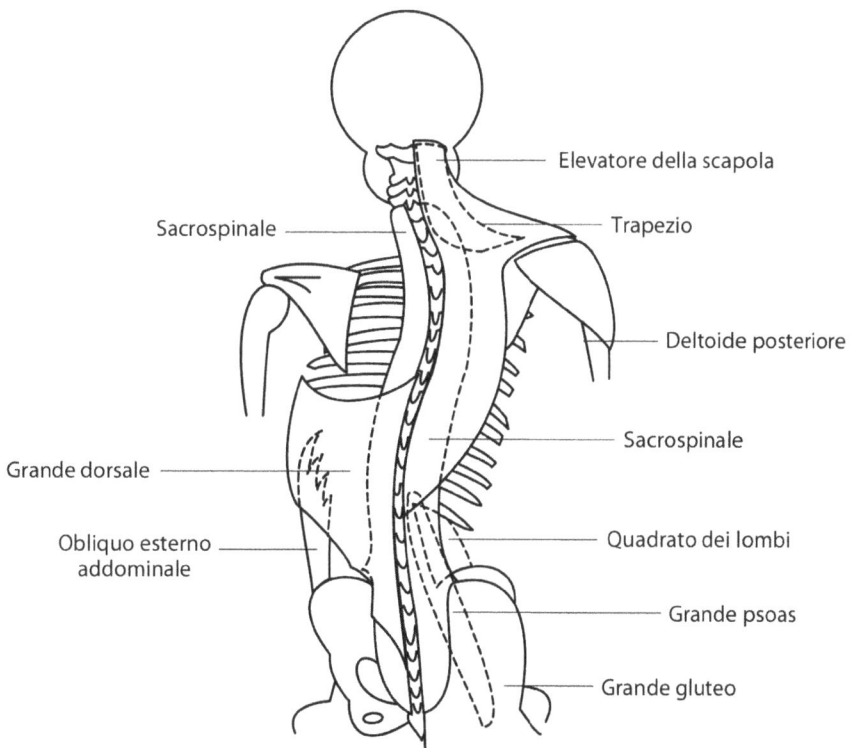

**Figura 11:** Muscoli che tendono a essere ipertonici nelle scoliosi a forma di S

Dove s'inseriscono i legamenti? Innanzitutto, è necessario capire cosa siano i legamenti e a quale scopo siano destinati.

I legamenti sono tessuti connettivi che tengono unite le ossa formando un'articolazione. Sono composti da tessuti fibrosi che hanno la capacità di stendersi. Aiutano a controllare il raggio d'azione delle articolazioni, stabilizzandole in modo che le ossa non si muovano fuori dal proprio allineamento.

Generalmente, i legamenti sono stretti nella zona concava della curvatura, e meno stretti nella convessa. Ricoprono un ruolo molto importante nella stabilizzazione della colonna vertebrale, poiché insieme ai muscoli, i legamenti lavorano per mantenerla in una posizione relativamente diritta. Se soffri di scoliosi, questi muscoli e questi legamenti devono faticare il doppio per svolgere le proprie funzioni, il che può causare dolore alla schiena e tensione muscolare.

## Fai la sappatura della tua scoliosi

Per riuscire a correggere la tua scoliosi, devi prima capire quali muscoli si contraggono e quali si distendono. Il seguente esempio mostra la mappatura della schiena di una persona affetta da scoliosi a forma di S, dove sono evidenziate le contrazioni muscolari e le curvature della colonna vertebrale (Figura 12). Segui le istruzioni per eseguire una mappatura della tua scoliosi sulla figura 13 e per capire il funzionamento del tuo corpo più da vicino.

Ecco come procedere:

Innanzitutto, traccia la scoliosi sulla figura 13, basandoti sulle tue ultime lastre a raggi X. Se non hai il referto dei raggi X, chiedi ad un'altra persona di passare un dito lungo la tua schiena cercando i processi spinosi (le protuberanze che si trovano lungo tutta la tua schiena).

Successivamente, segna le aree in cui i muscoli sono contratti con delle **XXX**. Se hai bisogno, consulta le figure 10 e 11 per sapere quali sono le contrazioni muscolari tipiche nei soggetti affetti da scoliosi a forma di S o C.

La figura 13 sarà fondamentale nel delineare il programma di esercizi adatti alla tua colonna vertebrale.

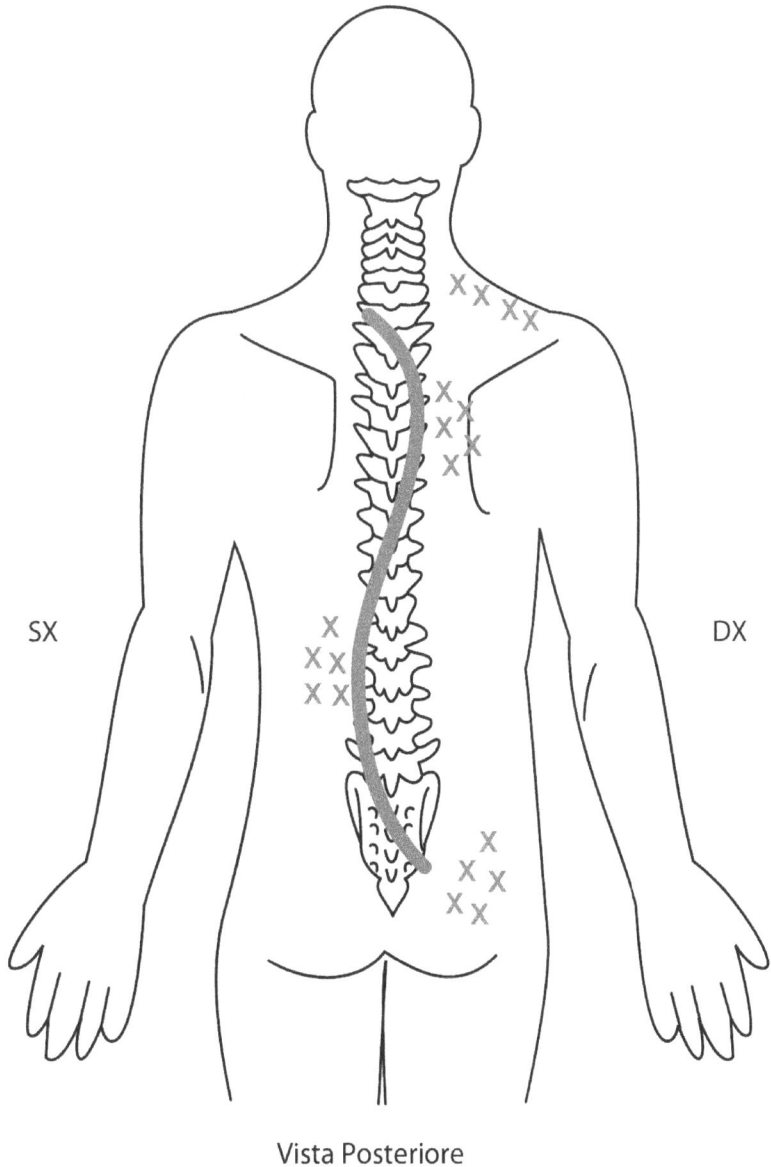

SX                                                                          DX

Vista Posteriore

**Figura 12:** esempio di una mappatura di scoliosi
raffigurante contrazioni muscolari

SX                DX

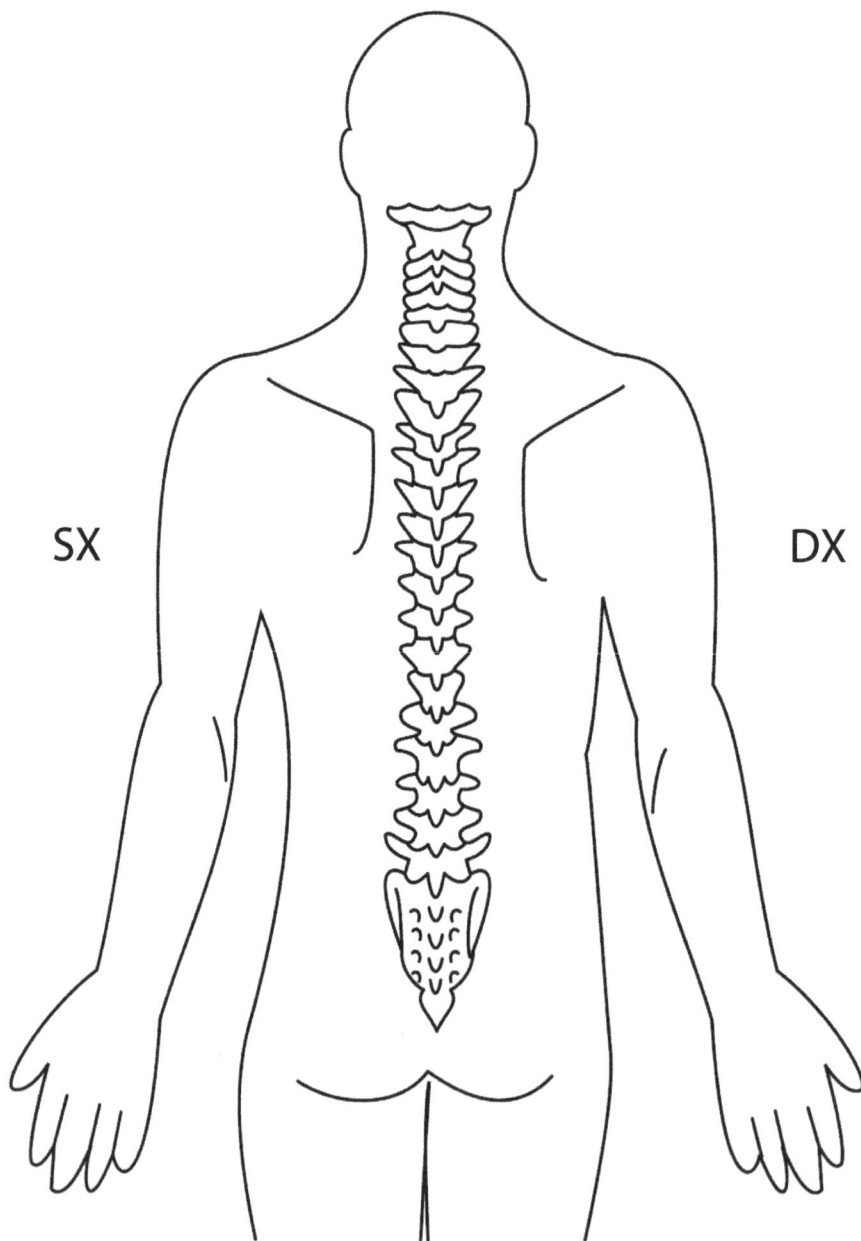

Vista Posteriore

**Figura 13:** Usando il diagramma, esegui la mappatura della tua scoliosi

## Evidenzia i sintomi della tua scoliosi

Per poter correggere la tua scoliosi, è necessario determinare quali sono i muscoli colpiti e identificare le aree della schiena in cui accusi più spesso sintomi come dolore, torpore e formicolio. Consulta il diagramma fornito in questo libro.

In seguito, potrai consultare nuovamente questi diagrammi. Sono fermamente convinto che se seguirai una dieta adatta alla tua Tipologia Metabolica e seguirai il programma di esercizi fondato sui principi evidenziati in questo libro, un giorno sarai libero dal dolore e dal fastidio che ti affligge.

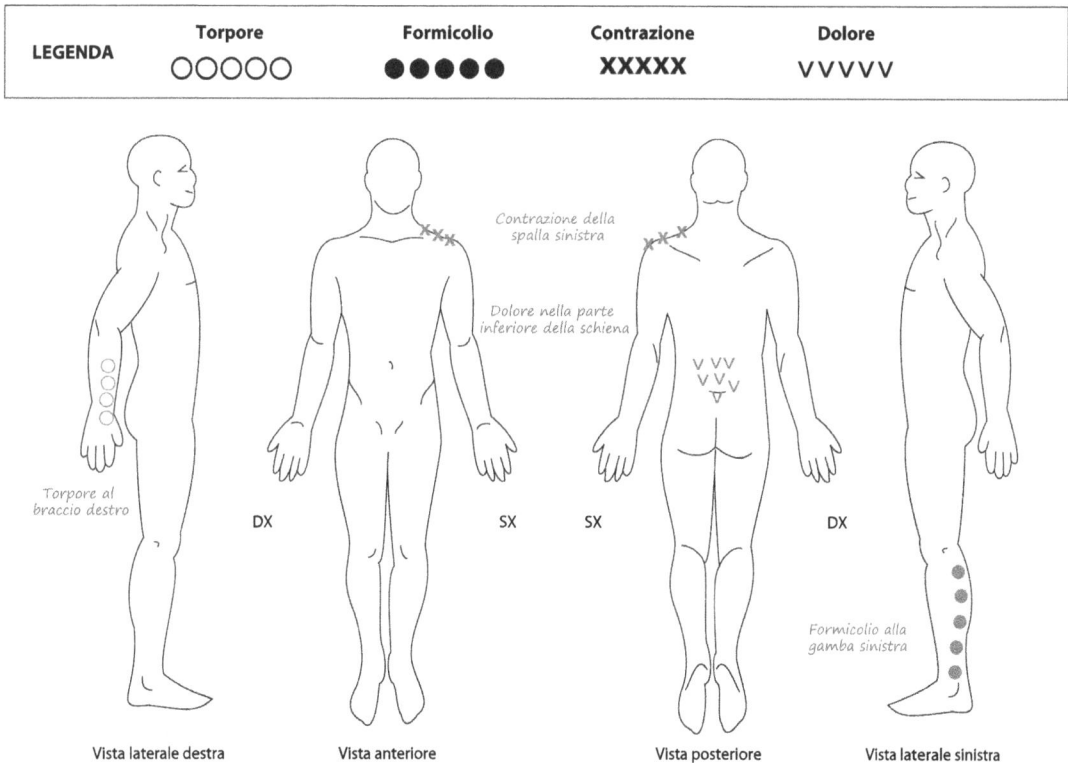

**Figura 14:** Esempio di mappatura dei sintomi

**Figura 15:** Fai la mappatura dei tuoi sintomi usando il diagramma fornito

LEGENDA

| Torpore | Formicolio | Contrazione | Dolore |
|---------|------------|-------------|--------|
| OOOOO | ●●●● | XXXXX | VVVVV |

Vista laterale destra

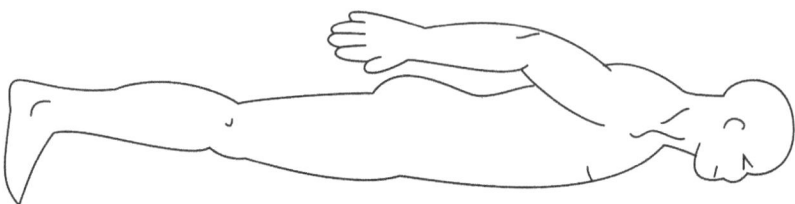

Vista anteriore

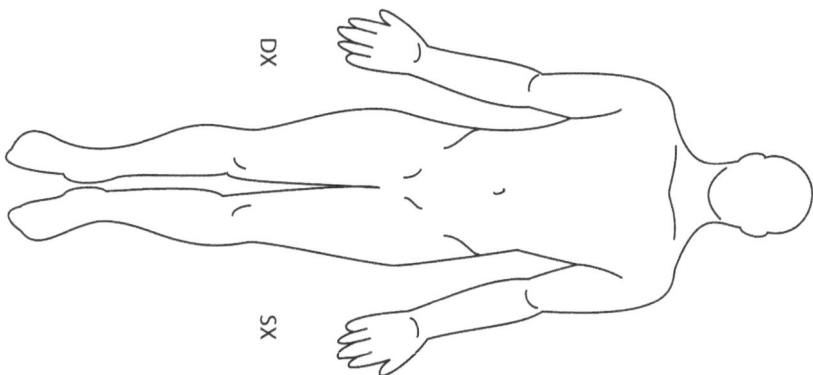

Vista posteriore

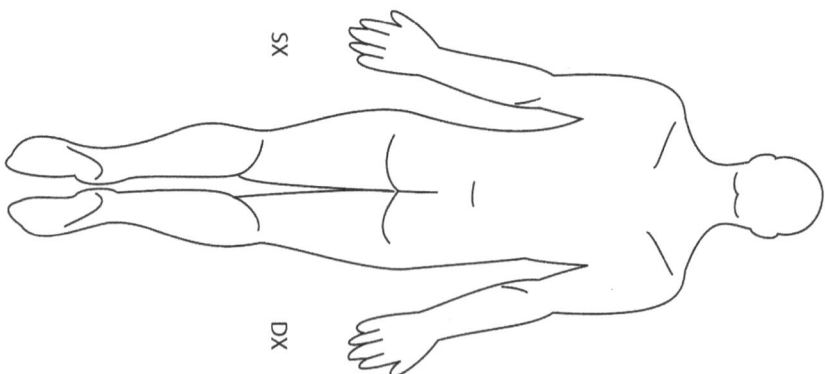

Vista laterale sinistra

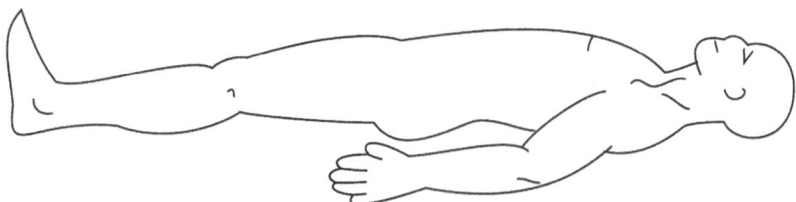

## Posso migliorare le mie condizioni attraverso gli esercizi?

La risposta è sicuramente "si!". Il rinforzo muscolare e lo stretching svolgono un ruolo molto importante nel trattamento della scoliosi; ne ho avuto prova paziente dopo paziente. Nel 2008, una revisione completa della letteratura (composta da 19 saggi), al cui interno erano stati studiati 1645 pazienti che avevano subito un trattamento e 688 pazienti di controllo, rivelò che "tutti gli studi confermano l'efficacia degli esercizi nella riduzione del tasso di progressione (principalmente in età puberale) e/o un miglioramento dell'angolo di Cobb (verso la fine della crescita). E' stato dimostrato come gli esercizi siano efficaci anche nel ridurre la prescrizione di busti correttivi."[83]

Negli ultimi 5 anni, sono stati pubblicati altri 8 saggi in tutto il mondo (Asia, Stati Uniti ed Europa dell'Est) e tutti attestano il valore dell'esercizio fisico nel trattamento della scoliosi, dimostrando che l'interesse verso questo genere di approccio non è esclusivamente dell'Europa Occidentale. Questi studi confermano e chiariscono quelli precedenti. Le prove raccolte fino ad oggi in questi studi dimostrano che l'esercizio fisico per la scoliosi idiopatica è utile non solo nella prevenzione di questa patologia, ma anche nella sua correzione!

## Invertire danni o degenerazioni della colonna vertebrale

Normalmente, si pensa che una volta danneggiata la colonna vertebrale, compresi danni ai dischi o ai nervi, occorra necessariamente operarsi o che si sia condannati a vivere con dolore, debolezza e altre disfunzioni per il resto della vita.

Tutto ciò non potrebbe essere più lontano dalla realtà. Seguendo alcuni dei consigli scritti in questo libro e inserendo un regolare piano di esercizi, è possibile non solo curare la colonna vertebrale, ma a volte è addirittura possibile invertire il processo del danno vertebrale. Come si reidratano e rigenerano i dischi intervertebrali? Hanno semplicemente bisogno di tre cose: movimento, acqua e sostanze nutritive. È un fatto scientificamente noto che la colonna vertebrale di una persona adulta perda ogni giorno 20 mm di altezza per colpa del drenaggio di liquidi dai dischi. Durante il sonno, parte del liquido viene reintegrato, recuperando un po' di altezza. Purtroppo, il liquido non viene reintegrato tutto e, di conseguenza, quando una persona raggiunge i 60 anni di età, ha già perso molta flessibilità ossea, oltre che molto liquido dai dischi. Infatti, una perdita di solo il 12% di acqua dal disco può ridurre l'altezza di una persona fino al 50%!

Dal momento che quasi l'88% del disco è composto d'acqua, una corretta idratazione è fondamentale per nutrire, lubrificare e far funzionare cartilagini articolari, tendini e legamenti, e per permettere la capacità di assorbimento degli elementi nutritivi e di evacuazione delle scorie dei dischi intervertebrali.

Tuttavia, quando le persone invecchiano, spesso diventano più sedentarie, sviluppando disturbi degenerativi della postura e della colonna vertebrale, fino a perderne la naturale flessibilità. Quello è il momento in cui i dischi cominciano a disidratarsi e la persona inizia a perdere altezza. Questo è il motivo principale per cui il dolore cronico lombare tende a verificarsi quando si rimane seduti a lungo invece di camminare o fare esercizio fisico. Quando una persona rimane seduta per molto tempo davanti alla televisione o al computer, i dischi intervertebrali si disidratano, provocando il rimpicciolimento dei fori della colonna vertebrale da cui fuoriescono i nervi, fino a raggiungere una forma schiacciata. Quando ciò accade, fa la sua comparsa il dolore cronico, che si trasforma quasi immediatamente in una seria perdita delle funzioni muscolari e delle sensibilità, in base a quale livello spinale un nervo in particolare è associato.

Le ricerche hanno dimostrato che se riusciamo a creare dei cicli di carico e scarico della colonna vertebrale, siamo in grado di far "risucchiare" l'acqua ai dischi in modo da reidratarli notevolmente. I cicli di carico e scarico non sono altro che movimenti consecutivi alternati di compressione e trazione che avvengono quando la colonna vertebrale è in movimento. In poche parole, la tua colonna vertebrale vive di attività fisica, sia che tu faccia nuoto, sia che cammini semplicemente.

Se cominci presto, quando la colonna vertebrale è giovane, agile e flessibile, e gli effetti della scoliosi non sono ancora troppo gravi, i risultati saranno molto soddisfacenti. Con i giusti elementi nutritivi e con l'appropriato regime di esercizi raccomandati da questo libro, sarai presto in grado di rigenerare la tua colonna vertebrale e di sperimentare un certo grado di correzione e guarigione.

## Caso di studio: Prendere il controllo della tua colonna vertebrale

I genitori di Cher scoprirono che la loro figlia tredicenne "zoppicava" e si preoccuparono. Notarono che la gamba sinistra era più corta della destra. Su consiglio di un'amica di famiglia, un'infermiera con molta esperienza, la ragazza fu portata da un medico che le diagnosticò la scoliosi. Era la prima volta che i suoi genitori sentivano parlare di questo disturbo. La ragazza presentava una curvatura a forma di C di 38 gradi nella regione lombare. La sua schiena era costretta a restare intrappolata in un busto ortopedico di plastica rigida per tutto il giorno. Il busto le fu d'aiuto per il problema alla schiena, ma ne causò un altro: La sua autostima ne uscì seriamente danneggiata. Cher odiava il busto e le restrizioni che esso imponeva al suo stile di vita e nella scelta dei vestiti da indossare. Era costretta ad indossare un'uniforme scolastica di almeno il doppio della sua taglia che la faceva sembrare mostruosa! Ferita dalle battute taglienti dei suoi compagni di classe, la ragazza cominciò a chiudersi in se stessa. Diventò estremamente timida e introversa.

Peggio ancora, non era in grado di svolgere neanche la metà degli esercizi che il professore di educazione fisica le assegnava, poiché tali movimenti le procuravano delle bruciature, visto che la pelle sfregava contro il ruvido busto di plastica. Doveva portare con sé due zaini. Impiegava dalle tre alle cinque ore al giorno per andare e venire da scuola e ancora oggi ricorda l'umiliazione di camminare sotto il sole rovente del pomeriggio col corpo inzuppato di sudore dentro il busto. Gli anni passarono, e Cher imparò a vivere con la sua colonna vertebrale arcuata, scegliendo dei vestiti che mascherassero la sua deformità e perdendo la speranza in tutti i trattamenti.

Nell'aprile del 2006, un violento dolore alla schiena la costrinse a letto per quasi una settimana. Stava per trasferirsi in Australia, quando sua sorella le portò un ritaglio di giornale che parlava del mio seminario. Dopo aver fatto una ricerca su internet, Cher decise di posticipare il trasloco e di provare a seguire il mio trattamento.

La radiografia eseguita prima del trattamento mostrava che la curva era senza dubbio peggiorata negli anni, raggiungendo i 55 gradi, e stava affliggendo altre regioni del suo corpo, come il collo. Per il successivo anno e mezzo, nonostante il carico di lavoro in ufficio, non mancò mai a nessuna sessione di allenamento con me. Il trattamento iniziale era scomodo, ma dopo due mesi il suo corpo cominciava a raddrizzarsi grazie a tutti gli esercizi di trazione e allungamento. Cher accettò tutto questo coraggiosamente e, in maniera graduale, il suo corpo divenne più flessibile. Cominciò a sentirsi più energica.

Alla fine del trattamento, della durata di sei mesi, le radiografie evidenziarono un miglioramento di 15 gradi della scoliosi. Alla fine della terapia, Cher mi disse che suo padre aveva continuato a farle delle foto alla schiena con la fotocamera e che anche lui riusciva a notare la differenza.

> "Per me l'esperienza del trattamento ha significato molto più dei quindici gradi recuperati nella colonna vertebrale; è stato come essere miracolata. Ho imparato ad avere fede nel fatto che, da qualche parte, c'è sempre una soluzione a ogni problema."
>
> — *Cher C. (33 anni)*

## CAPITOLO 13

# Rieducazione posturale

> *La postura è la chiave della vita*
>
> — *Mark Twain*

Una volta, fui avvicinato dal padre di una ragazza che, molto preoccupato, mi disse: "Dottor Lau, mia figlia ha 14 anni e le è stata diagnosticata la scoliosi. I dottori dicono che non c'è nulla da fare. Dobbiamo solo 'aspettare e vedere cosa succede', e poi, forse, considerare l'intervento chirurgico se la curvatura peggiora. Soffre molto e mi chiedo quale sia la cosa migliore da fare per lei. Può aiutarci?"

La prima cosa che gli dissi fu di smettere di aspettare, poiché ciò è sicuramente la cosa peggiore da fare. La cosa migliore da fare, invece, è agire da genitori responsabili in maniera tempestiva. In seguito, lo feci accomodare e gli raccontai la storia dell'evoluzione dell'uomo.

Provai a spiegargli, in termini comprensibili, che quando i nostri predecessori camminavano a quattro zampe, i loro organi addominali e toracici erano appesi alla colonna vertebrale, che era supportata dagli arti anteriori e posteriori.

Tuttavia, quando l'uomo iniziò a camminare su due gambe, i suoi arti posteriori diventarono un forte sistema di supporto per il resto del corpo. In quel momento, la colonna vertebrale si trovò con tutti gli organi di fronte, con la minaccia che questi potessero cadere in avanti. Tuttavia, nel corso dell'evoluzione, i muscoli della schiena si sono sviluppati per compensare questo problema, agendo come argano per mantenere la schiena diritta. Oggi, la funzione principale della colonna vertebrale è di agire come struttura a cui i muscoli si aggrappano. Quando questa gira su se stessa, si curva o si piega, la causa è dovuta a una contrazione muscolare.

La stessa muscolatura vertebrale subisce spasmi per colpa di una postura scorretta, di un trauma alla nascita o in età adulta a causa di uno stile di vita sedentario, di un mal di schiena cronico unilaterale o di squilibri nutrizionali, carenze minerali, disturbi genetici, malformazioni dell'articolazione dell'anca e molti altri fattori.

Gli spiegai anche che la scoliosi comincia spesso come uno spasmo muscolare su un lato della colonna vertebrale. Questo spinge la colonna vertebrale a curvarsi su quel lato e, come conseguenza di ciò, i legamenti e i muscoli si irrigidiscono e la colonna vertebrale si deforma. Infine, la curvatura a forma di "S" si sviluppa quando un'altra fascia muscolare nella zona lombare sul lato opposto alla prima curva subisce degli spasmi. La curvatura superiore e la curvatura inferiore cominciano gradualmente a spingere l'una sull'altra, deformando inesorabilmente la colonna vertebrale.

Tutto ciò implica che la scoliosi debba essere sottoposta a trattamento il prima possibile. Fortunatamente, il padre della ragazza capì che "aspettare e vedere cosa succede" non era la soluzione al problema e ha iniziò il trattamento immediatamente, senza ulteriori indugi.

## Scoliosi, postura e allineamento del corpo

Agli inizi del diciannovesimo secolo si pensava che una postura scorretta contribuisse in maniera non indifferente allo sviluppo della scoliosi. Negli Stati Uniti, gli esercizi posturali erano considerati molto importanti nel trattamento di questo disturbo ma scomparirono con l'avvento del busto ortopedico e della chirurgia vertebrale.

Grazie all'esperienza acquisita nella pratica della mia professione, ho capito quanto sia importante la correzione posturale per le persone affette da scoliosi. Cerco sempre di sottolineare ai miei pazienti l'importanza di una corretta postura e dell'allineamento del corpo, con gli stessi metodi utilizzati negli antichi libri di medicina. Oggi, vengono usati nomi moderni per queste tecniche antiche, "ergonomia" e "allineamento del corpo", ma le premesse sono sempre le stesse.

Alcuni studi scientifici testimoniano l'esistenza di un forte legame tra la scoliosi e la postura, tra cui :

- La stabulazione della colonna vertebrale su un lato causa la scoliosi nei conigli.[84]
- In uno studio russo è stato usato il biofeedback per correggere difetti posturali e raddrizzare la colonna vertebrale.[85]
- Nel 1979, in Polonia si scoprì che la ginnastica posturale e gli esercizi di terapia svolgono un ruolo importante nella prevenzione e nel trattamento della scoliosi.[86]
- Uno studio del 2001, svolto ad Hong Kong, mostrò risultati promettenti nel trattamento della scoliosi attraverso la ginnastica posturale.[87] Secondo gli autori dello studio, "Attraverso i muscoli vertebrali stessi del paziente è possibile raggiungere un controllo attivo della colonna vertebrale a lunga durata".
- Un articolo pubblicato dalla rivista medica *Spine* sugli studi condotti in Giappone e in Svezia, suggerisce che nella scoliosi idiopatica ci siano squilibri dell'equilibrio posturale.[88]

In base a queste considerazioni, non sorprende che gli studi condotti in Russia, Polonia e Hong Kong riportino dei risultati positivi con l'applicazione della correzione posturale nei casi di scoliosi.

In fin dei conti, una postura corretta mantiene i muscoli in equilibrio e il corpo ben allineato. Una postura scorretta, d'altro canto, sottopone le articolazioni a uno squilibrio nel carico del peso e stressa muscoli e tendini, causando spesso dolore. Inoltre, una cattiva postura non riesce a supportare adeguatamente gli organi interni, la circolazione sanguigna viene ostacolata e si crea una disfunzione. Quando non si ha una postura corretta, bisogna svolgere una serie di esercizi di stretching per allungare i muscoli corti e seguire un programma di esercizi per rinforzare i muscoli indeboliti. Parleremo di questi esercizi più avanti in questo libro.

## Come si sviluppa una cattiva postura?

In realtà, ci sono molti fattori che possono influire sulla postura, fattori che vanno dalle abitudini e attività quotidiane alla predisposizione genetica e ai disturbi come scoliosi, osteoporosi, artrite, o malattie che provocano dolore e obbligano ad assumere posizioni scorrette per lungo tempo.

In ogni caso, così come abbiamo già fatto per molte delle informazioni contenute in questo libro, cominciamo dall'inizio. Eravamo cacciatori-raccoglitori, fatti per trascorrere le nostre giornate vagando e facendo continuamente attività fisica, come raccogliere bacche e catturare prede, anche se oggi non svolgiamo più queste attività per le quali ci siamo evoluti. Non siamo fatti per trascorrere tutta la giornata seduti immobili davanti a uno schermo o a guardare la strada, né per nessuna delle attività della vita moderna, così lontane dalle nostre origini.

## Consigli per una corretta postura

Per una postura corretta è necessario raggiungere un equilibrio posizionandosi centralmente in maniera da permettere alla forza di gravità di distribuire lo stesso peso su tutte le articolazioni del corpo. Se le articolazioni non si trovano in posizioni strane, i muscoli si rilassano e la tensione muscolare superflua viene liberata. Una buona postura rende il corpo efficiente dal punto di vista meccanico.

Concretamente, per una buona postura occorre che:

- Orecchie, spalle, anche, ginocchia e caviglie formino una linea retta tra loro
- La testa sia in posizione centrale
- Spalle, anche e caviglie abbiano la stessa altezza

Alcuni dei disturbi posturali più comuni comprendono:

- Testa piegata in avanti
- Spalle curve
- Curvatura lombare o schiena piatta
- Eccessiva oscillazione anteriore del bacino (sedere sporgente)
- Eccessiva oscillazione posteriore del bacino (bacino/ addome sporgente)

## Esegui un test posturale

Attraverso i seguenti test sarai in grado di determinare se assumi una postura corretta:

## Il test del muro

Mettiti in piedi con la parte posteriore della testa attaccata al muro e i talloni a 15 centimetri dal battiscopa. Appoggia la parte inferiore della schiena al muro, metti la mano tra la parte bassa della schiena e la parete, e poi tra il collo e il muro. Se entrano una o due dita nello spazio tra la parte inferiore della schiena e il muro e due dita tra il collo e il muro, sei molto vicino ad avere una postura eccellente.

## Il test dello specchio

Puoi fare questo semplice test di fronte ad uno specchio molto grande, oppure facendoti aiutare da un amico. Rispondi a queste domande e confronta le tue risposte con la figura 16 nella pagina successiva per vedere se:

1. La testa è diritta                                si/no
2. Le spalle sono allineate                          si/no
3. Le anche sono allineate                           si/no
4. Le rotule sono in asse e parallele tra loro       si/no

Adesso guardati di lato (o fallo fare a qualcun altro) e rispondi alle seguenti domande:

1. La testa appare diritta e non incurvata           si/no
   in avanti o indietro
2. Il mento è parallelo al pavimento                 si/no
3. Le spalle sono in linea con le orecchie           si/no
4. Le tue ginocchia sono diritte                     si/no
5. Nella zona lombare c'è una leggera                si/no
   curva in avanti

Se hai risposto "no" a più di 3 domande, significa che la tua postura non è sufficientemente allineata.

Dal naso all'ombelico

Orecchie

Spalle

Anche

Ginocchia

Caviglie

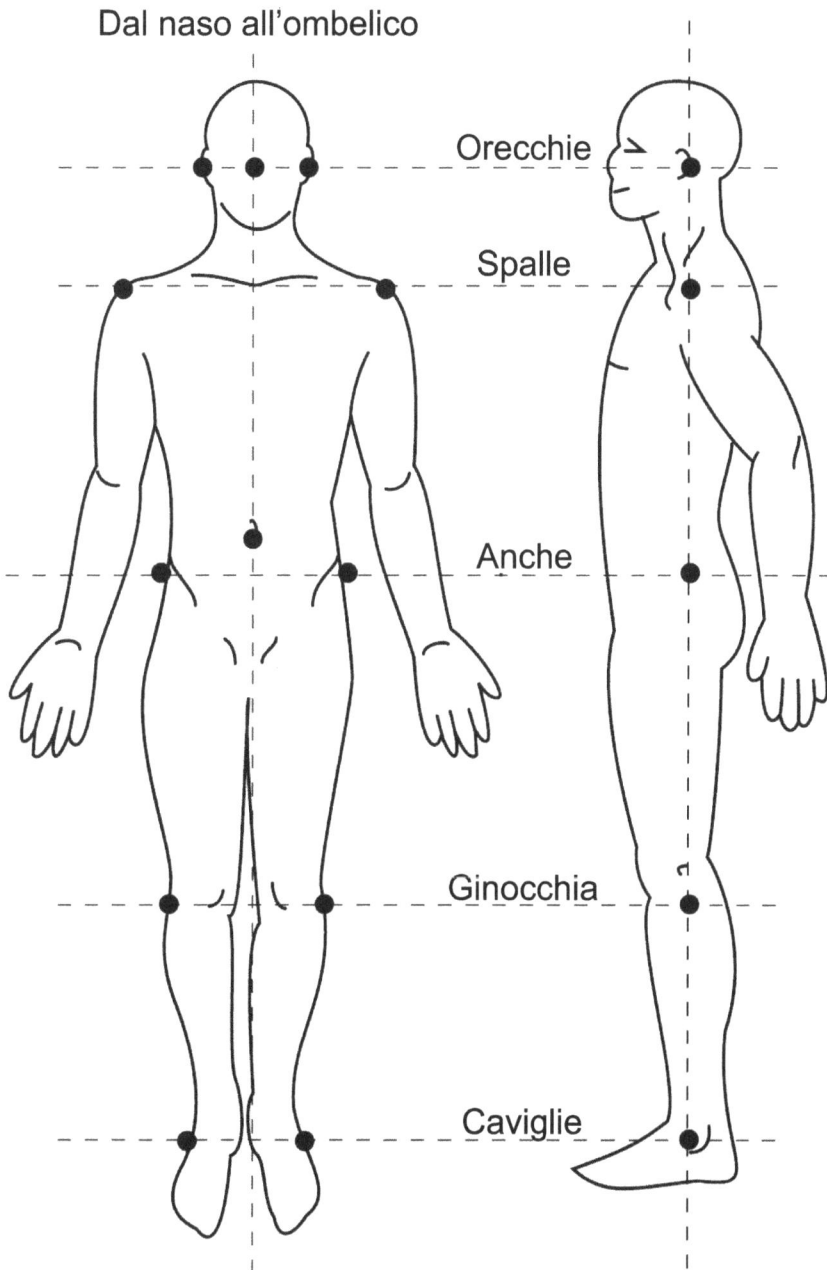

**Figura 16:** Testa la tua postura di fronte un grande specchio

## Come correggere la postura

Gli squilibri nella postura possono essere segno di squilibri nella colonna vertebrale. Attraverso gli esercizi dei capitoli successivi sarai in grado di correggere gli squilibri muscolari di cui soffri e ottenere un'eccellente postura. Ecco due suggerimenti per migliorare immediatamente la tua postura:

1. Immagina di avere alcuni palloncini attaccati alla parte superiore dei muscoli pettorali che li spingono verso l'alto. Questo dovrebbe immediatamente migliorare la curvatura delle spalle e farti evitare di piegare la testa in avanti. Ritrai delicatamente il mento, in modo da allungare un po' il collo.

2. Porta indietro le scapole verso la colonna vertebrale, e giù verso la parte mediana della schiena. Il motivo per cui devi svolgere questa operazione è che, tirando indietro le spalle, utilizzi i muscoli trapezi superiori, il cui compito è quello di sollevarle. L'unico problema è che nella maggior parte delle persone questi muscoli sono contratti e sovraccaricati di lavoro, perché sono quelli che accumulano e trattengono lo stress. Quindi, dobbiamo cercare di non sottoporli ulteriormente ad altri sforzi. Spingi indietro e verso il basso le scapole, in modo da mantenere le spalle rilassate e i muscoli pettorali stirati.

## Storia personale

"Mi fu diagnosticata la scoliosi nel 1994. Non richiedeva un'operazione chirurgica, ma occasionalmente mi causava dei forti dolori alla schiena e zoppicavo lievemente. Nel 2005, sentii parlare di un trattamento non chirurgico mirato alla correzione della scoliosi e, poiché all'epoca non era molto conosciuto,  naturalmente ero scettico,. Dopo un consulto preliminare, il Dottor Lau mi convinse che valeva la pena provare. Nel corso di pochi mesi, attraverso regolari consultazioni e grazie alle sue cure, il mio disturbo migliorò in maniera costante. Il suo trattamento olistico prevedeva consigli sull'alimentazione e sullo stile di vita. Alcuni di questi consigli sembravano difficili da realizzare, poiché molto radicali, ma ben presto libri e articoli di giornale confermarono in modo indipendente la loro efficacia. Il trattamento del Dottor Lau rende i pazienti totalmente responsabili del proprio benessere. Di conseguenza, i pazienti disciplinati, determinati e recettivi alle nuove idee trarranno il massimo beneficio dalle sue cure.

*— Daryl L. (26 anni)*

# Stretching per l'equilibrio corporeo

> *La vita è come un giro in bicicletta. Per mantenere l'equilibrio devi continuare a muoverti.*
>
> — *Albert Einstein*

I nostri predecessori conducevano una vita molto più attiva di quella che conduciamo noi oggi. Dalla Rivoluzione Industriale ad oggi, le macchine hanno preso sempre più il sopravvento nella nostra vita quotidiana. E noi, per questo motivo, siamo diventati sempre più sedentari. Prendiamo la macchina invece di camminare, usiamo l'ascensore invece di salire le scale e ci sediamo dietro le scrivanie invece di lavorare nei campi. Come risultato, muscoli e ossa si sono indeboliti, diventando più soggetti a malattie e a infortuni.

La maggior parte di noi è consapevole che l'attività fisica è vitale per mantenere un buono stato di salute, e poiché oggi non siamo attivi come lo eravamo in passato, è ancora più importante imparare a fare stretching in maniera corretta. Lo stretching è il ponte che ti permette di passare da una vita sedentaria a una attiva. Non si può diventare attivi senza passare per questo ponte, almeno non senza rischi. Lo stretching mantiene i muscoli flessibili, prepara all'attività fisica e agevola la transizione da una vita inattiva a una vita piena di attività senza sforzo.

## Individuare le contrazioni muscolari

Iniziamo questa sezione con un'autodiagnosi. Sulla figura 13, che si trova nel capitolo precedente, segna le aree della tua schiena in cui i muscoli sono contratti, ad esempio quelle zone dove provi fastidio se le sottoponi a stretching. Per fare ciò, mettiti in piedi con le braccia lungo i fianchi. Poi, alza lentamente le braccia fino a quando non si trovano sopra la testa, cercando di mantenere la schiena il più diritta possibile durante questa operazione.

Senti la contrazione di alcuni muscoli? Provi fastidio nella zona lombare? Il lato destro della zona lombare è più contratto di quello sinistro? Hai avuto più difficoltà nel muovere la spalla sinistra rispetto alla destra? La tua schiena è stata sottoposta a sforzo durante il movimento?

Successivamente, segui gli esercizi di stretching elencati alla fine di questo capitolo, concentrandoti sulla colonna vertebrale dal collo alla zona lombare, fino a tornare alle zone che sentivi più contratte. Ripeti ogni sessione lentamente, e aumenta man mano la durata dei singoli esercizi.

L'unico modo per beneficiare appieno degli esercizi è di capire esattamente gli squilibri all'interno del tuo corpo. In particolare, è necessario individuare i gruppi muscolari contratti, quelli deboli e quelli il cui squilibrio condiziona tutto il tuo corpo.

Il tuo obiettivo principale è quello di riportare il tuo corpo ad una condizione di equilibrio per migliorare la tua scoliosi. Se un gruppo muscolare è troppo vigoroso o troppo debole, e le ossa vengono spostate dalla loro normale posizione, anche le articolazioni non funzioneranno in maniera corretta, usurandosi fino a rendere ogni movimento doloroso.

Sono più di 600 i muscoli che consentono alla tua schiena di muoversi; quasi tutti hanno un ruolo fondamentale nella salute e nel corretto funzionamento della colonna vertebrale e necessitano di essere tenuti in esercizio in modo abbastanza regolare.

Ricorda, inoltre, che questi muscoli sono in grado di spostare il bacino in molte direzioni. Se questo si trova in una posizione anomala, per esempio se un lato sembra sporgere (dislivello), la tua colonna vertebrale potrebbe seguirlo, causando una curvatura irregolare che, nel tempo, farebbe peggiorare le tue condizioni provocandoti dolore.

Detto questo, a prescindere da età, sesso, condizioni fisiche o peso, ricorda che tutti quanti hanno degli squilibri, e bisogna capire che gli esercizi di stretching e la ginnastica possono svolgere un ruolo fondamentale nel nostro modo di vivere e nel nostro mantenimento in salute man mano che invecchiamo. Quando riuscirai a capire cosa sono gli squilibri, dovrai iniziare a individuarli nel tuo corpo. Se applichi lo stretching a muscoli che non hanno bisogno di essere allungati, non riuscirai mai a correggere i tuoi squilibri.

## Precauzioni per lo svolgimento degli esercizi

Ci sono alcune precauzioni che devono essere prese in considerazione prima di cominciare a svolgere ciascuno di questi esercizi:

- Fai una mappatura dei muscoli contratti e di quelli deboli prima di iniziare con gli esercizi descritti in questo capitolo.
- Proprio come un atleta, cerca di capire quali muscoli necessitano di essere rinforzati, e quali hanno invece bisogno di essere allungati. Come regola generale, suggerisco di praticare gli esercizi di allungamento (stretching) su entrambi i lati del corpo e di annotare quali sono i muscoli che senti contratti. Ricorda che siamo tutti diversi e che anche le scoliosi sono diverse da un individuo a un altro.
- Pratica esercizi di rinforzo e di allungamento corretti, come viene spiegato in questa sezione, e cerca di capire se stai lavorando bene sulle aree interessate.

Svolgi gli esercizi di stretching in modo da decontrarre tutte le regioni della tua colonna vertebrale, fino a quando entrambi i lati sono regolari ed equilibrati.

È molto importante praticare lo stretching dei muscoli ischiocrurali (un gruppo di muscoli che si trovano nella parte posteriore della coscia), poiché la loro contrazione limita i movimenti del bacino, sbilanciandolo e aumentando lo stress nella regione lombare. Ci sono moltissimi modi per allungare questi muscoli, inclusi quelli contenuti in questo libro. Scegli quelli che ritieni migliori.

Attività come Yoga o Pilates hanno in sé entrambi i principi dell'allungamento e del rilassamento muscolare, che riduce la tensione dei muscoli stressati. Lo Yoga richiede che chi lo pratica mantenga delle posizioni molto dolci per 10-60 secondi, in modo che determinati muscoli si flettano, mentre altri si piegano, favorendo il rilassamento e la flessibilità di muscoli e articolazioni. Il Pilates aiuta a rinforzare e modellare i muscoli stabilizzatori di schiena, addome e gambe. Entrambi possono essere considerati ottimi esercizi per mantenere la colonna vertebrale stabile e flessibile allo stesso tempo. Consiglio spesso questo tipo di esercizi per mantenere la correzione dopo il trattamento. Cerca degli istruttori che abbiano familiarità o siano specializzati nella scoliosi.

Deve essere evitata ogni attività che coinvolga una tensione eccessiva o che sia di forte impatto per la colonna vertebrale. Questo significa evitare sport difficili, come corsa campestre, sci, ed equitazione. Il nuoto è un'ottima attività fisica che, in alcuni pazienti, allevia i fastidi della scoliosi. Mentre sei in acqua, prova a fare alcuni di questi esercizi:

- Vogare da fermo o in movimento
- Muovere le gambe come se pedalassi su una bicicletta
- Nuotare con dei pesi attaccati alle caviglie
- Sollevare le gambe mentre sei disteso su un fianco aggrappato al bordo piscina

Il consiglio generale è di rimanere attivo ogni giorno, e fare esercizi aerobici due o tre volte alla settimana (podismo, ciclismo, nuoto). Se hai sempre condotto una vita sedentaria, lascia passare uno o due giorni dopo un allenamento.

**Fai Attenzione al Sovrallenamento.** Anche il riposo è una parte importante del processo di guarigione poiché è proprio il momento in cui muscoli e ossa si riprendono.

La durata minima da impiegare per svolgere gli esercizi è normalmente di 20 minuti (esclusi gli esercizi di riscaldamento e di raffreddamento). La durata massima è di un'ora; dipende dagli esercizi che decidi di svolgere. Se sei un principiante, prova a iniziare con 10 minuti.

## Come fare lo stretching correttamente

Fare stretching sembra facile, ma quando non è praticato in maniera corretta, può essere pericoloso. Capire le tecniche d'esecuzione degli esercizi di allungamento è cruciale. Lo stretching non dovrebbe mai essere considerato qualcosa di competitivo, né dovrebbe mai essere fatto in eccesso. L'obbiettivo non è allungare fino a provare dolore, ma ridurre la tensione muscolare. Lo stretching deve essere qualcosa che rilassa e riscalda; l'obiettivo non è quello di vedere se si riesce a stirare un muscolo il più possibile, poiché ciò causa solamente danni e dolore. In sostanza, lo stretching fatto bene deve essere piacevole.

Scegli di svolgere un piano di allenamento che sia:

1. **Progettato specificamente per le tue esigenze e che venga incontro ai tuoi impegni quotidiani**

   Sei sano e fisicamente attivo? O hai condotto uno stile di vita sedentario negli ultimi 5 anni? Sei un atleta professionista? O sei in convalescenza dopo un grave infortunio? Soffri normalmente di dolore, acciacchi e di rigidità muscolare e articolare in qualche parte del corpo? Per ognuno di questi scenari il tuo piano di allenamenti dovrebbe essere diverso e costruito su misura per soddisfare i tuoi bisogni.

2. **Fai un check-up completo dell'area, o gruppo muscolare, che ha bisogno di essere allungata**

I tuoi muscoli sono pronti? Tendini, legamenti o articolazioni sono danneggiati? L'area che vuoi allenare ha subito un infortunio di recente, o è ancora convalescente?

Se il gruppo muscolare che vuoi allungare non è sano al 100%, evita quella zona. Lavora sulla convalescenza e la riabilitazione prima di passare ad esercizi di stretching.

3. **Non dimenticarti di fare riscaldamento prima dello stretching**

Aumentando la temperatura dei muscoli, li aiuti a essere malleabili e flessibili. Ciò è essenziale per trarre il massimo beneficio dagli esercizi di allungamento.

4. **Allunga delicatamente e lentamente. (Evita di molleggiare)**

Allungare i muscoli delicatamente e lentamente li aiuta a rilassarsi, rendendo di conseguenza lo stretching più piacevole e benefico. Ciò ti aiuterà inoltre a evitare strappi muscolari e sforzi causati da movimenti rapidi e convulsi.

5. **Allunga SOLO fino al punto di tensione**

Lo stretching non è un'attività che deve procurare dolore, al contrario, deve essere piacevole, rilassante e benefica. Molte persone sono convinte che sia necessario uno stato di dolore costante per beneficiare maggiormente dello stretching. Questo è uno dei più grandi sbagli che si possano fare durante questi esercizi.

### 6. Respira lentamente e normalmente

Durante lo stretching, molte persone trattengono il respiro involontariamente. Ciò causa tensione ai muscoli e, di conseguenza, li rende molto più difficili da allungare. Per evitare ciò, ricorda di respirare lentamente e profondamente durante lo stretching. Così facendo, rilassi i muscoli, favorisci la circolazione sanguigna e incrementi il trasporto di ossigeno e sostanze nutritive nei muscoli.

## Riflesso da stiramento

Hai mai toccato qualcosa di caldo? Il tuo corpo allontana la mano dalla fonte di calore in un batter d'occhio e in maniera automatica, senza che tu abbia deciso consapevolmente di farlo. Questo è un riflesso automatico dei nervi in risposta a uno stimolo doloroso.

I tuoi muscoli hanno un riflesso simile, un meccanismo protettivo che impedisce loro di essere lesionati inavvertitamente. Quando stiri troppo i muscoli, il tuo corpo risponde contraendo proprio quel muscolo sottoposto ad allungamento!

È importante ascoltare il tuo corpo e capirne i segnali. Quando allunghi eccessivamente i tuoi muscoli, si attiva questo riflesso che causa dolore. Il tuo corpo ti sta avvertendo che stai esagerando. Se continui a stirare il muscolo anche dopo aver raggiunto il punto di tensione, il risultato sarà un accumulo di tessuto cicatriziale all'interno dei muscoli, e una graduale perdita di elasticità. Se soffri di scoliosi, danneggiare i muscoli della colonna vertebrale è l'unica cosa che devi evitare. Di conseguenza, ascolta i segnali che il tuo corpo ti manda e non stressare troppo i tuoi muscoli.

## Nessun dolore, nessun guadagno

Molti di noi hanno l'idea, radicata sin dalla più tenera età, che l'esercizio fisico senza dolore non porti alcun beneficio, e che se non sentiamo dolore,non ci stiamo impegnando abbastanza.

Questa convinzione è palesemente errata, e può essere pericolosa. Lo stretching, se praticato correttamente, non dovrebbe mai essere doloroso, ma piacevole e rilassante.

## Esercizi di stretching

Nel prossimo paragrafo sono descritti numerosi esercizi di stretching che dovrebbero essere eseguiti per circa 20-30 secondi, tranne se specificato diversamente. Tuttavia, più ti abituerai a svolgere questi esercizi e più entrerai in sintonia col tuo corpo, più scoprirai di poter determinare sempre di più la durata degli esercizi, in modo da ottenerne il massimo beneficio. Per esempio, se ti senti agile e non avverti nessun fastidio dovuto alla scoliosi, è probabile che una durata di 5-15 secondi a esercizio sia sufficiente. D'altro canto, se provi dolore alla schiena per colpa della scoliosi, forse hai bisogno di una quantità di tempo maggiore per riscaldare meglio la muscolatura. Ricorda: Non siamo tutti uguali ed è importante che ascolti il tuo corpo. Allunga il muscolo solo fino al punto di tensione, non fino a sentire dolore.

## Flessione laterale del collo

☐ **Sinistra** ☐ **Destra**

Segui le istruzioni passo dopo passo:

- Siediti in posizione eretta
- Afferra il bordo del letto per supportare il movimento e poi cerca di piegarti gradualmente man mano che la spalla si abbassa. Cerca di mantenere una posizione eretta durante questo processo
- Ora usa l'altra mano per afferrare la testa e portala in maniera delicata verso la spalla cui è collegata.
- Inspira e fletti delicatamente la testa con la mano per cinque secondi
- Espira e inclina immediatamente la testa contrario dal lato opposto, mentre si abbassa la spalla. Poi, allontana delicatamente la testa dalla spalla
- Mantieni la posizione di allungamento per 20-30 secondi

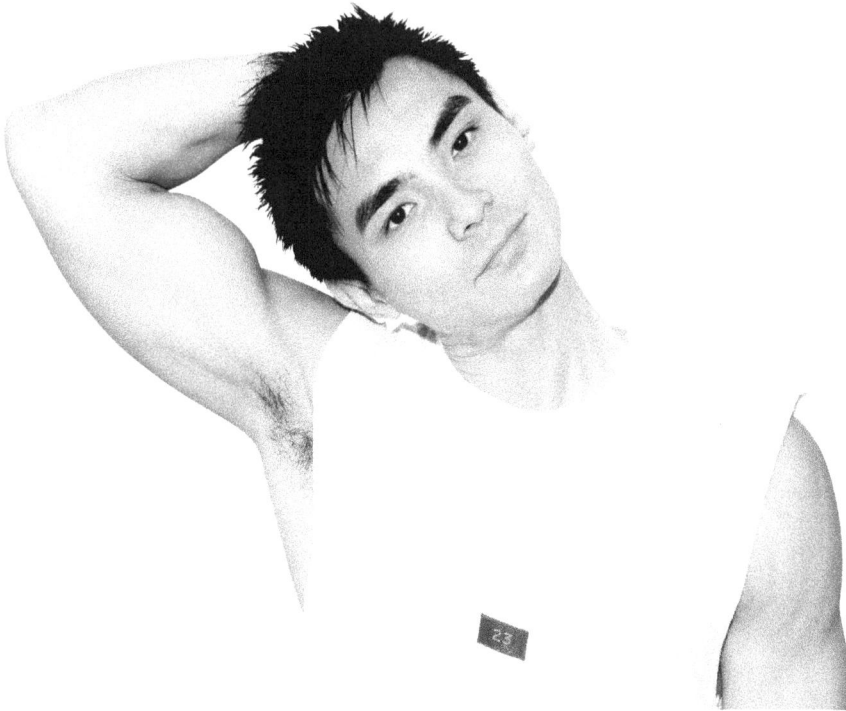

**Figura 17:** Flessione laterale del collo

## Muscoli rotatori del collo

☐ **Sinistra** ☐ **Destra**

- Siediti in una posizione corretta
- Ruota la testa da una parte
- Metti la mano opposta su una guancia
- Inspira e ruota delicatamente la testa aiutandoti con la mano. Tieni la mano ferma
- Guarda nella direzione verso cui stai ruotando la testa
- Mantieni la posizione per 20-30 secondi ed espira nel momento in cui vedi dietro di te. Ruota la testa e fletti

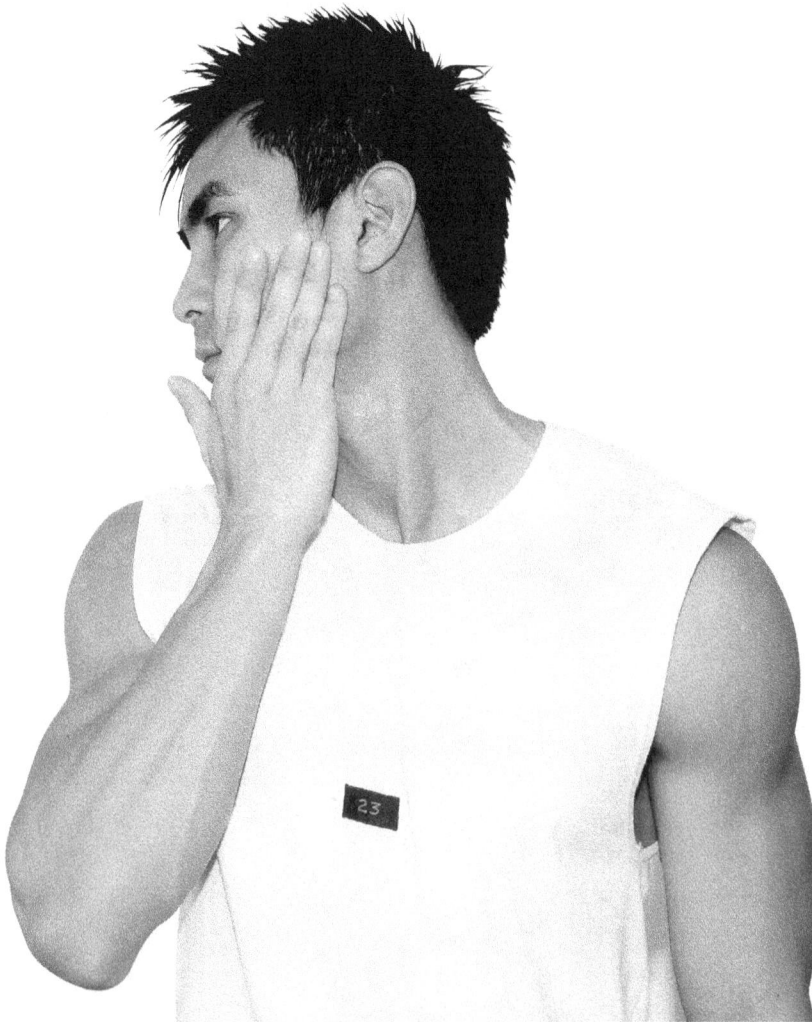

**Figura 18:** Muscoli rotatori del collo

## Estensori del collo

- Mantieni una posizione eretta, sia da seduto, sia in piedi, e lascia che la tua testa ricada sul petto
- Metti una mano sulla nuca e una sul mento
- Tieni il mento mentre fletti la nuca spingendo la testa sul petto
- Fai un respiro profondo e spingi la testa sulla mano senza però lasciare che la testa si muova
- Dopo 5 secondi rilassati e, mentre espiri, sposta dolcemente la testa verso il petto

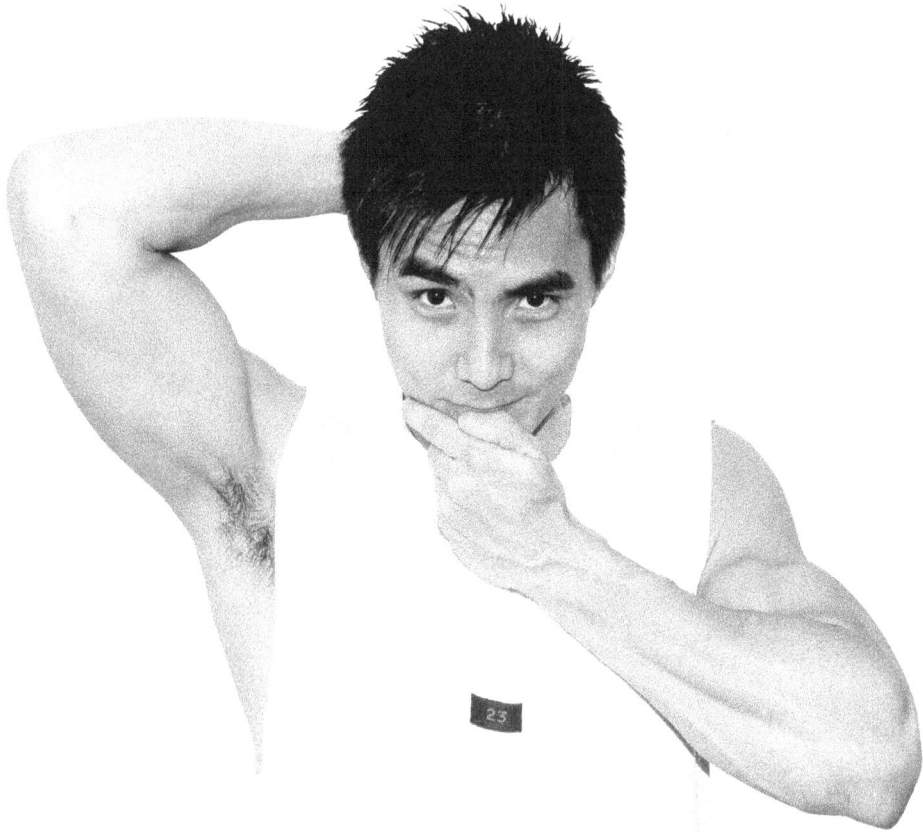

**Figura 19:** Estensori del collo

## Allungamento dei muscoli elevatori della scapola

☐ **Sinistra** ☐ **Destra**

- Placez un bras aussi loin que possible entre vos omoplates
- Regardez dans la direction opposée, aussi loin que vous pouvez de façon à ce que cela reste confortable
- • Posiziona un braccio tra le scapole, il più in basso possibile
- Posiziona un braccio tra le scapole, il più in basso possibile
- Guarda nella direzione opposta al braccio senza sforzarti
- Fai un respiro profondo e mantienilo per 5 secondi. Quando espiri, guarda verso il basso in modo da non sforzarti verso la spalla che ti sta di fronte

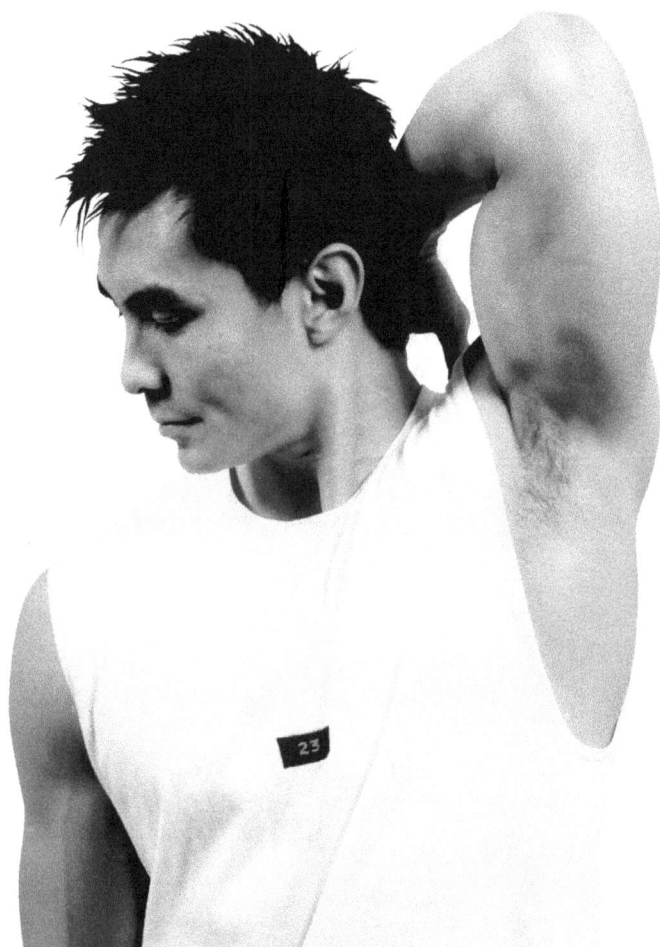

**Figura 20:** Allungamento dei muscoli elevatori della scapola

**Gratta e allunga**

☐ **Sinistra** ☐ **Destra**

- Mantieni una buona postura e metti un asciugamano sulla schiena come mostrato nella figura
- Usa l'altra mano per spingere l'asciugamano verso il basso fino a sentire una tensione normale
- Mantieni questa posizione con il braccio
- Inspira nel momento in cui provi a tirare verso l'altro contro la forza esercitata dal braccio in basso
- Espira e spingi verso il basso per allungare ulteriormente il braccio in alto
- Cerca di mettere più enfasi sul lato in cui la scoliosi ha contratto i muscoli

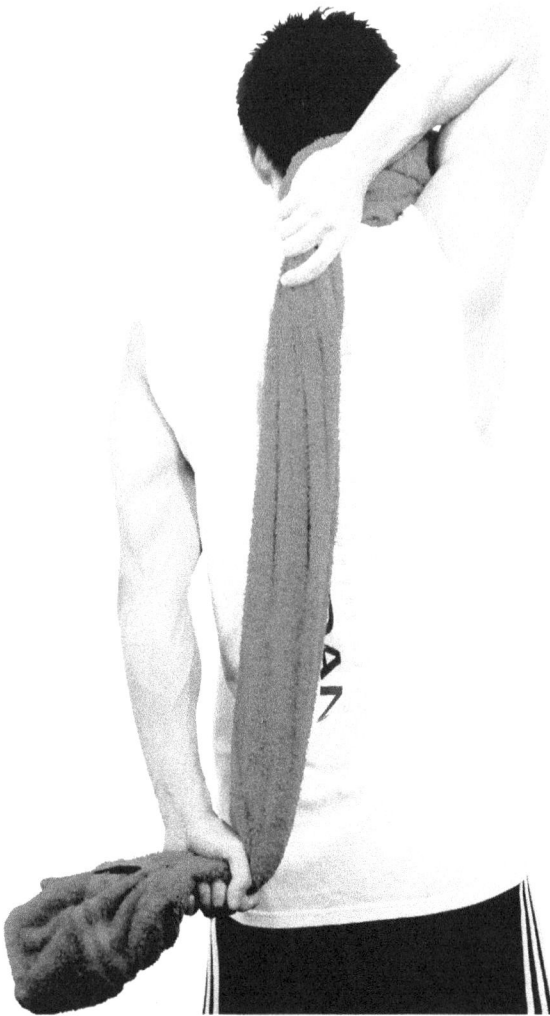

**Figura 21:** Gratta e allunga

## Allungamento dei romboidi (tra le scapole)

☐ **Sinistra** ☐ **Destra**

- Inginocchiati e metti il gomito sulla palla svizzera
- Mantenendo il braccio sulla palla, portalo sulla schiena
- Premi il gomito sulla palla in modo da allungare i muscoli tra le scapole mentre trattieni la palla con l'altra mano
- Mantieni per 20-30 secondi

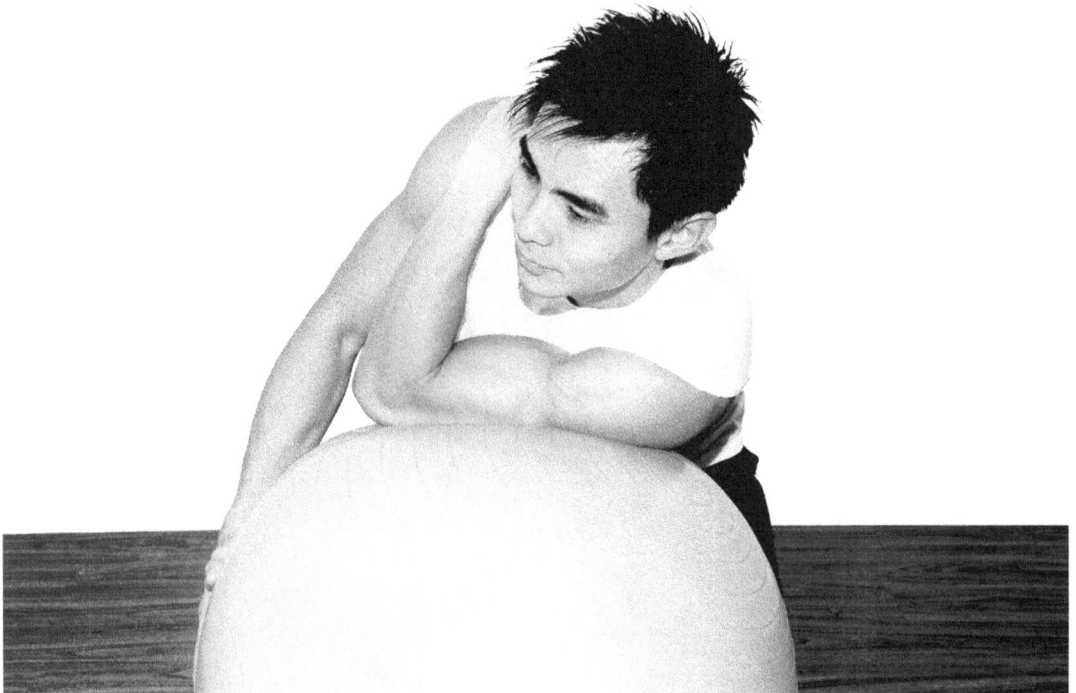

**Figura 22:** Allungamento dei romboidi

**Stretching con allungamento sopra la testa (e mani congiunte)**

- In posizione eretta, a gambe divaricate con i piedi in corrispondenza delle spalle
- Solleva le braccia sulla testa e congiungi le mani facendo in modo che i gomiti siano diritti e i pollici indichino verso il retro
- Spingi le braccia verso la schiena per 20-30 secondi

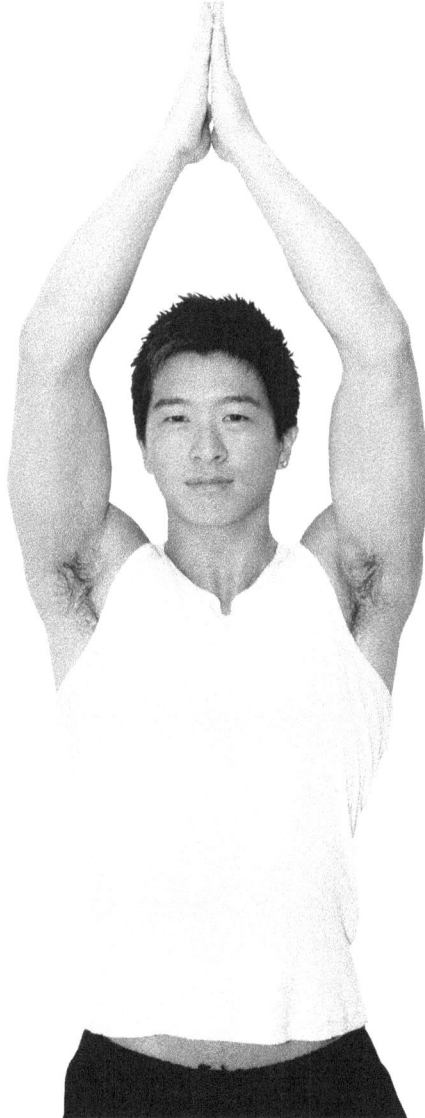

**Figura 23:** Stretching con allungamento sopra la testa e mani congiunte

## Stretching con allungamento sopra la testa (e palmi invertiti)

- In posizione eretta, a gambe divaricate con i piedi in corrispondenza delle spalle
- Disponi i palmi delle mani in modo che siano rivolti verso l'alto
- Spingi le braccia verso la schiena per 20-30 secondi

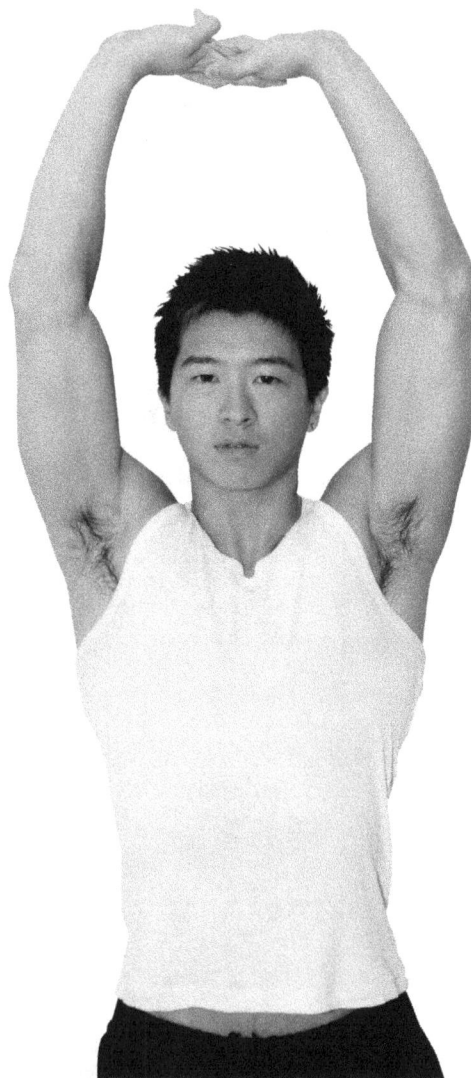

**Figura 24:** Stretching con allungamento sopra la testa (e palmi invertiti)

## Piegamento laterale del busto (seduto sulle caviglie)

☐ **Sinistra** ☐ **Destra**

- Siediti sulle caviglie
- Piegati in avanti in modo che l'addome si appoggi sulle cosce
- Allunga entrambe le braccia sulla testa cosicché le mani siano appoggiate a terra
- Piega lateralmente il busto dalla parte opposta alla concavità percorrendo il lato convesso della curva con le mani
- Mantieni la posizione per 20-30 secondi per un buon stretching

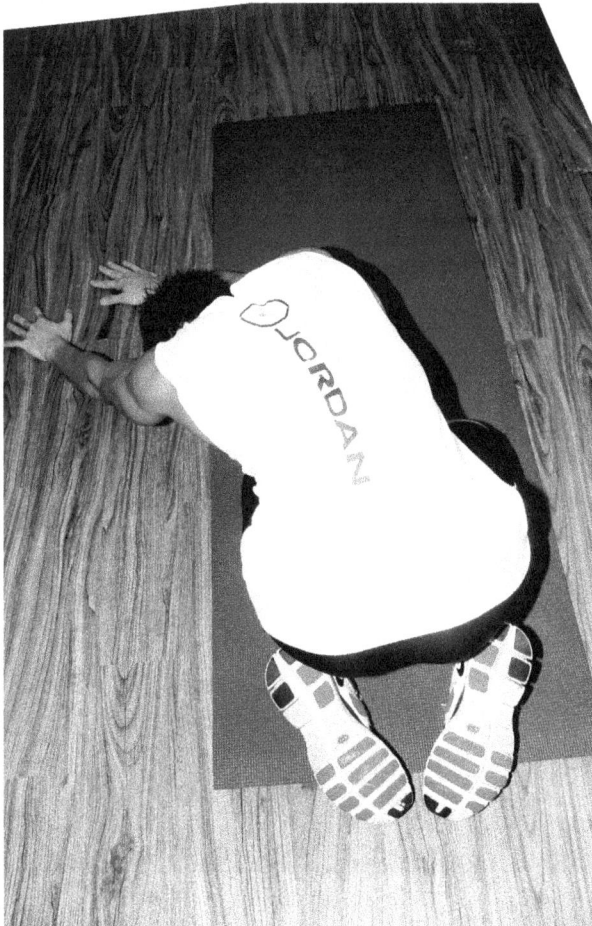

**Figura 25:** Piegamento laterale del busto, in ginocchio

## Piegamento laterale del busto (sul bordo del tavolo)

☐ **Sinistra** ☐ **Destra**

- Sdraiati sul bordo di un tavolo

- Sistema un asciugamano arrotolato sull'apice della curvatura toracica e stendi il braccio sopra la testa

- Con l'aiuto di un'altra persona, stabilizza il bacino o la colonna lombare se hai una scoliosi a forma di "S"

- Mantieni questa posizione il più a lungo possibile, inizia da un minuto e aumenta fino ad arrivare a 5 minuti

**Attenzione:** Considerata la posizione a cui è sottoposta la testa, interrompi l'esercizio se avverti un mancamento

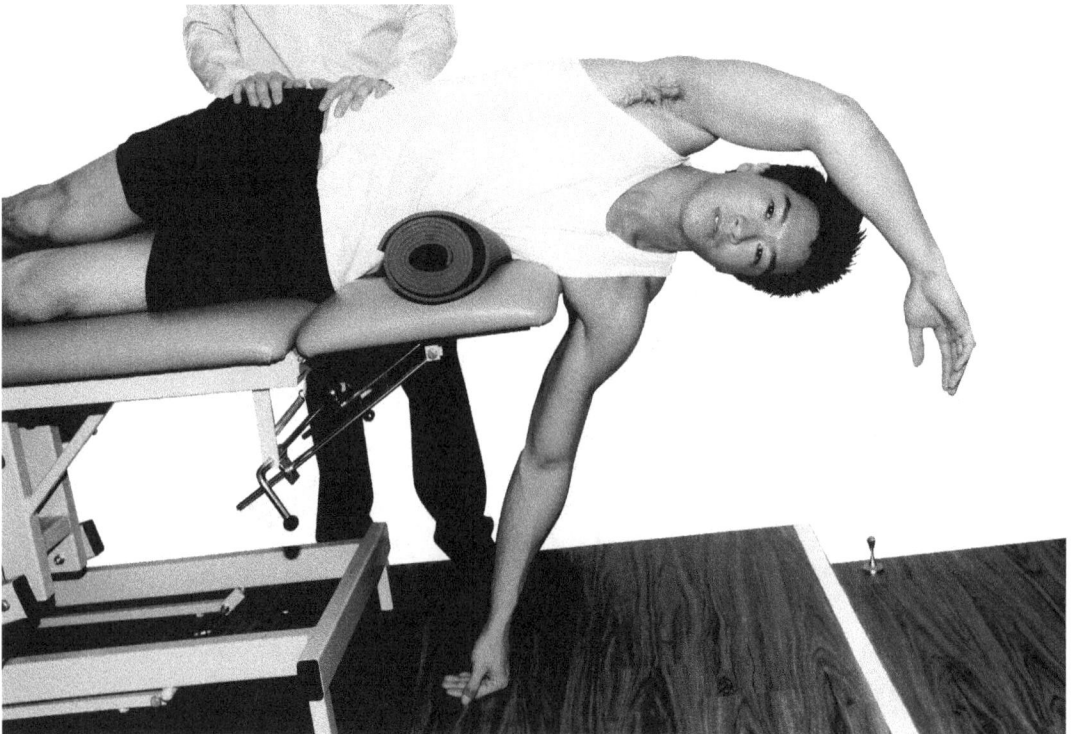

**Figura 26:** Piegamento laterale del busto
(sul bordo del tavolo)

**Piegamento laterale della colonna lombare (sul bordo del tavolo)**

☐ **Sinistra** ☐ **Destra**

- Sdraiati sul bordo di un tavolo con un asciugamano arrotolato sull'apice della curvatura lombare e stendi il braccio sopra la testa
- Con l'aiuto di un'altra persona, stabilizza il bacino
- Mantieni questa posizione il più a lungo possibile, inizia da un minuto e aumenta fino ad arrivare a 5 minuti

**Attenzione:** Considerata la posizione in cui si trova la testa, interrompi l'esercizio se avverti un mancamento

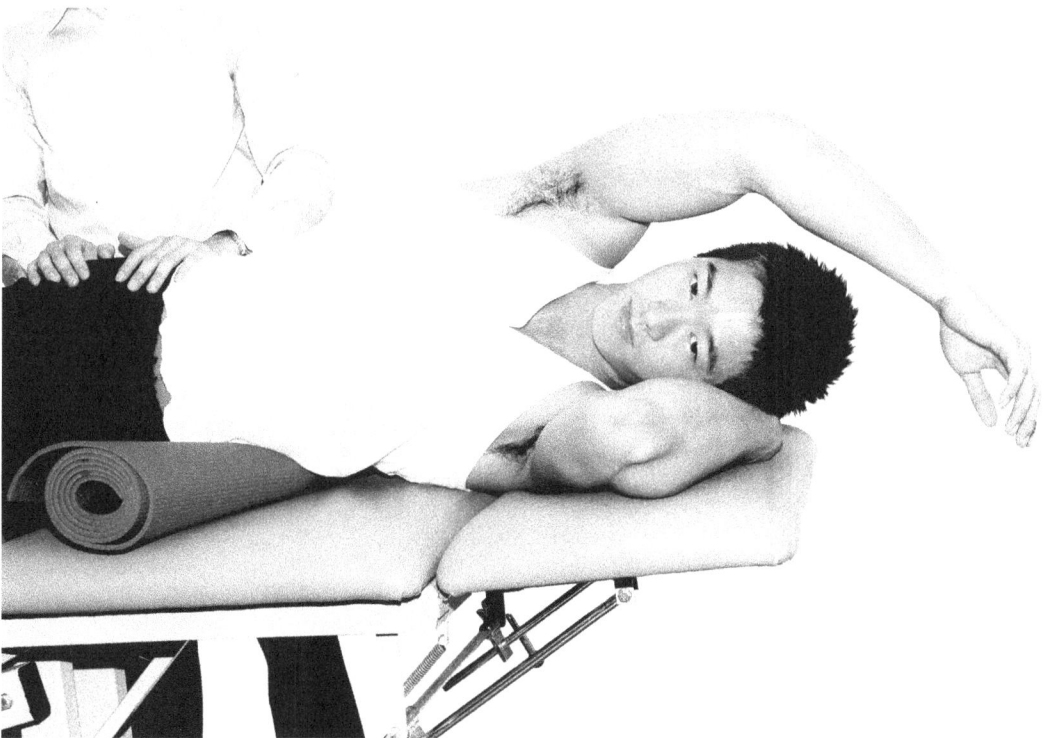

**Figura 27:** Piegamento laterale della colonna lombare (sul bordo del tavolo)

## Stretching per la scoliosi lombare

☐ **Sinistra** ☐ **Destra**

- Sdraiati in posizione prona su un materassino o su un tavolo
- Aggrappati ad un lato del tavolo o metti la testa sulle braccia
- Solleva le anche e le gambe assieme, facendoti aiutare a muoverle verso il lato convesso della curvatura presente nella regione lombare
- Svolgi questo esercizio per 3 volte, mantieni la posizione di allungamento per 30 secondi a volta

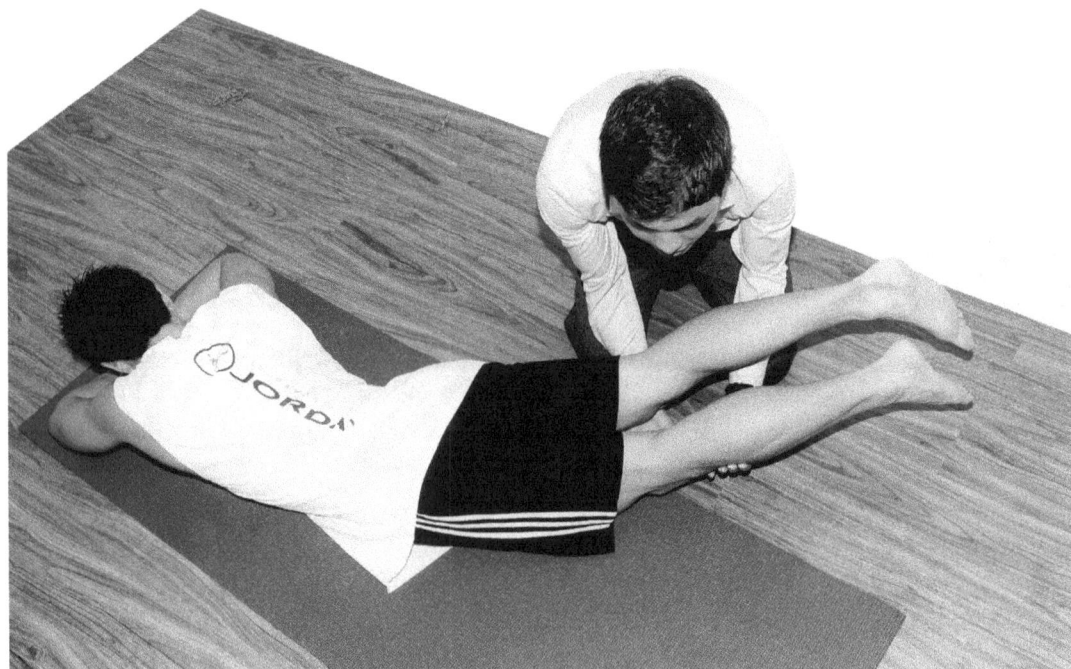

**Figura 28:** Stretching per la scoliosi lombare (le gambe si muovono su un lato)

**Rotazione del busto**

☐ **Sinistra** ☐ **Destra**

- Sdraiati in posizione supina con le ginocchia piegate e rivolte verso il soffitto
- La gamba in basso deve essere rilassata. Posiziona la mano sulla gamba mentre continui ad allungare l'altro braccio per aiutarti nella stabilizzazione
- Fai ruotare lentamente le gambe dal lato migliore per lo stretching della regione lombare. Inspira e riduci il supporto del braccio per favorire l'attivazione dei muscoli del busto
- Mantieni la posizione per 30 secondi e poi ripeti l'esercizio dal lato opposto. Continua a svolgere l'esercizio fino a quando non riesci ad appoggiare le gambe a terra senza provare fastidio, o fino a quando non riesci a migliorare ulteriormente

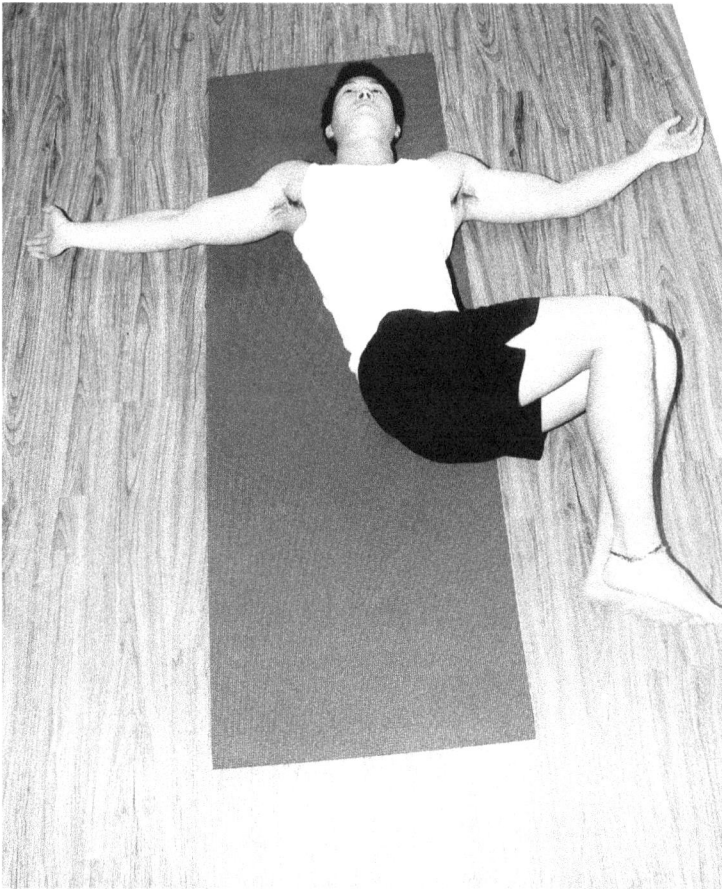

**Figura 29:** Rotazione del busto

## Zona mediana della schiena e addominali

- Per la tua sicurezza, svolgi questo esercizio su una superficie antiscivolo. Se provi una sensazione di capogiro o vertigini, interrompi immediatamente l'esercizio.
- Siediti su una palla svizzera. Successivamente, spostandoti con i piedi, scivola sulla palla fino a sdraiarti sopra di essa
- Solleva le braccia sulla testa. Per aumentare l'allungamento, contrai lentamente le gambe. Mantieni la posizione per un minuto.

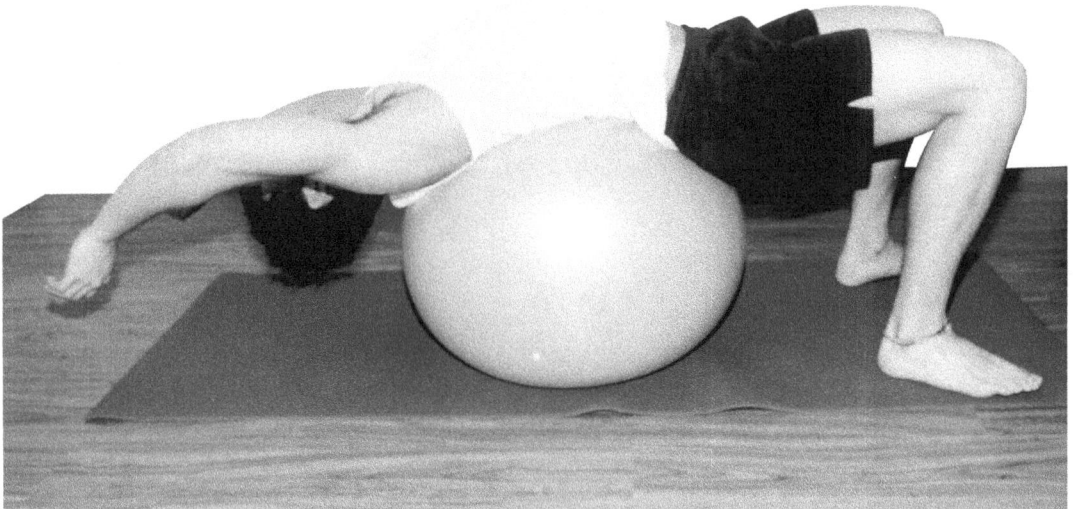

**Figura 30:** Zona Mediana della schiena e addominali

## Muscoli ischiocrurali (parte posteriore della coscia)

☐ Sinistra ☐ Destra

- Afferra una gamba con entrambe le mani, proprio sotto il ginocchio, mantieni la gamba piegata in aria fino a che la coscia non è perpendicolare al pavimento.
- Piega le dita dei piedi verso lo stinco e raddrizza lentamente la gamba senza lasciare che la coscia si muova tra le tue mani o tocchi per terra
- Mantieni una posizione confortevole per 30 secondi

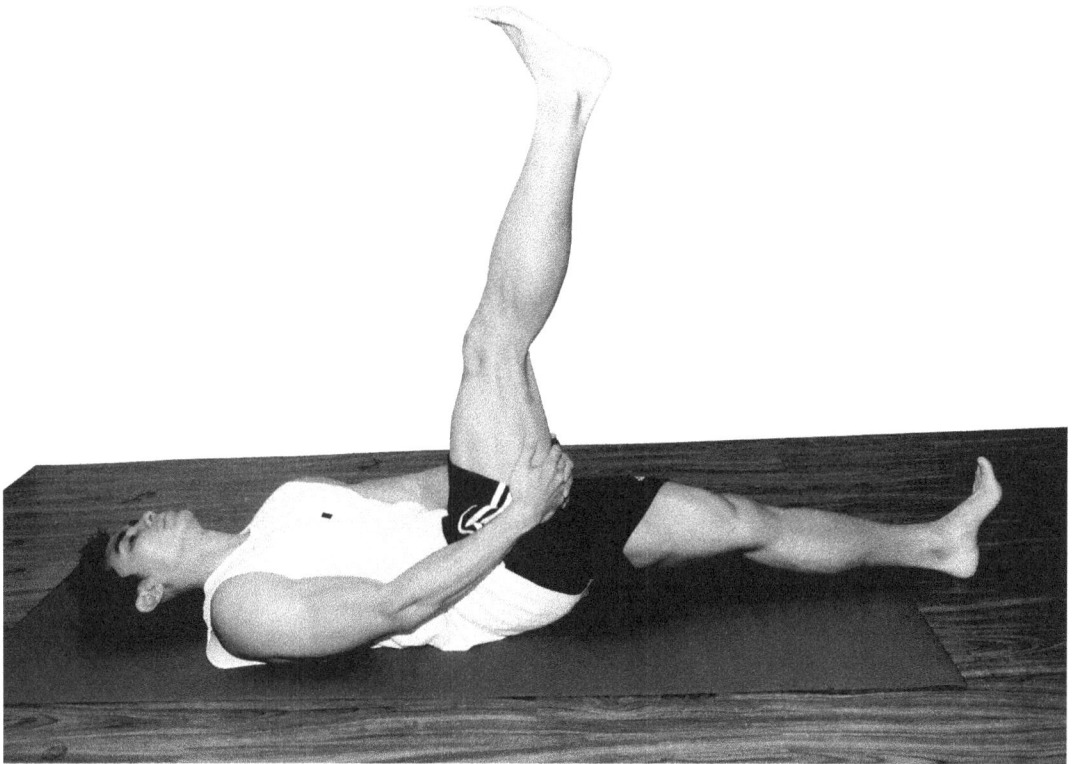

**Figura 31:** Muscoli ischiocrurali (parte posteriore della coscia)

## Fascia iliotibiale

☐ **Sinistra** ☐ **Destra**

- Posizionati in piedi vicino a un muro e fai un passo avanti con la gamba più esterna. Questa è la gamba che allungherai, come puoi vedere nell'immagine in basso.
- Mantieni entrambi i piedi piantati completamente a terra
- Alza il braccio vicino al muro e usalo come supporto appoggiandolo a esso. Posiziona l'altra mano sul fianco
- Spingi l'anca verso il muro, e poi spingila verso il basso mentre si sposta
- Dovresti sentire una leggera tensione all'esterno della gamba più vicina al muro e all'anca
- Se stai eseguendo l'esercizio correttamente, spostare la mano dall'anca dovrebbe rimuovere la sensazione di tensione. Non devi provare tensione nei muscoli lombari
- Mantieni la posizione per 30 secondi, allunga ogni lato per tre volte

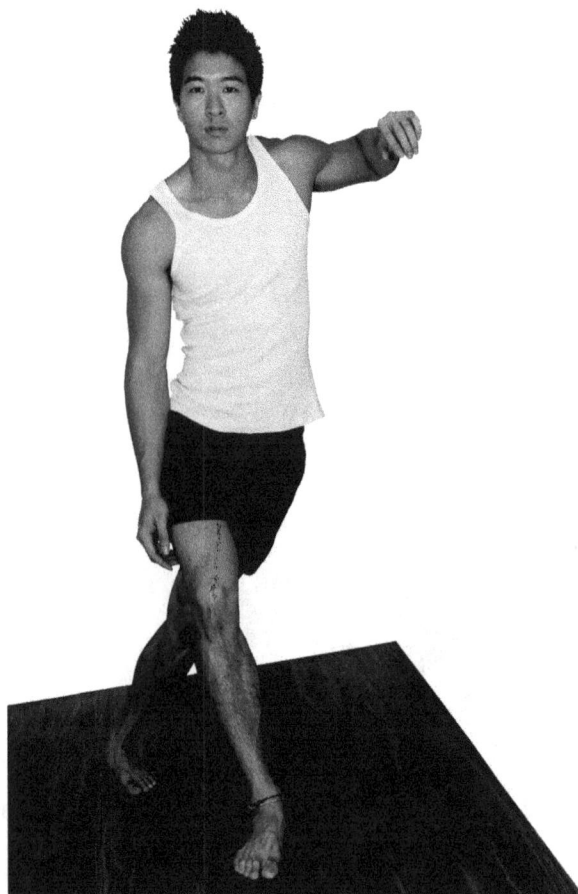

**Figura 32:** Stretching della fascia iliotibiale della gamba esterna

A volte, i muscoli ischiocrurali sono molto più contratti da un lato rispetto all'altro e, di conseguenza, è più probabile che si lesionino. Le contrazioni compaiono a causa della presenza di un bacino basculante associata alla scoliosi e, nel lato in cui i muscoli ischiocrurali sono meno contratti, ciò si verifica a causa di una patologia (chiamata ginocchio varo o iperestensione) che rende le gambe storte, o che provoca problemi particolari. Di conseguenza, prima di intraprendere un programma di esercizi adatto alle tue esigenze fisiche specifiche è molto importante consultare un chiropratico o uno specialista in scienze motorie.

## CAPITOLO 15

Rinforza il core

> *Il movimento è la medicina che cambia lo stato fisico, emotivo e mentale di ogni persona.*
>
> — *Carol Welch*

I core a cui mi riferisco in questo capitolo è il torso, compresi gli organi interni. Molti credono che siano gli arti a compiere la maggior parte del lavoro e che il core sia semplicemente il fulcro che permette loro di muoversi, ma in realtà è l'opposto: senza un forte core, non saremmo capaci di compiere la maggior parte delle azioni quotidiane.

Il core è senza dubbio il nucleo del tuo corpo, la vis viva della stabilità e della forza. È il tronco d'albero del tuo corpo che supporta rami, foglie e radici (Ricorda l'analogia dell'albero di cui abbiamo parlato nel Capitolo 6).

Il "core" è composto da diversi muscoli che stabilizzano sia la colonna vertebrale che il bacino e si trovano lungo il torso. Esso fornisce una solida base per i movimenti degli arti. Un programma di esercizi rivolto al core, di conseguenza, è rivolto a quei gruppi muscolari che permettono di stare in piedi e camminare sulle proprie gambe. Questi muscoli aiutano a controllare i movimenti, trasferiscono energia, spostano il peso corporeo da una parte all'altra e si muovono in tutte le direzioni. Inutile dire che un core forte distribuisce uniformemente lo sforzo del carico naturale, proteggendo la schiena da lesioni.

Affinché la colonna vertebrale sia sostenuta e allineata, i muscoli che compongono il core devono essere equilibrati, per permetterle di supportare grossi carichi.

Se ti concentri sul rafforzamento di un solo gruppo muscolare del core, corri il rischio di destabilizzare la colonna vertebrale spingendola fuori asse. Immagina che la colonna vertebrale sia una canna da pesca sostenuta da tiranti muscolari. Se i tiranti hanno la stessa tensione, la canna sarà dritta.

Per capire l'importanza di questa parte del corpo, dai un'occhiata a come funziona il tuo core.

## Le funzioni dei muscoli stabilizzatori del core

### Supporto per la Colonna Vertebrale

Il core è simile a un corsetto di muscoli e tessuti connettivi che circondano la colonna vertebrale mantenendola a posto. Se il core è stabile ed equilibrato, la colonna vertebrale rimane diritta, mentre il tuo corpo la fa ruotare e le permette di supportare grossi carichi.

### Protezione del Sistema Nervoso Centrale e degli Organi Interni

Il core agisce da protezione per il midollo spinale e gli organi interni. La colonna vertebrale ospita il midollo spinale, mentre la gabbia toracica e i potenti muscoli addominali fanno da scudo agli organi interni per proteggerli da colpi esterni o invasioni.

### Supporto degli Organi Interni

Il core ospita tutti gli organi interni, ad eccezione di occhi e cervello, che si trovano nella testa. Quando i muscoli principali del core smettono di funzionare correttamente, diminuisce la capacità di sostenere gli organi interni, e la loro funzionalità è a rischio. Questo assume maggiore importanza per chi soffre di scoliosi, poiché più la curva peggiora, più è presente la possibilità che vengano compromessi gli organi interni.

**Fulcro del Movimento**

Il core è il fulcro di ogni movimento del corpo. Se non funzionasse correttamente, molto probabilmente sentiresti dolore agli arti e alla colonna vertebrale, e si moltiplicherebbero i rischi di lesione.

## Come identificare i muscoli del core

La lista dei muscoli che compongono il core è leggermente arbitraria e varia a seconda del raggruppamento fatto dagli esperti del settore. La lista che segue comprende sia i muscoli che vengono comunemente identificati come muscoli del core, sia quelli meno conosciuti:

- **Retto dell'Addome** – situato lungo la parte anteriore dell'addome, è il gruppo muscolare degli addominali più famoso e spesso viene chiamato "tartaruga", per via della forma che assume su persone magre e muscolose.
- **Sacrospinale** – questo gruppo muscolare percorre il collo arrivando fino alla zona lombare.
- **Multifido** – si trova sotto il muscolo sacrospinale sulla spina dorsale. Ha la funzione di estendere e ruotare la colonna vertebrale.
- **Obliquo Esterno** – è disposto lateralmente e frontalmente rispetto all'addome.
- **Obliquo Interno** – è disposto sotto l'obliquo esterno, in direzione opposta.
- **Trasverso dell'Addome** – si trova sotto l'obliquo esterno, è il più profondo tra i muscoli addominali (muscoli della vita) e avvolge la colonna vertebrale per proteggerla e donarle stabilità.
- **Gluteo Medio e Minimo** – è disposto lateralmente all'anca.
- **Grande Gluteo, Ischiocrurali,** – si trovano nella parte posteriore dell'anca e in quella superiore della coscia.

Un buon programma di esercizi per il core dovrebbe concentrarsi sui muscoli che avvolgono principalmente la colonna vertebrale, includendo, senza troppa enfasi, i muscoli addominali.

## Cosa distrugge le funzionalità dei muscoli addominali?

Nonostante vi siano diversi motivi per cui i muscoli stabilizzatori del core si indeboliscano, ho voluto elencare le tre cause più comuni che contribuiscono alla formazione della cosiddetta "pancia da birra" o "stomaco gonfio":

1. **Dieta/Stile di vita** – il consumo di cibi o bevande a cui sei allergico influisce sulle funzioni addominali. Qualunque cosa provochi infiammazione in un organo interno, il quale comunica attraverso il sistema nervoso e controlla un muscolo addominale, causa l'indebolimento di quest'ultimo, o lo rende insensibile agli esercizi. Altre cause infiammatorie che possono interferire con i muscoli addominali sono stress, alcool, medicine, additivi alimentari, conservanti e coloranti.

2. **Decondizionamento** – Chiamato anche carenza d'allenamento, il decondizionamento è un termine che si riferisce semplicemente alla perdita di tonicità muscolare dovuta alla carenza di allenamento o di esercizio fisico. Molte persone smettono di fare esercizio fisico per diverse ragioni. Malattie, lesioni, vacanze, lavoro, viaggi e impegni spesso interferiscono con le sessioni quotidiane di esercizi.

3. **Dolore alla Schiena** – I nervi che fungono da articolazione vertebrale hanno anche il compito di nutrire i muscoli che avvolgono la colonna vertebrale. Di conseguenza, se qualcosa provoca dolore alla colonna vertebrale, influisce anche sui muscoli e viceversa.

## Metti alla prova la forza del core

Esistono numerosi esercizi disponibili per testare la resistenza degli addominali e per aumentare la massa muscolare del core intorno alla colonna vertebrale. Un allenatore sportivo, Brian Mackenzie, offre un metodo per testare la resistenza e la stabilità dei muscoli del core, metodo che io stesso ho usato su di me e sui miei pazienti, trovandolo molto efficace. L'obiettivo di questo test è di valutare la resistenza e la tolleranza del tuo core nel tempo. Ne parlerò a lungo nelle prossime pagine.

## Prima di iniziare

Per prepararti a questo tipo di test avrai bisogno di:

- Una superficie piana
- Un materassino per esercizi
- Un orologio digitale o uno analogico con la lancetta dei secondi

# Test per determinare la resistenza e la stabilità dei muscoli del core

**Livello 1 –**
**posizione dell'asse**

- Comincia sdraiandoti a pancia in giù sul pavimento o su un materassino per esercizi. Posiziona i gomiti e gli avambracci sotto il petto.
- Sollevati in modo da mantenere una posizione a "ponte", puntellandoti su avambracci e dita dei piedi
- Mantieni la schiena diritta e non permettere alle anche di incurvarsi e di toccare il pavimento
- Mantieni la posizione per 60 secondi

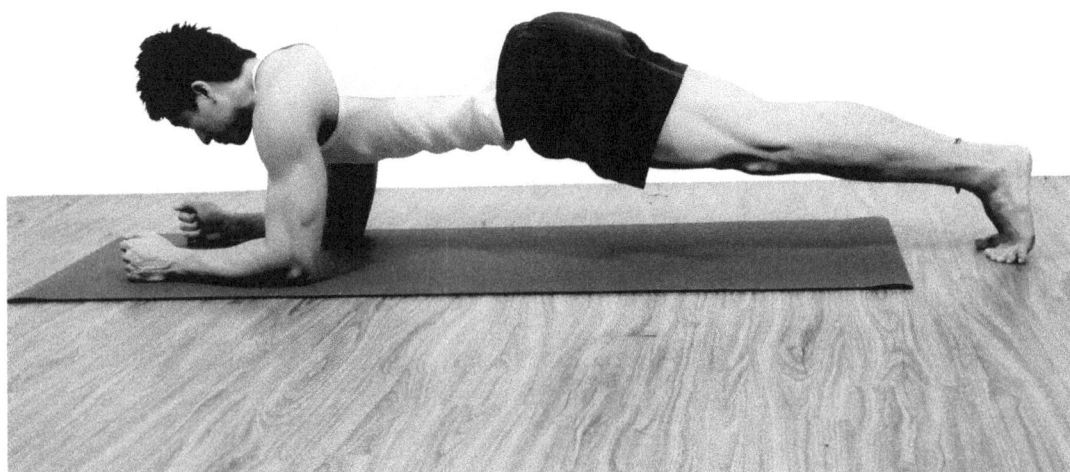

**Figura 33:** Livello 1 – Posizione dell'asse

**Livello 2 –
posizione dell'asse
con braccio
sollevato**

- Solleva il braccio destro dal pavimento, mantieni per 15 secondi
- Ritorna alla posizione dell'asse, solleva il braccio sinistro
- Mantieni per 15 secondi

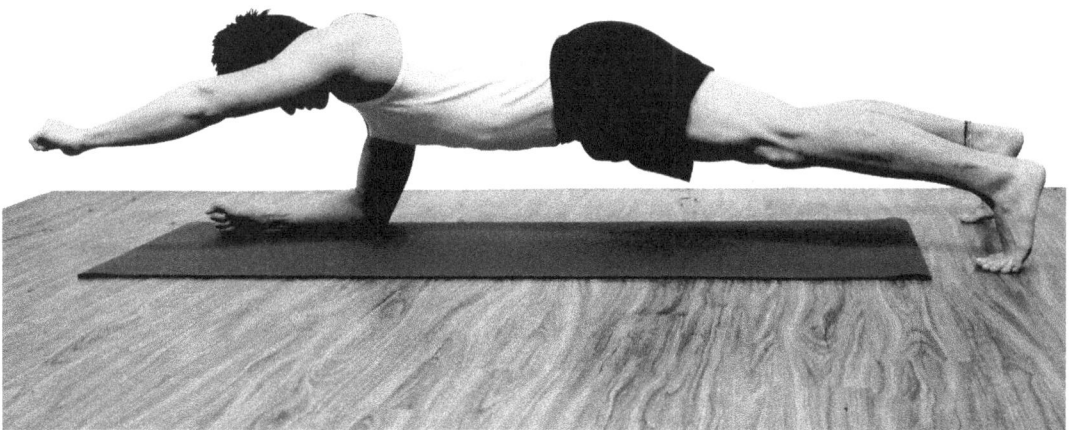

**Figura 34:** Livello 2 – Posizione dell'asse con braccio sollevato

## Livello 3 – posizione dell'asse con gamba sollevata

- Solleva la gamba destra dal pavimento, mantieni per 15 secondi
- Ritorna alla posizione dell'asse, solleva la gamba sinistra
- Mantieni per 15 secondi

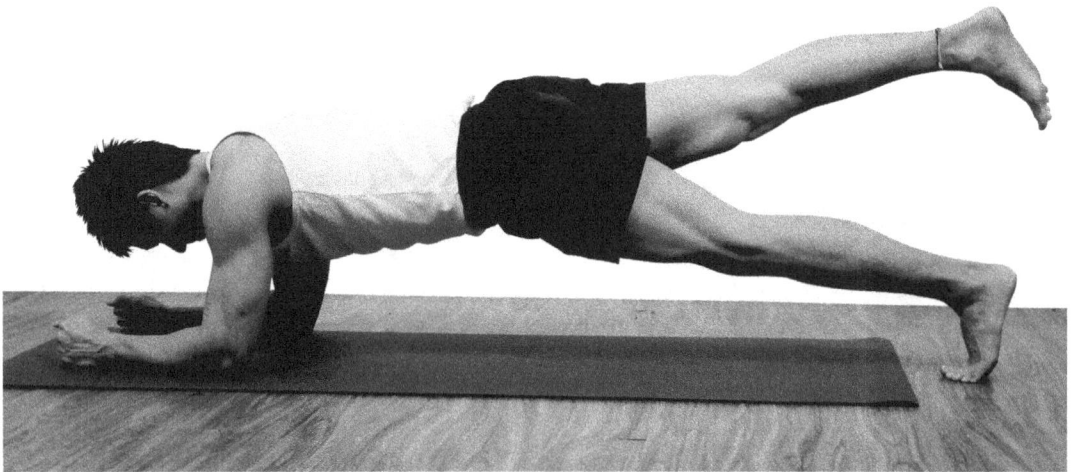

**Figura 35:** Livello 3 – Posizione dell'asse con gamba sollevata

## Livello 4 – posizione dell'asse con gamba e braccio opposto sollevati

- Solleva il braccio destro e la gamba sinistra dal pavimento, mantieni per 15 secondi
- Ritorna alla posizione dell'asse
- Solleva il braccio sinistro e la gamba destra dal pavimento, mantieni per 15 secondi
- Ritorna alla posizione dell'asse
- Mantieni la posizione per 30 secondi

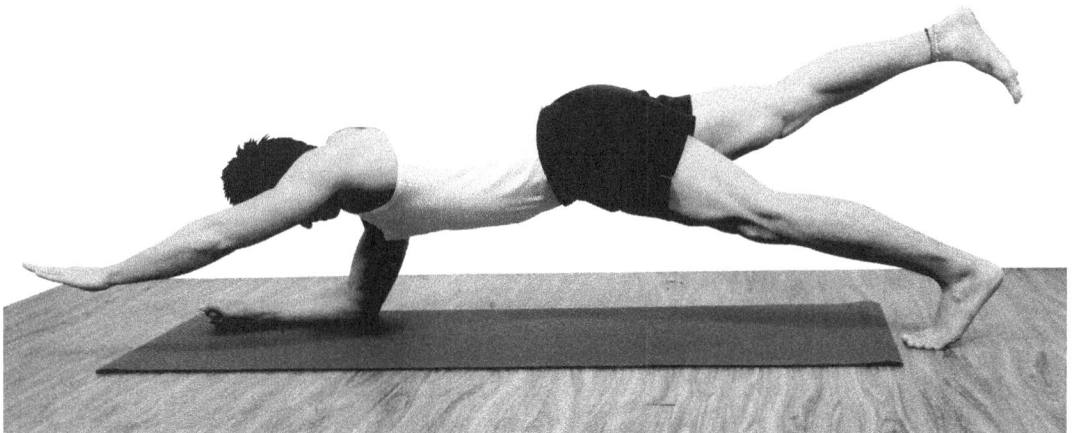

**Figura 36:** Livello 4 –Posizione dell'asse con gamba e braccio opposto sollevati

**Risultato**

☐ **Buona resistenza muscolare**

Se sei riuscito a svolgere il test in maniera completa, congratulazioni! Possiedi senza dubbio una buona stabilità dei muscoli del core e sei pronto per passare agli esercizi successivi.

☐ **Scarsa resistenza muscolare**

Se non sei riuscito a svolgere il test in maniera completa, hai bisogno di migliorare la resistenza del core. Se non hai una buona resistenza muscolare, il torso compie movimenti superflui e oscilla durante i bruschi cambiamenti di posizione. Ciò comporta uno spreco di energia e una biomeccanica non adeguata. Una buona resistenza muscolare del core indica che sei in grado di muoverti con molta efficienza, con movimenti fluidi e senza tremori muscolari.

**Il prossimo piano d'azione**

Se non sei in grado di completare il test, prima di passare al livello successivo esegui gli esercizi di routine 3-4 volte la settimana, fino a quando non migliorerai. Cerca di padroneggiare ogni livello di posizione dell'asse fino ad arrivare a eseguire gli esercizi senza fastidio.

Confrontando i risultati nel tempo, noterai miglioramenti o peggioramenti nella resistenza del core.

Quando sarai in grado di completare il test di stabilità, ti consiglio di passare agli esercizi di stabilizzazione per principianti ed esperti, indirizzati alle diverse aree del core.

**Prima di iniziare**

Hai bisogno di:
- Un materassino per esercizi
- Una palla svizzera (palla per esercizi)

# Esercizi di stabilizzazione del core per principianti

**Condizionamento dei muscoli addominali bassi**

- Sdraiati con la schiena sul pavimento mantenendo le ginocchia piegate e i piedi completamente appoggiati al pavimento
- Posiziona la mano sotto la zona lombare, proprio sotto l'ombelico
- Espirando, indirizza l'ombelico verso la colonna vertebrale e aumenta dolcemente la pressione sulla mano schiacciando la schiena sul pavimento
- Mantieni questa posizione il più a lungo possibile oltre i 10 secondi, poi riposa per 10 secondi
- Ripeti per 10 volte
- Mentre esegui questo esercizio, prova a rilassare interamente il corpo mantenendo costante la pressione sulla mano. Concentrati nel rilassamento di mandibola, collo, spalle, tronco e gambe.

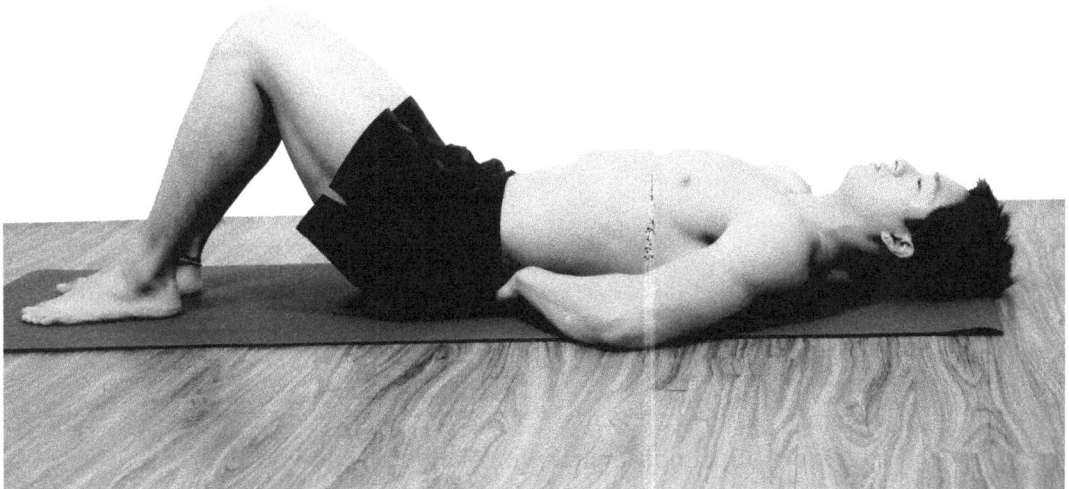

**Figura 37:** Condizionamento dei muscoli addominali bassi

## Condizionamento dei muscoli addominali bassi con gamba sollevata

- Sdraiati con la schiena sul pavimento mantenendo le ginocchia piegate e i piedi completamente appoggiati al pavimento
- Posiziona la mano sotto la zona lombare, proprio sotto l'ombelico
- Espirando, indirizza l'ombelico verso la colonna vertebrale e aumenta dolcemente la pressione sulla mano schiacciando la schiena sul pavimento
- Solleva un piede dal pavimento fino a quando la coscia non raggiunge un'angolazione di 90 gradi rispetto al piano, mantenendo costante la pressione sulla mano
- Rimetti il piede a terra e usa l'altra gamba per compiere lo stesso movimento
- Alterna le gambe, svolgi l'esercizio per 10-20 volte, mantenendo costante la pressione sulla mano
- Per aumentare la difficoltà, raddrizza la gamba sollevata

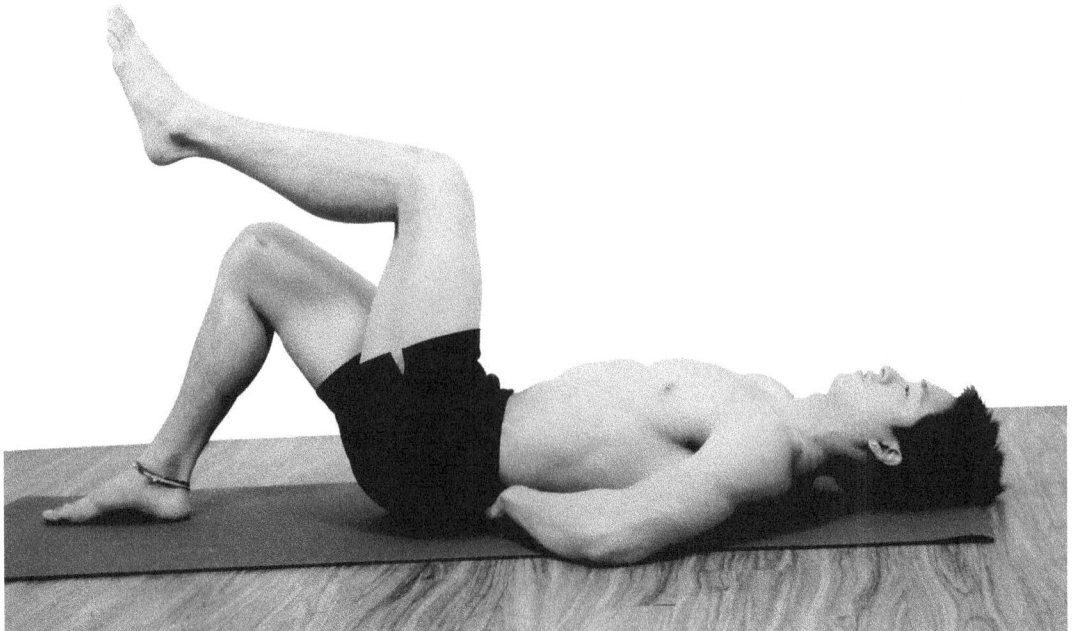

**Figura 38:** Condizionamento dei muscoli addominali bassi con gamba sollevata

**Esercizio di vuoto addominale "4 punti"**

- Inginocchiati con i fianchi paralleli alle ginocchia e le spalle parallele ai palmi delle mani
- Con la colonna vertebrale in posizione comoda, in allineamento neutrale e senza stress, fai un respiro profondo e lascia che il tuo stomaco precipiti verso il pavimento
- Espirando, indirizza l'ombelico verso la colonna vertebrale, mentre mantieni la schiena nella posizione iniziale
- Cerca di mantenere la posizione il più a lungo possibile
- Quando hai bisogno di respirare, rilassa le pareti addominali contemporaneamente all'inspirazione e ripeti l'esercizio 10 volte

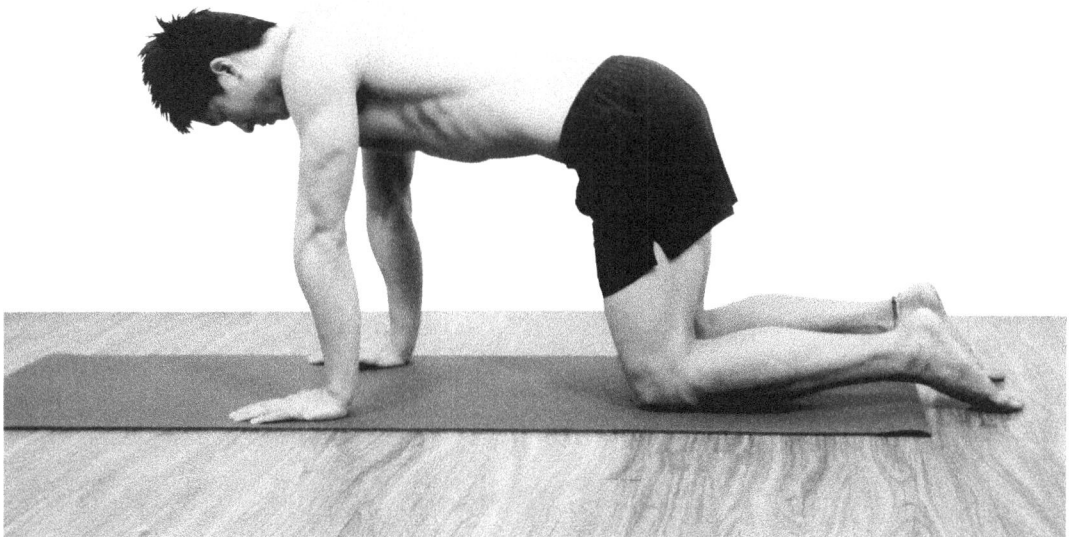

**Figura 39:** Esercizio di vuoto addominale "4 punti"

# Esercizi avanzati di stabilizzazione del core

**Condizionamento dei muscoli addominali bassi con gambe sollevate**

- Sdraiati con la schiena sul pavimento mantenendo le ginocchia piegate e i piedi completamente appoggiati al pavimento
- Posiziona la mano sotto la zona lombare, proprio sotto l'ombelico
- Espirando, indirizza l'ombelico verso la colonna vertebrale e aumenta dolcemente la pressione sulla mano schiacciando la schiena sul pavimento
- Solleva entrambi i piedi dal pavimento fino a quando le cosce non raggiungono un'angolazione di 90 gradi rispetto al piano, mantenendo costante la pressione della mano
- Espira e reindirizza l'ombelico verso il pavimento, abbassando contemporaneamente le gambe
- Quando riuscirai a svolgere questo esercizio senza sforzo, raddrizza completamente le gambe per aumentare la difficoltà

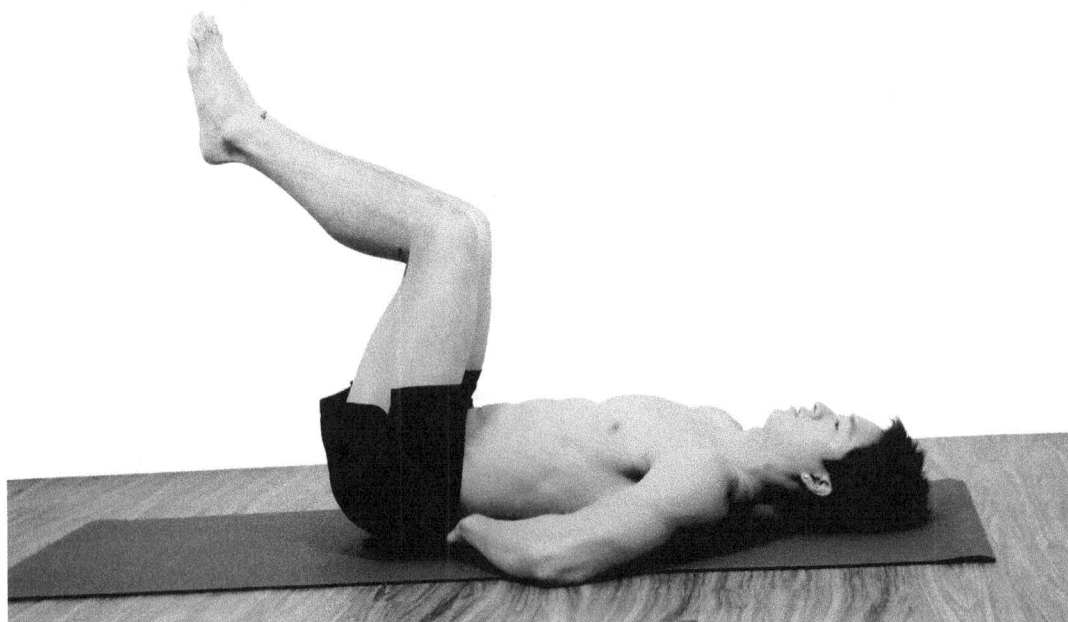

**Figura 40:** Condizionamento dei muscoli addominali bassi con gambe sollevate

## Rotazione in avanti con palla

Mettiti in ginocchio di fronte alla palla svizzera e appoggia le braccia dietro il punto più alto della palla. Tra anche e spalle si deve formare lo stesso angolo. Immagina di avere una scatola sulla parte posteriore degli avambracci e una sulla parte posteriore delle cosce.

- Indirizza l'ombelico verso l'interno e mantieni la schiena e la testa in posizione comoda.
- Rotola in avanti, muovi le gambe e le braccia in modo che l'angolo formato dalle spalle e dalle anche rimanga uguale durante il movimento. Aumenta progressivamente lo sforzo esercitato per indirizzare l'ombelico verso l'interno
- Fermati nel momento in cui senti che stai per perdere la posizione. Sentirai che la schiena tende a precipitare verso il basso quando interrompi l'esercizio. Dovresti fermarti prima di raggiungere questo stato
- Per i principianti: Rotola in avanti e mantieni la posizione per tre secondi poi, ritorna in posizione iniziale. Il tempo dovrebbe essere scandito in tre secondi fuori, tre secondi fermi e tre secondi ritornando allo stato iniziale.

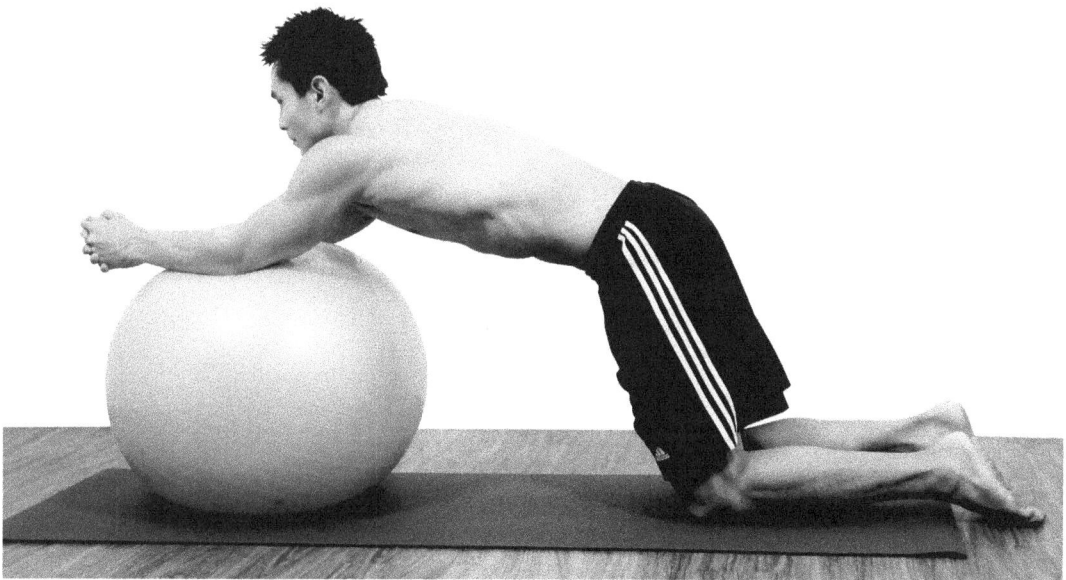

**Figura 41:** Rotazione in avanti con palla

## Esercizio "jack-knife" con palla

Assumi una posizione da piegamenti con le gambe su una palla svizzera e le mani sul pavimento. Mantieni la colonna vertebrale orizzontale e le ginocchia diritte.

- Mantenendo la colonna vertebrale in perfetto allineamento, indirizza gentilmente l'ombelico verso la colonna vertebrale. La palla svizzera ruoterà in avanti e le ginocchia si avvicineranno al pavimento
- Mantenendo un normale allineamento della colonna vertebrale, indirizza le ginocchia verso il petto, mantieni, e poi torna alla posizione iniziale
- Solleva le anche fino a piegare le ginocchia sotto il busto, non sollevare il sedere
- Puoi rendere l'esercizio più facile posizionando la palla più vicina al corpo, per esempio sugli stinchi

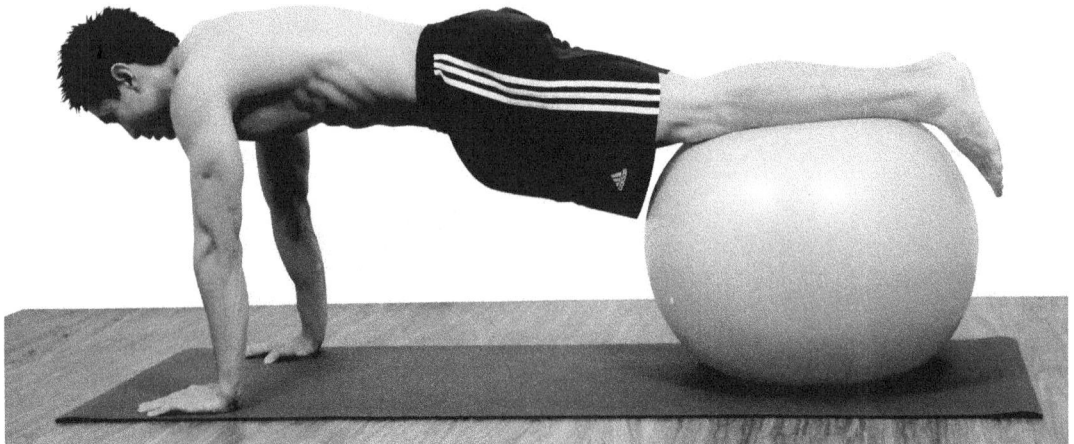

**Figura 42:** Esercizio "jack-knife" con palla

## "Addominali crunch" con palla svizzera

**Attenzione:** Se avverti delle sensazioni di vertigini durante l'esecuzione di questo esercizio, puoi appoggiarti più in avanti sulla palla. In ogni caso, se continui a provare la stessa sensazione, interrompi immediatamente l'esercizio.

- Sdraiati sulla palla svizzera in modo da appoggiare comodamente la schiena. La testa deve toccare appena la palla.
- Tieni la lingua attaccata al palato
- Mentre ti sollevi, immagina che la colonna vertebrale si arrotoli dalla testa al bacino
- Quando torni giù, rilassa ad una ad una le vertebre della schiena dalla zona lombare alla testa
- Espira risalendo e inspira abbassandoti
- Posizione delle braccia:

  **Principiante** – braccia tese e in avanti

  **Intermedio** – Braccia incrociate sul petto

  **Avanzato**– punta delle dita dietro le orecchie (non spingere la testa  il collo con le mani)
- **Ritmo** – lento, respira lentamente
- **Ripetizione** – da venti in su

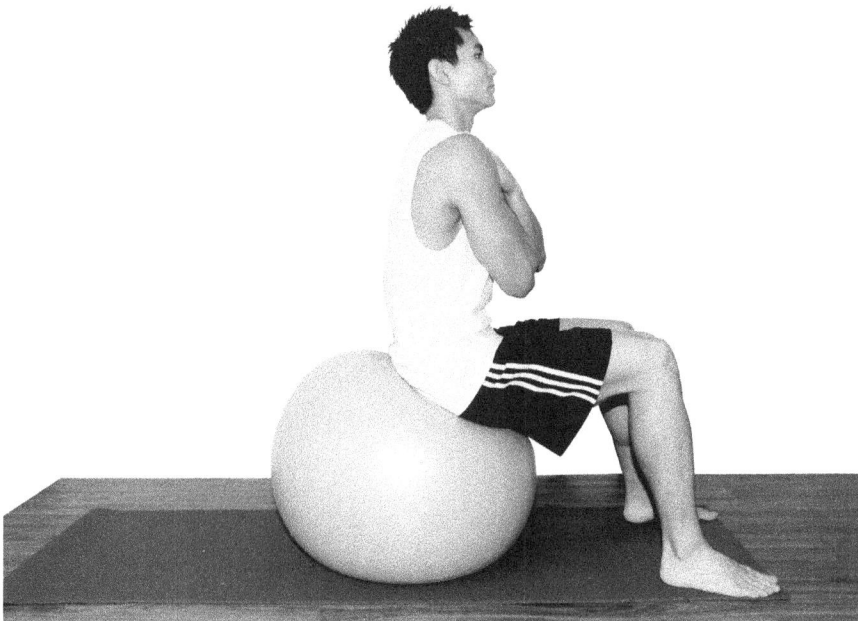

**Figura 43:** "Addominali crunch" con palla svizzera – Intermedio

**Posizione del cavaliere in movimento**

- Appoggiati su mani e ginocchia in modo che i polsi siano perpendicolari alle spalle e le ginocchia perpendicolari alle anche
- Contrai gli addominali e allunga la gamba sinistra dietro di te; contemporaneamente, allunga il braccio destro davanti a te, col pollice in su
- Ripeti per 10 volte il movimento
- Torna alla posizione iniziale e ripeti con braccio e gamba opposti

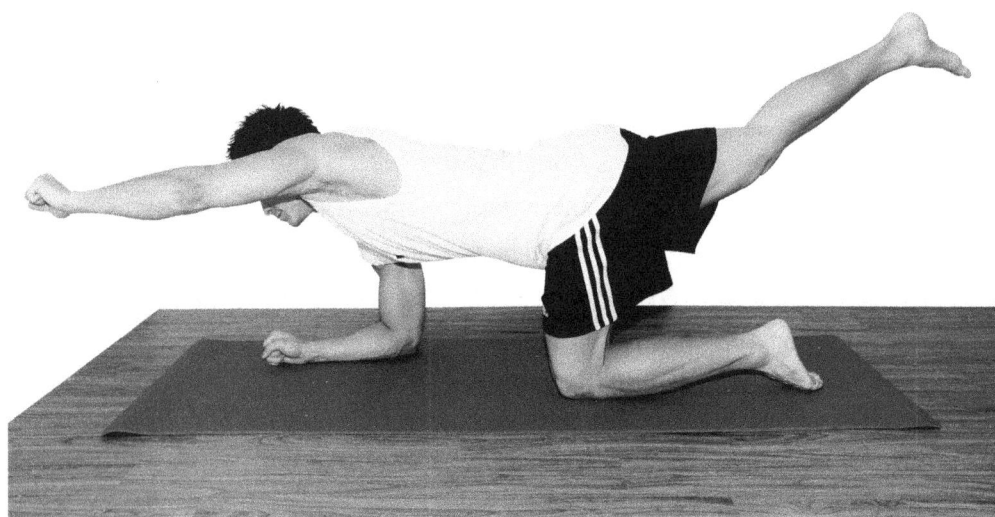

**Figura 44:** Posizione del cavaliere in movimento

I

n fin dei conti, vale la pena rafforzare i muscoli del core. Queste attività possono essere le più importanti per stabilizzare, o almeno attenuare, il dolore della scoliosi. Bisogna per forza affrontare il dolore a livello muscolare, non c'è altro modo. Svolgere quotidianamente questi esercizi ti aiuterà a stabilizzare il core in modo da fornire alla colonna vertebrale un supporto migliore di quello che ti potrebbe donare un busto ortopedico o un intervento chirurgico.

# Caso di studio: Correggere la scoliosi

Andrea è una donna di 44 anni nata con la scoliosi, madre di due bambini. Quando aveva circa 13 anni, le fu diagnosticata una deformazione della colonna vertebrale (più precisamente una curvatura a forma di "s"). La scoliosi aumentò di pari passo con l'età. Respirare divenne difficile, soprattutto dopo attività stressanti che le causavano strappi muscolari all'altezza dell'anca e della spalla destra. A causa della curva scoliotica, il corpo era inclinato sul lato sinistro e, ogni volta che provava a girare la testa, Andrea sentiva uno scricchiolio provenire dal collo. Era difficile vivere con questo problema che peggiorava con l'avanzare dell'età.

Circa 20 anni fa, Andrea si rivolse ad un medico per una diagnosi sul dolore che provava al collo. Durante questa visita, fu informata che la curvatura nella zona lombare era notevolmente peggiorata, arrivando a 45 gradi. Andò da un altro medico per un secondo giudizio, ma le fu detto di aspettare che la curvatura raggiungesse i 50 gradi per poi sottoporsi ad un intervento chirurgico. All'epoca, i trattamenti in grado di aiutarla erano molto pochi.

Recentemente, Andrea si è rivolta a me e abbiamo eseguito controlli sulla sua scoliosi Le radiografie hanno mostrato che la sua scoliosi aveva raggiunto 55 gradi nella parte inferiore e 34 gradi nella parte superiore della schiena. Nonostante Andrea si fosse sottoposta a chiropratica, fisioterapia e sessioni yoga, le deformazioni erano aumentate notevolmente nel corso degli anni.

Dopo qualche mese dall'inizio del trattamento naturale di correzione della scoliosi usando il metodo descritto in questo libro, la sua curvatura presentò una riduzione di ben 10 gradi nella parte inferiore della schiena e altrettanti nella parte superiore della schiena, raggiungendo complessivamente 20 gradi di correzione.

A seguito del trattamento, Andrea ha acquisito un aspetto decisamente migliore ed è molto contenta dei risultati ottenuti. I suoi problemi di respirazione sono considerevolmente diminuiti, così come lo scricchiolio al collo, che sentiva molto spesso. Non meno importante, il suo corpo risulta essere più allineato, e ciò contribuisce a migliorare il suo aspetto fisico e a renderla più sicura di sé. La differenza si nota anche nelle lastre e nelle fotografie fatte alla schiena.

— *Andrea F. (44 anni)*

## CAPITOLO 16

Esercizi di allineamento del corpo

> " *Un grammo di pratica vale più di una tonnellata di teoria* "
>
> — *Mahatma Gandhi*

Nel libro intitolato *Backache Relief*, Arthur C. Klein e Dana Sobel[89] riportano uno studio condotto su pazienti con diversi tipi di problemi alla schiena, tra cui la scoliosi. Al termine dello studio, i due autori scoprirono che il trattamento più efficace per i pazienti affetti da scoliosi non era la chirurgia o il busto ortopedico ma, preparatevi a una verità sorprendente, un regolare regime di esercizi! Alcuni esperti descriverebbero questa tecnica come un "approccio funzionale"[90] per il trattamento della scoliosi. Io preferisco chiamarlo approccio tradizionale per il trattamento della scoliosi.

La scoliosi peggiora nel momento in cui i legamenti si indeboliscono, provocando deformità discali e vertebrali, spesso aggravate da un'alimentazione sbagliata, da uno scarso equilibrio biomeccanico o da uno stile di vita sedentario. Con uno scenario simile, le uniche opzioni di un chiropratico sono:

- Individuare la curvatura nel suo stato primordiale, iniziando immediatamente un processo di correzione vertebrale, in modo che non peggiori ulteriormente
- Aiutarti a minimizzare le sollecitazioni meccaniche responsabili delle condizioni anomale della tua colonna vertebrale
- Suggerirti metodi naturali per rinforzare ossa, legamenti e muscoli indeboliti attraverso un programma di esercizi

specifico per le condizioni della tua colonna vertebrale; e, in ultimo, ma non ultimo

- Monitorare regolarmente i progressi ottenuti attraverso il programma di esercizi e i cambiamenti suggeriti, ove necessario

Sapevi che in Croazia[91] i medici suggeriscono ancora di praticare molto sport come cura per la scoliosi?

In questo Paese, come in altri in tutto il mondo, la scoliosi è in gran parte diagnosticata a quei bambini che non praticano attività fisica o ne fanno molto poca.

In questo contesto, il Dipartimento di Patologia e Medicina Molecolare della Scuola di Medicina e Scienze della Salute di Wellington (Nuova Zelanda), riporta il caso di un ragazzo affetto da scoliosi idiopatica giovanile, che ha mostrato una notevole miglioramento della sua curvatura spinale dopo essere stato sottoposto a uno specifico regime di esercizi, compresa la trazione.

In maniera analoga, alcuni dottori dell' *Helsinki University Central Hospital*, in Finlandia, hanno evidenziato come l'asimmetria del bacino sia un fattore sottovalutato della scoliosi.[92] Hanno concluso che la discrepanza tra la lunghezza delle gambe e alcuni sintomi neurologici perpetuino la scoliosi. Il trattamento che viene prescritto di solito è semplice, non invasivo, non chirurgico e sicuro: regolare esercizio fisico!

Come scrive la dottoressa Marta C. Hawes nel suo libro, *Scoliosis and the Human Spine,* "Le affermazioni circa l'impossibilità di stabilizzare la scoliosi senza ricorrere all'uso di busti ortopedici o di chirurgia non sono mai state supportate da dati scientifici. Esistono, al contrario, consistenti ricerche cliniche e di base che supportano l'ipotesi che la scoliosi possa di fatto essere ridotta, se non eliminata, attraverso approcci non chirurgici."[93]

Se hai bisogno di ulteriori prove per capire i benefici dell'esercizio fisico per i pazienti affetti da scoliosi, qui di seguito troverai degli studi in cui mi sono imbattuto:

- Una clinica di chirurgia vertebrale a San Diego ha notato che su 12 pazienti affetti da scoliosi idiopatica adolescenziale, 4 sono riusciti a ridurre la propria scoliosi di 20-28 gradi dopo aver seguito per un certo periodo di tempo un allenamento volto a sviluppare la forza muscolare.

- Risultati quasi identici sono stati riportati dalla Germania, dove è stata dimostrata l'inefficacia dell'esercizio fisico in combinazione col busto ortopedico.

- Un altro studio condotto da un team di chiropratici su un gruppo di 19 pazienti evidenzia come la combinazione di manipolazione spinale e terapia posturale abbia ridotto la gravità dell'angolo di Cobb in tutti i soggetti. Uno dei metodi utilizzati nello studio è stata la trazione.[97]

- In contemporanea, uno studio dell'Università di Atene ha constatato che l'abilità di eseguire esercizi aerobici nei pazienti affetti da scoliosi idiopatica è aumentata del 48,1% nei pazienti sottoposti ad allenamento fisico, mentre è diminuita del 9,2% nel gruppo di controllo.[98]

- In maniera analoga, un articolo del *Saudi Medical Journal* sull'efficacia del metodo Schroth come terapia per i pazienti affetti da scoliosi ha  evidenziato che, dopo sei settimane, sei mesi e un anno di terapia, tutti i pazienti hanno riportato un aumento della resistenza muscolare e un recupero dei difetti muscolari. Questo ha portato i ricercatori a concludere che il metodo Schroth influenza positivamente l'angolo di Cobb, la capacità vitale, la forza e i difetti posturali nei pazienti adolescenti.[99]

- Infine, uno studio polacco del 1979 evidenziava il ruolo della ginnastica posturale e della terapia di esercizi nel trattamento e nella prevenzione della scoliosi; così un altro studio, sempre polacco, ha evidenziato risultati positivi nella scomparsa di contratture della scoliosi attraverso l'esercizio fisico.[100]

## Perché allenarci ci rende felici?

Le ricerche hanno mostrato che le persone fisicamente più in forma hanno meno probabilità di contrarre lesioni o provare dolore alla colonna vertebrale, e si ristabiliscono più velocemente di chi non è in forma.

Credimi, ogni tipo di esercizio fisico, e in particolare quelli di allungamento e rinforzo dei muscoli della schiena e del collo, sono ottimi nel trattamento di disturbi connessi alla colonna vertebrale: rilassano e alleviano il dolore. A volte, le malattie prolungate causano sconforto e mancanza di motivazione, ma se si riesce a trovare la determinazione nel continuare ad esercitarsi, entrambi questi problemi potranno essere superati.

Infine, una buona routine di esercizi renderà forti e flessibili i muscoli di schiena, collo, stomaco e arti. Successivamente, per riuscire a mantenerti in forma, è compito tuo continuare a svolgere regolarmente gli esercizi. Questo da solo aumenterà la tua velocità di recupero e ti donerà un rapido sollievo dal dolore.

Fai attenzione a non intraprendere nessun esercizio faticoso come jogging, salto, corsa sul posto, marcia o sollevamento pesi. Spesso, gli ortopedici raccomandano ai pazienti affetti da scoliosi l'uso di un cuscino di gomma piuma mentre si guida o si viaggia.

## Prima di iniziare

Avrai bisogno di:

- Un materassino per esercizi
- Una palla svizzera
- Un peso di 2-4 Kg
- Fascia di resistenza in lattice: leggera, media e dura (a seconda del tuo livello di allenamento)

Ci vuole tempo prima di riuscire ad avere la padronanza degli esercizi; per capire come eseguirli avrai bisogno di uno specchio o di un'altra persona.

# Esercizio per il collo con palla svizzera

**Flessione del Collo
con palla Svizzera**

- Posizionati di fronte al muro e tieni la palla con la fronte
- Appoggia la lingua al palato
- Premi la testa sulla palla e contemporaneamente espira
- Ripeti 10 volte

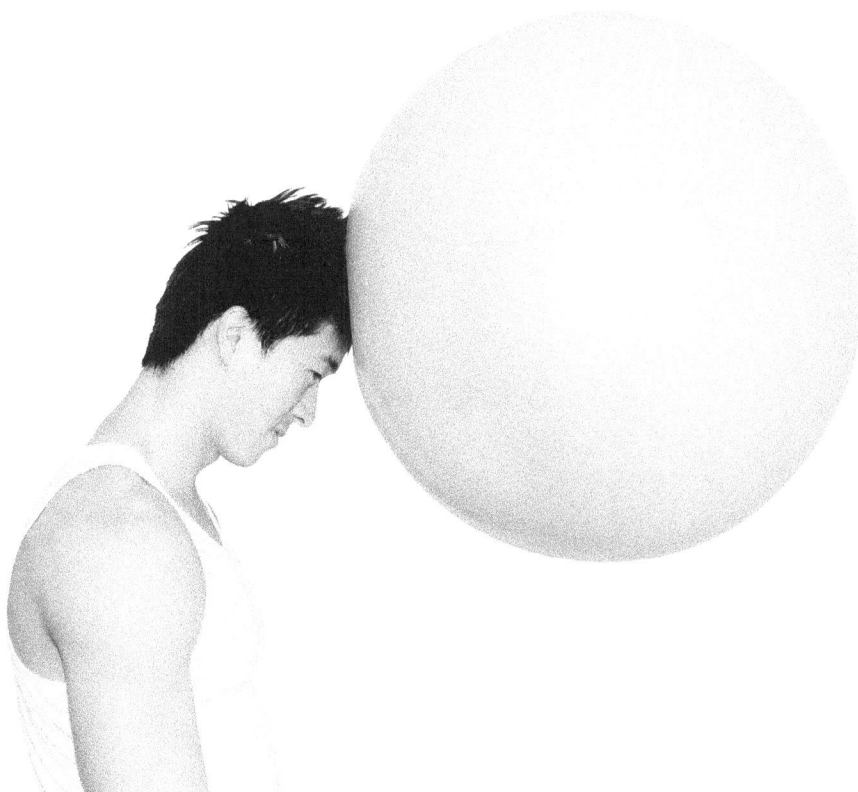

**Figura 45:** Flessione del collo

## Estensione del collo con palla svizzera

- Tieni la palla con la nuca
- Aggrappati alla soglia della porta o a un tavolo e usali come supporto
- Premi la testa sulla palla e contemporaneamente espira
- Ripeti 10 volte

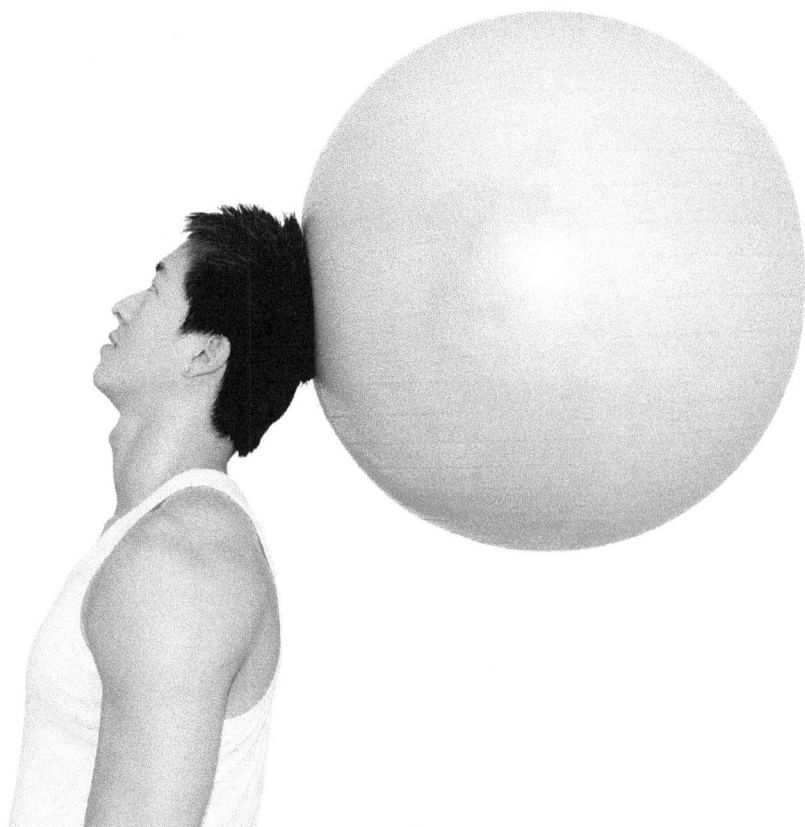

**Figura 46:** Estensione del collo

## Piegamento laterale del collo con palla svizzera

☐ **Sinistra** ☐ **Destra**

- Appoggia leggermente un lato della testa sulla palla
- Piega il collo, premendo la testa sulla palla, e contemporaneamente espira
- Ripeti 10 volte per lato. Se hai una curvatura nella zona cervicale, fai questo esercizio solo sul lato concavo

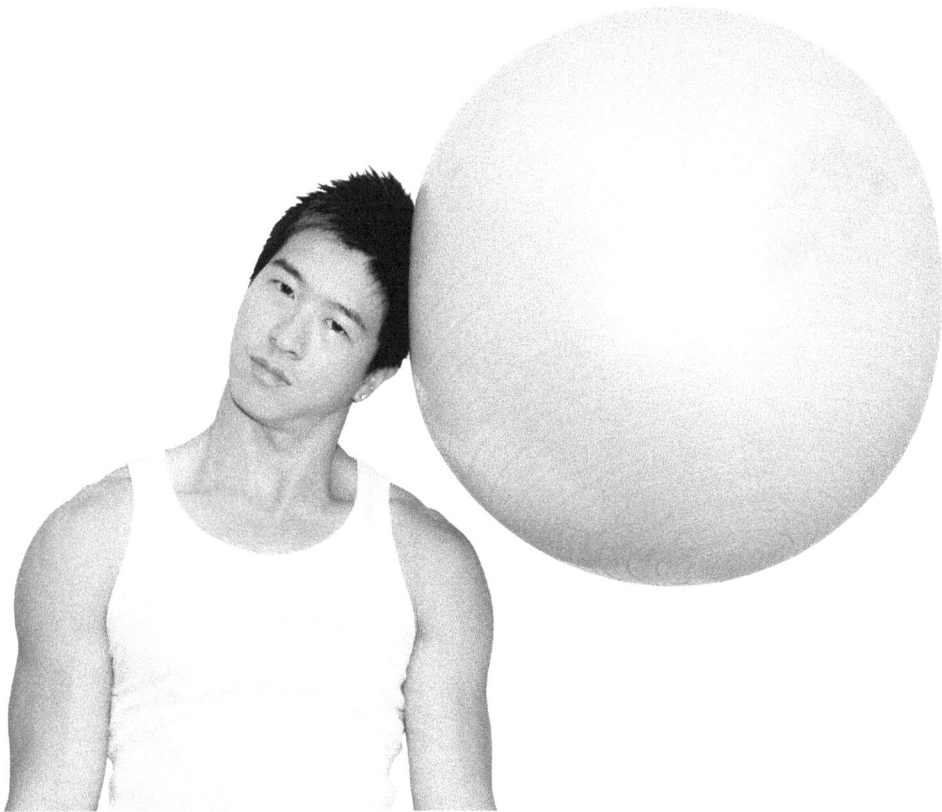

**Figura 47:** Piegamento laterale del collo

# Esercizi di Oscillazione del Bacino

**Oscillazione del bacino – in avanti e indietro**

- Posizionati in piedi con le ginocchia rilassate o siediti in posizione eretta su una palla svizzera
- Inspira e fa oscillare il bacino in avanti (immagina di avere dei fari sui glutei e cerca di puntare il raggio luminoso verso l'alto)
- Mantieni il tronco immobile mentre muovi il bacino
- Espira e fa oscillare il bacino indietro (punta il raggio luminoso verso il basso)
- **Ritmo:** segue il respiro
- **Ripetizione:** 20 volte per lato

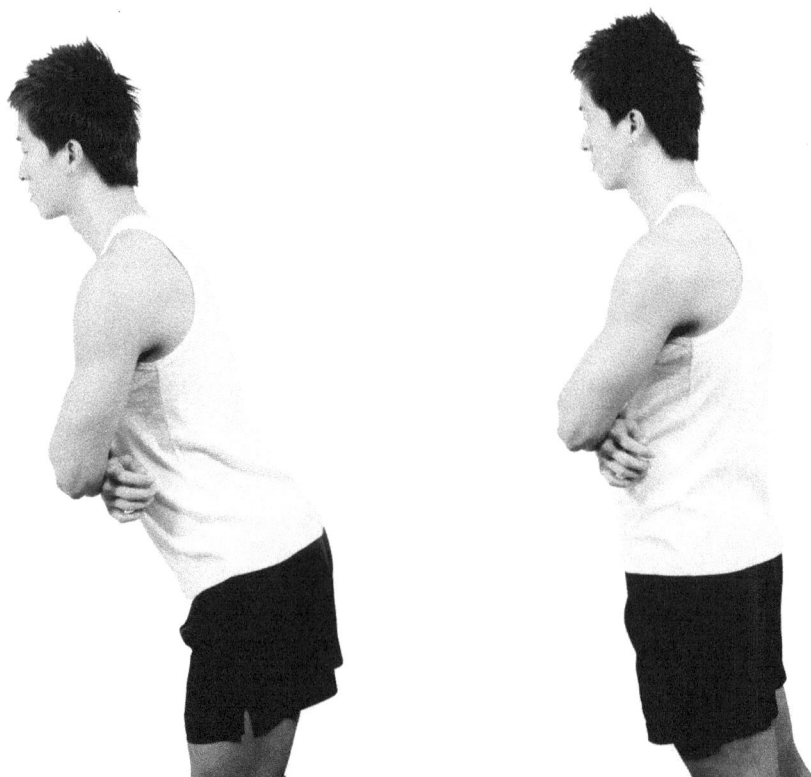

**Figura 48:** Oscillazione del bacino – in avanti e indietro

## Oscillazione del bacino – da lato a lato

- Siediti in posizione comoda ed eretta su una palla svizzera
- Inspira e solleva un fianco quando espiri, poi torna alla posizione di partenza
- Inspira e solleva l'altro fianco quando espiri
- Ripeti l'esercizio per entrambi i lati
- **Ritmo:** segue il respiro
- **Ripetizione:** 20 volte per lato

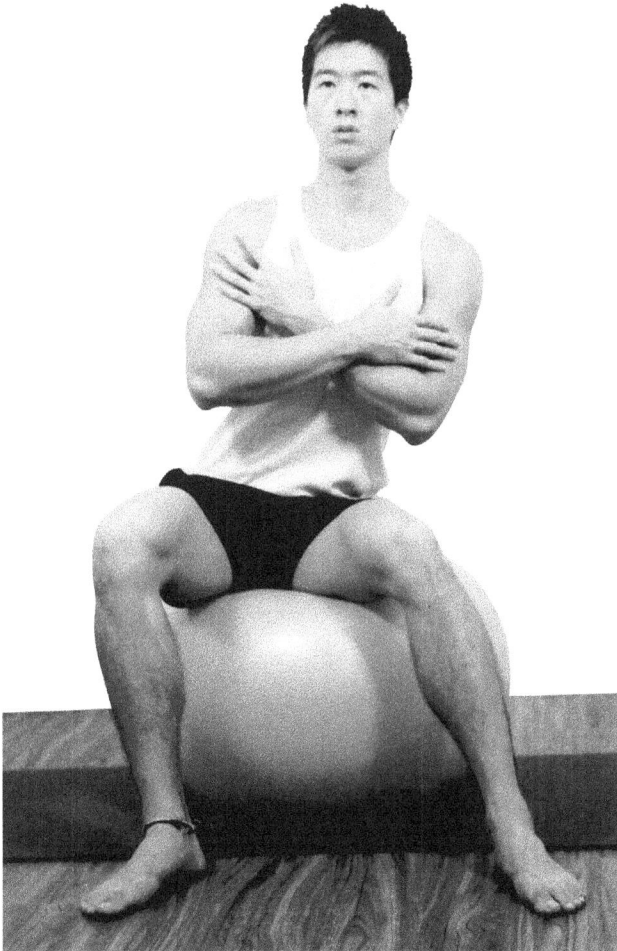

**Figura 49:** Oscillazione del bacino – da lato a lato

## Oscillazione del bacino – figura"8"

- Con i fianchi disegna il numero "8", muovendoli in avanti e indietro, e da lato a lato
- **Ritmo:** segue il respiro
- **Ripetizione:** 20 volte per lato

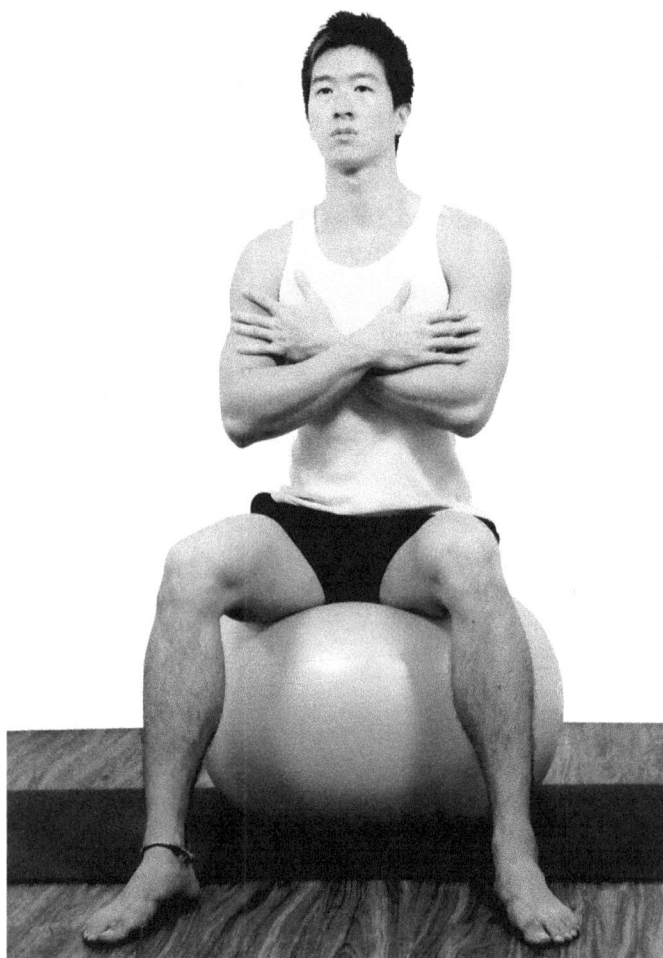

**Figura 50:** Oscillazione del bacino – figura"8"

## Piegamento sulle gambe e respirazione

Se provi dolore nella regione lombare o fastidio in generale durante lo svolgimento di questo esercizio, come alternativa puoi provare il piegamento sulle gambe con palla svizzera (Figura 53).

- Assumi una posizione comoda, che ti lasci abbastanza spazio per il piegamento sulle gambe. Posiziona le braccia lungo i fianchi o davanti a te, per aumentare la difficoltà.
- Inspira e, mentre ti abbassi, espira. Cerca di abbassarti il più possibile sempre senza sforzarti troppo; successivamente, inspira quando ti risollevi
- Mantieni il torso in posizione eretta e il peso tra i cuscinetti plantari e le caviglie
- Il ritmo con cui ti abbassi deve corrispondere perfettamente a quello del respiro, che deve essere mantenuto costante per tutto l'esercizio. Se ne aumenti la velocità, riducine l'intensità.
- **Ritmo:** lento
- **Ripetizione:** 10 volte

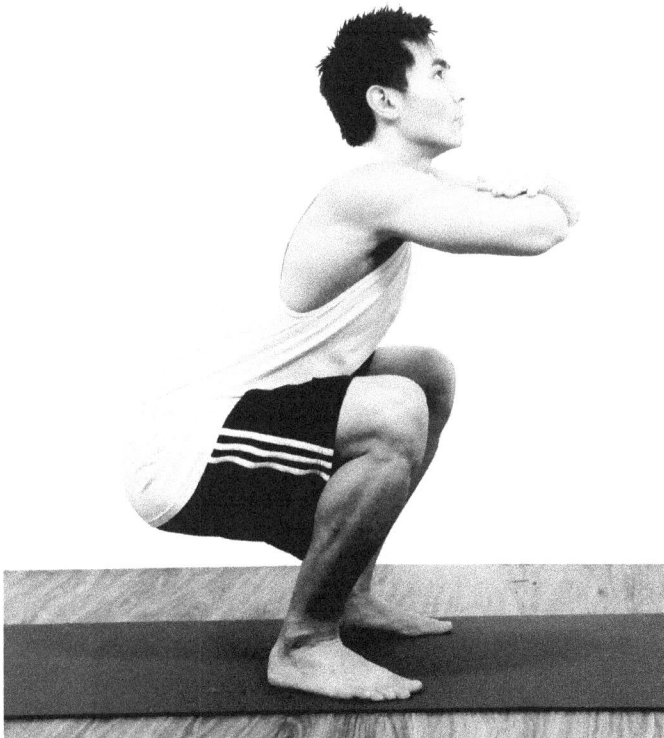

**Figura 51:** Piegamento sulle gambe e respirazione

## Piegamento sulle gambe con braccio sollevato

- Assumi una posizione comoda che ti lasci abbastanza spazio per il piegamento sulle gambe. Solleva un manubrio sopra la testa
- Inspira e indirizza l'ombelico verso l'interno
- Piegati sulle gambe in posizione comoda, mantenendo il torso il più verticale possibile. Non piegarti di lato.
- Espira e sollevati contemporaneamente
- Mantieni il manubrio sopra la testa per l'intero esercizio, alternando le braccia per ogni set
- **Ritmo:** lento
- **Ripetizione:** 10 volte

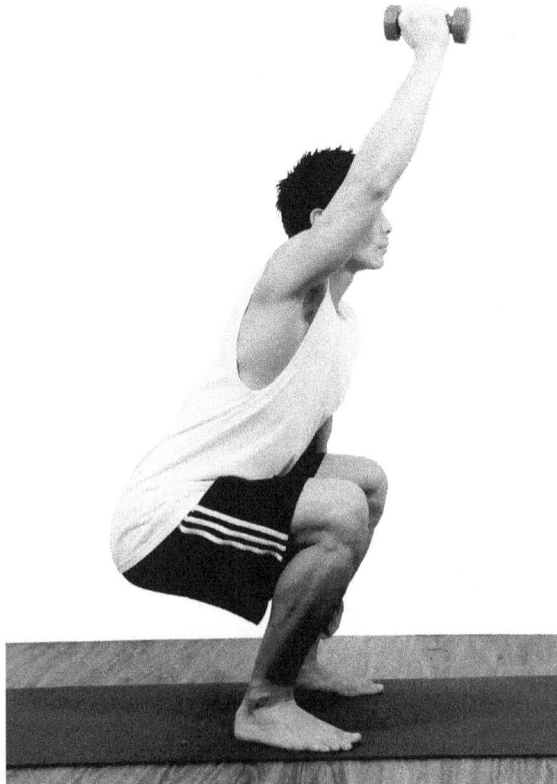

**Figura 52:** Piegamento sulle gambe con braccio sollevato

## Piegamento sulle gambe con palla svizzera

- Posiziona una palla svizzera tra la schiena e il muro
- Assumi una posizione comoda, con le braccia sui fianchi. Allarga le gambe in modo che i piedi siano perpendicolari alle spalle e le ginocchia si allineino con gli indici dei piedi
- Inspira e, mentre ti abbassi, espira. Cerca di abbassarti il più possibile, sempre senza sforzarti troppo; successivamente, inspira quando ti risollevi
- Se puoi, respira col naso. Se hai bisogno di espirare con la bocca, contrai le labbra in modo da formare una certa resistenza
- **Ritmo:** lento
- **Ripetizione:** 10 volte

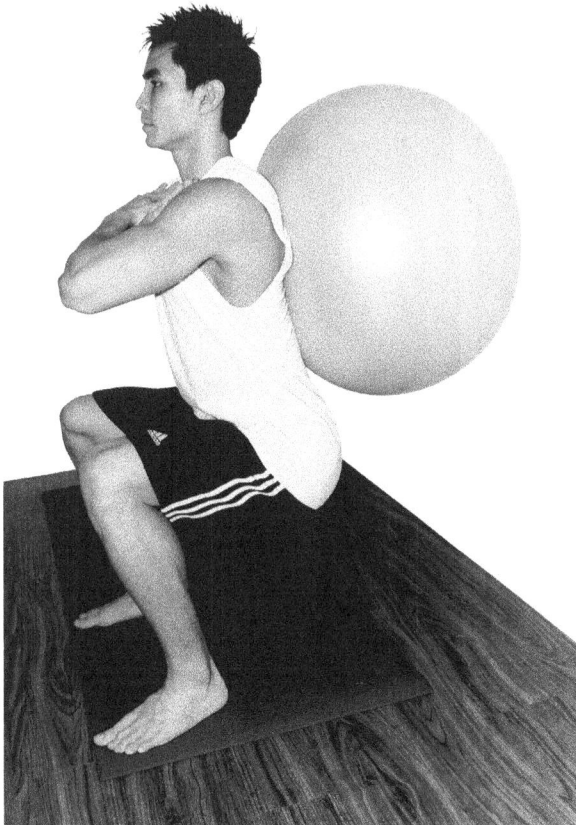

**Figura 53:** Piegamento sulle gambe con palla svizzera

## Stabilizzazione del quadrato dei lombi

☐ **Sinistra** ☐ **Destra**

Il muscolo quadrato dei lombi è un importante stabilizzatore della colonna lombare.

- Distenditi su un fianco
- Appoggiati sull'avambraccio e solleva il bacino dal materassino, supportando la parte inferiore del corpo col lato del ginocchio più vicino al materassino
- Mantieni questa posizione il più a lungo possibile (minimo 20 secondi)
- Aumenta la difficoltà supportando la parte superiore del corpo con la mano (braccio sinistro) e quella inferiore con il lato del piede sul materassino

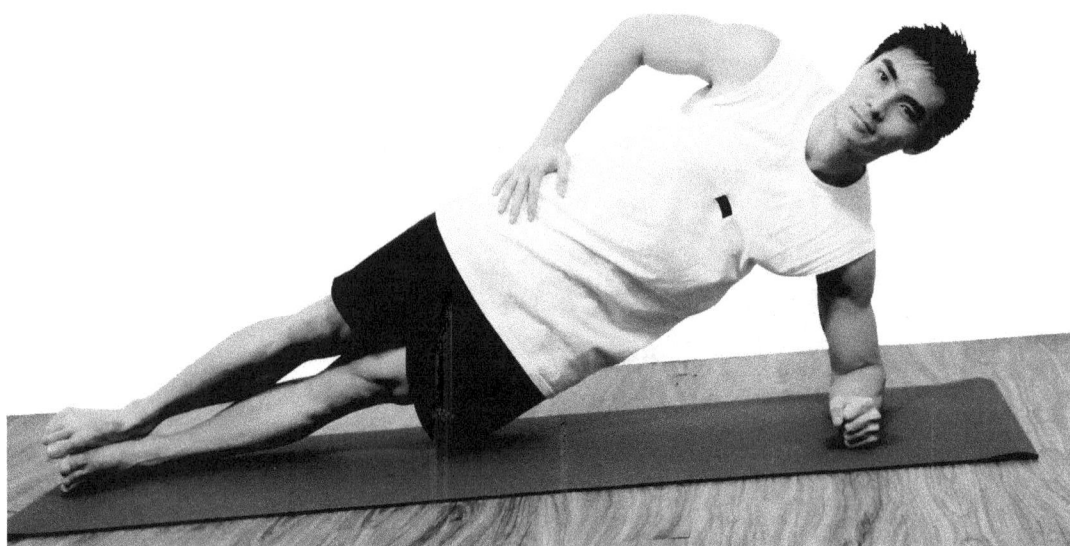

**Figura 54:** Stabilizzazione del quadrato dei lombi

## Flessione laterale con palla svizzera

☐ **Sinistra** ☐ **Destra**

Gli esercizi di piegamento laterale si possono svolgere anche con la scoliosi. In presenza di una curvatura lombare, i muscoli sul lato convesso sono solitamente deboli e allungati. Di conseguenza, sdraiarsi sulla palla svizzera sul lato concavo aiuta a rinforzare i muscoli del lato convesso. Se non sei sicuro, testa entrambi i lati del corpo e concentrati su quello che senti più debole.

- Siediti sulla palla svizzera coi piedi appoggiati alla congiunzione tra muro e pavimento.
- Ruota lentamente sulla palla in modo che una delle anche sia esattamente in cima alla palla e i piedi siano ancorati contro il muro. La coscia, rivolta verso l'alto, dovrebbe essere allineata al corpo
- Mentre sei sdraiato lateralmente sulla palla, con le braccia lungo i fianchi, sollevati lentamente da un lato fino a quando il tuo corpo non è perpendicolare al pavimento. Inverti il movimento fino a tornare alla posizione iniziale. Immagina di riavvolgere lateralmente una vertebra alla volta, partendo dalla testa

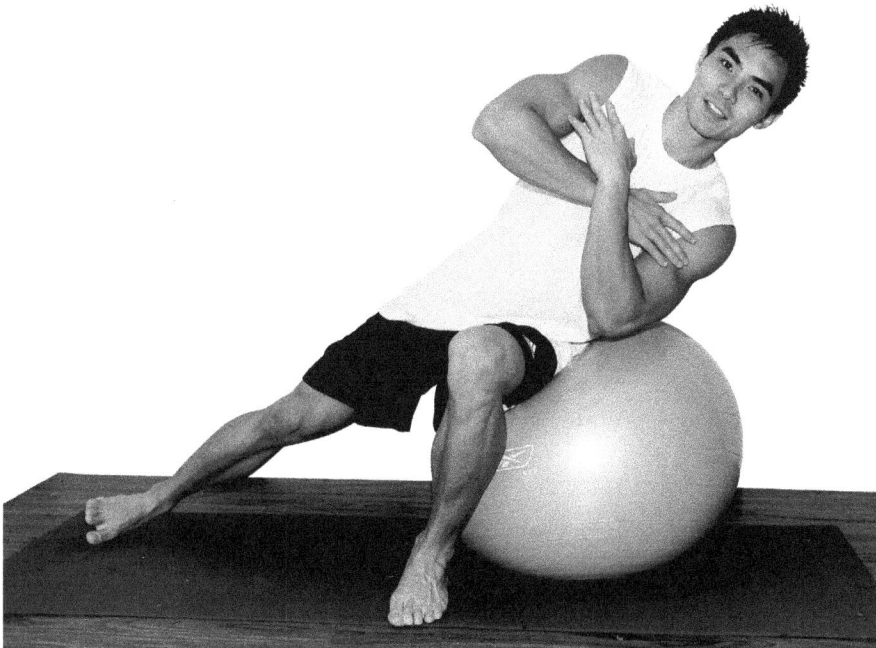

**Figura 55:** Flessione laterale con palla svizzera

## Piegamenti sulle braccia contro il muro

- Posizionati in piedi a mezzo metro di distanza dal muro
- Metti le mani sul muro, aperte quanto il torace, e all'altezza delle spalle
- Porta lo stomaco in dentro, mantieni il corpo diritto e lasciati cadere sul muro
- Per tornare alla posizione iniziale, spingi con le braccia il muro cercando di mantenere sempre un perfetto allineamento del corpo
- Quando sei in grado di eseguire più di 20 ripetizioni mantenendo una posizione perfetta, allontana ulteriormente i piedi dal muro

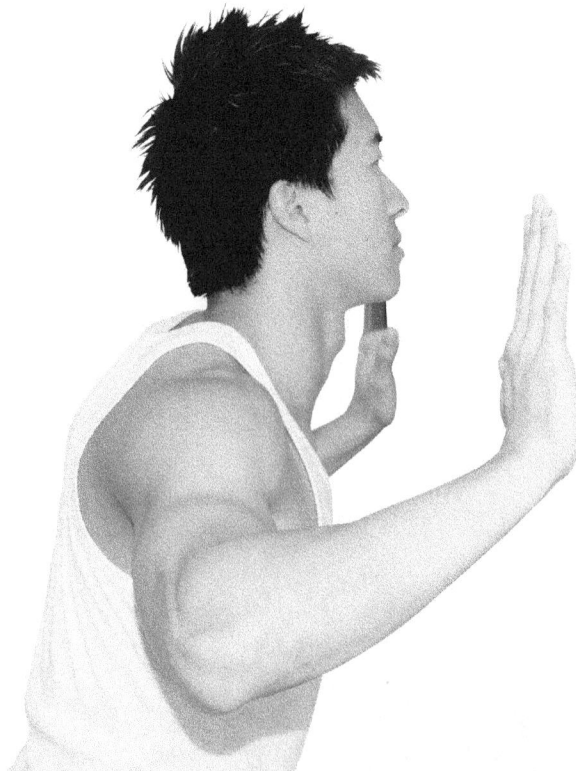

**Figura 56:** Piegamenti sulle braccia contro il muro

## Esercizio da seduto con banda elastica

- Siediti sulla palla svizzera e tieni di fronte a te un cavo o una banda elastica
- Espira e piegati in avanti; mantieni una curvatura naturale nella zona lombare e non lasciare che la schiena si pieghi quando ti pieghi in avanti
- Mentre inspiri, torna alla posizione iniziale. Porta le braccia al petto con un movimento da vogatore senza alzare le spalle

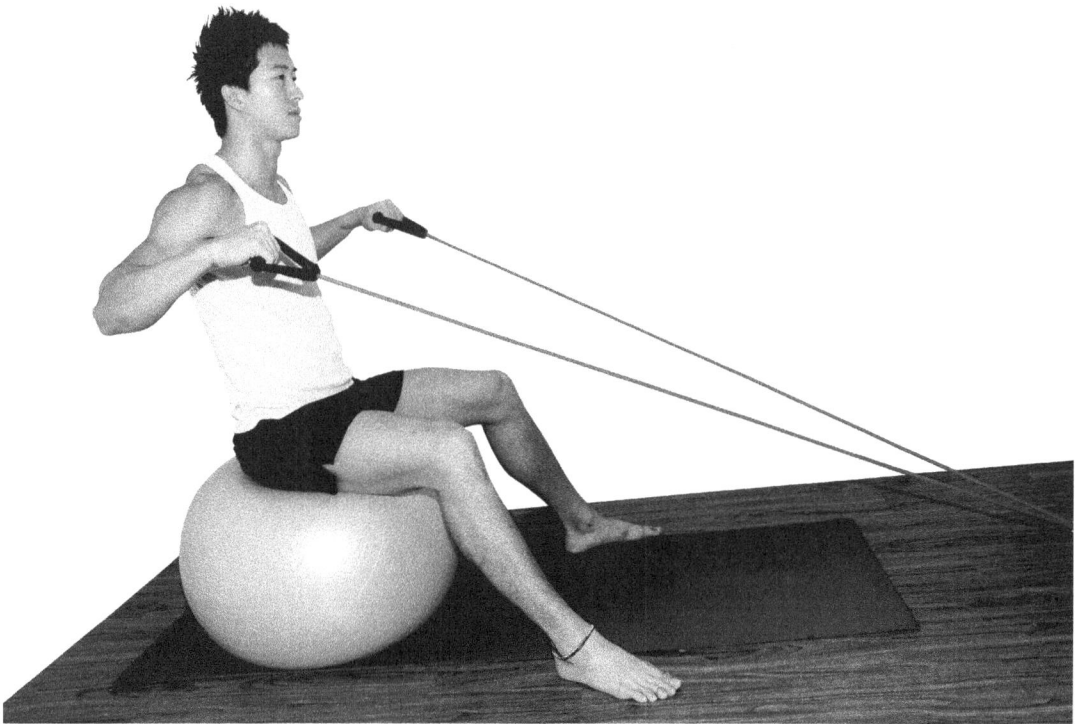

**Figura 57:** Esercizio da seduto con banda elastica

## Come costruire il tuo programma di esercizi

Il tuo programma di esercizi per la scoliosi può essere designato secondo le tue esigenze. L'obiettivo primario deve essere quello di migliorare la tua salute e di ripristinare nuovamente l'equilibrio della colonna vertebrale e dei muscoli.

È stato osservato che in alcuni pazienti maschi, la scoliosi regredisce spontaneamente. Questo fenomeno si osserva più spesso nei maschi che nelle femmine, e può essere spiegato dal fatto che nella nostra società esistono più opportunità di compiere esercizio fisico per gli uomini rispetto che per le donne. Di conseguenza, fare un po' di esercizio fisico è sempre meglio di non farlo per nulla.

Il programma di esercizi deve essere senza dubbio adattato a età, salute e ai tuoi bisogni specifici, un compito che un chiropratico o un terapista in tal senso possono aiutarti a realizzare. Il requisito basilare per raggiungere risultati ottimali è che tu riesca a svolgere gli esercizi regolarmente 2-3 volte alla settimana.

## Scegliere il giusto programma di esercizi

Abbiamo già discusso in maniera esaustiva di questo argomento. Per ulteriori informazioni, vai alla sezione dedicata alle risorse per i lettori che si trova alla fine del libro.

Inizia individuando le aree contratte con l'aiuto del diagramma che si trova nel Capitolo 12 (Figura 13). Il tuo chiropratico può suggerirti dei miglioramenti al programma di esercizi che già svolgi basandosi sul tipo di curvatura, a "S" o a "C". Dopo 6-8 settimane di esercizio e dieta, riesamina i progressi compiuti fino a quel momento e, se tutto va secondo quanto programmato, passa pure al prossimo livello. A prescindere dal fatto che la tua scoliosi sia a "C" o a "S", gli esercizi mostrati in questo libro possono essere compiuti da chiunque. Tuttavia, sfoglia nuovamente il Capitolo 15 per programmare il tuo piano di esercizi.

## Vacci piano

Il più grande errore che si possa compiere nel momento in cui si torna a fare esercizio fisico è esagerare; io lo definisco "senso di colpa". Quando interrompiamo per un breve periodo l'esercizio fisico, la prima reazione è di riprendere sforzandoci il doppio per recuperare il tempo perduto. Solo che fare ciò non è possibile per una serie di motivi:

### Perdita di forza e resistenza

Se non svolgi esercizi fisici da più di un mese, hai perso un po' della forza e della resistenza che possedevi. Come risultato, il tuo corpo non sarà in grado di svolgere gli esercizi allo stesso livello di prima.

### Lesioni o indolenzimento muscolare a insorgenza ritardata

Fare esercizio fisico molto velocemente fin dall'inizio comporta indolenzimento muscolare, e provare a perseguire questo comportamento può comportare un rischio di lesione.

### Aver paura degli esercizi

Se ti alleni troppo e ti senti stanco, stremato e indolenzito, puoi cominciare ad aver paura di esercitarti e questo non è certo l'obiettivo che desideri raggiungere quando vai a svolgere esercizi fisici.

# Yoga per la scoliosi

*Quando trovi la pace in te stesso, diventi il tipo di persona che può vivere in pace con gli altri.*

— *Peace Pilgrim*

Tutte le grandi cose nella vita, inevitabilmente, hanno le proprie radici negli annali della storia. Gli antichi saggi e i guru ci hanno lasciato in eredità infinite riserve di conoscenza e di capacità per aiutarci a gestire corpo e mente insieme. A partire dai poteri mistici delle erbe e delle piante, fino agli esercizi fisici e alla ginnastica, la scienza della gestione dell'organismo umano ha sempre guadagnato molto dallo studio delle conoscenze e dei testi antichi.

Infatti, è da queste risorse che alcune delle informazioni più preziose che possediamo sono emerse. Per esempio, la scoliosi stessa è illustrata nelle pitture rupestri delle caverne risalenti a migliaia di anni fa, che ricordano il tipico aspetto incurvato che costituisce il fondamento della definizione della scoliosi.

In mancanza degli avanzati sistemi della medicina moderna, gli antichi metodi di cura della scoliosi e di altre deformità si affidavano principalmente a tecniche originali, che hanno superato la prova del tempo, come lo yoga.

Prima di elencare gli esercizi di yoga specifici per la scoliosi, cerchiamo di capire un po' di più su questa disciplina.

## L'arte dello yoga

Lo yoga è uno dei sistemi della filosofia indiana; il termine deriva dalla parola sanscrita "yuj" che significa "unione" ed è nato in India più di 5000 anni fa. Definito come la perfetta unione di spirito, corpo, emozioni e intelletto, lo yoga è oggetto del trattato scritto da Sage Pantanjali dal titolo *Yoga Sūtra di Patanjali*.

Secondo l'Istituto Iyengar di Yoga, la disciplina è definita come l'unione o l'integrazione di tutti gli aspetti dell'individuo per raggiungere una vita equilibrata più felice, con l'obiettivo finale del *kaivalya*, o felicità ultima.

La pratica dello yoga utilizza due metodi principali, come illustrato di seguito.

### a) Asana (posizioni)

Gli asana o posizioni sono intesi per condizionare il corpo umano. A seconda della funzione che svolgono, queste posizioni sono suddivise in kriya (azioni), mudra (sigilli) e bandha (chiusure). Mentre i kriya si concentrano sullo sforzo necessario per spostare l'energia lungo la colonna vertebrale, lo yoga mudra è sostanzialmente un movimento per trattenere l'energia, mentre il bandha fa sì che la persona mantenga alcuni muscoli contratti per concentrarsi e aumentare la consapevolezza di sé.

### b) Pranayama (tecniche di respirazione)

Le tecniche di respirazione pranayama sono eseguite per integrare o unire il corpo con la mente e lo spirito. Mentre prana significa energia della forza vitale, il termine yama indica l'etica sociale. Gli esperti di yoga spiegano che la respirazione controllata del pranayama permette di raggiungere il controllo nel flusso di energia all'interno del corpo.

Si possono praticare diversi tipi di yoga a seconda del livello di esperienza e di capacità personali. Ognuno dei tipi elencati qui sotto prevede tecniche differenti ed è adatto per praticanti con capacità diverse. Le principali forme di yoga sono:

- Hatha yoga
- Iyengar yoga
- Kundalini yoga
- Bikram yoga
- Asthanga yoga

## Yoga e scoliosi: i 5 aspetti fondamentali

Come disciplina, lo yoga è noto per migliorare la flessibilità dei muscoli, la concentrazione, nonché per dare vigore alla mente e al corpo nel loro complesso. L'arte dello yoga riveste un particolare significato nella gestione e nel trattamento della scoliosi, la deformità della colonna vertebrale. È interessante notare che, molto al di là della deformità in se stessa, la scoliosi ha effetti molto più ampi sull'organismo, tra cui:

- Mal di testa
- Mal di schiena
- Stanchezza cronica
- Mancanza di fiato
- Dolore ai ginocchi e alle gambe
- Dolore alle anche

Lo yoga è da lungo tempo impiegato come cura alternativa per la scoliosi da persone come Elise Miller, maestra di yoga di Palo Alto, nonché una delle maggiori esperte di yoga applicato specificamente al trattamento della scoliosi. Mentre gli studi per una cura della scoliosi più efficace proseguono, gli scienziati si sono spesso domandati se, al di là dal semplice effetto di rilassamento e rafforzamento, non ci sia qualche altra importante correlazione tra la pratica regolare dello yoga e il controllo della scoliosi.

Diamo un'occhiata ad alcuni aspetti cruciali.

## 1) Per ripristinare l'equilibrio

Sappiamo che la scoliosi consiste nel disallineamento della colonna vertebrale, che comporta uno squilibrio complessivo della struttura scheletrica. Gli asana e le tecniche pranayama (respiratorie) dello yoga producono un senso di autocoscienza e di consapevolezza di sé. Ciò può quindi condurre allo sviluppo dell'allineamento strutturale, fino a ottenere una maggiore simmetria dell'allineamento.

Inoltre, nella scoliosi, il corpo perde il proprio centro di gravità oltre a soffrire di una riduzione di statura. Le posizioni yoga all'indietro possono riallineare la forza di gravità e, allo stesso tempo, rilassare anche la tensione dei muscoli e rafforzarli, oltre a estendere la colonna vertebrale e a rallentare la progressione della curva.

I pazienti affetti da scoliosi che hanno praticato regolarmente yoga spesso dichiarano di notare diversi segnali del ripristino dell'equilibrio. Alcuni esempi sono le anche che non appaiono più ad altezze diverse, una delle gambe che smette di sembrare più pesante dell'altra e così via.

## 2) Il trattamento alternativo giusto

Lo yoga è sostanzialmente un processo di cura lento e continuo. Influisce sul tuo organismo in modo delicato senza provocare uno sforzo eccessivo o effetti secondari. Cosa più importante, lo yoga ti dà un senso di maggiore controllo, rendendoti indipendente nell'esecuzione del trattamento. Lo yoga, infatti, ti offre uno strumento per curare la tua curva da solo, senza dover dipendere da qualcun altro.

## 3) Per il riallineamento posturale

Quando una persona soffre di scoliosi, ciò significa che è stato raggiunto un punto che consente alla scoliosi di coesistere con la gravità. Per mezzo dello yoga, questo punto di equilibrio viene individuato e si ripristina l'equilibrio naturale, riducendo il dolore e migliorando la postura. Alla fine, si impara a sviluppare una postura naturale e disinvolta, che sostiene la struttura ossea e contribuisce a controllare la curva scoliotica.

## 4) Per il sollievo di dolore e fastidio

Come già sappiamo, la scoliosi può causare grande dolore e fastidio ai muscoli, a causa del modo asimmetrico in cui il corpo si sorregge e del conseguente sforzo muscolare. Lo yoga contribuisce a ridurre lo stress dei muscoli sottoposti a eccessiva tensione. Con la pratica regolare dello yoga, in pratica puoi allenare il sistema muscolate del corpo a sostenere la colonna vertebrale in modo più efficace.

Inoltre, lo yoga può anche prevenire altre patologie collegate quali l'ernia del disco, la sciatica o qualunque altro disturbo che può provocare dolore.

## 5) Per l'autoguarigione e la consapevolezza spirituale

La scoliosi può modificare completamente il tuo aspetto. Assieme all'aspetto fisico, la scoliosi può anche influire negativamente sul tuo senso di autostima.

La pratica regolare dello yoga ti aiuta a ritrovare la fiducia in te stesso e il morale. Lo yoga, in realtà, ti insegna a lavorare con il tuo corpo, con le sue imperfezioni e i disallineamenti, piuttosto che lavorare contro di esso o spingerlo al di là dei suoi limiti.

**Punti da ricordare**

Se ti prepari ad adottare lo yoga come uno dei metodi per curare la scoliosi, ci sono determinati punti importanti che devi tenere presenti. Qui, abbiamo elencato alcune delle indicazioni più importanti che si possono seguire:

1. Pratica lo yoga solo sotto la guida di un terapeuta capace, qualificato per lo yoga per la scoliosi.
2. Discuti tutti i tuoi problemi, comprese le radiografie precedenti e la tua storia clinica, con il tuo insegnante di yoga prima di cominciare.

3. Affinché possa curare la scoliosi, lo yoga deve essere praticato regolarmente, tutti i giorni e non solo una o due volte alla settimana.

4. Quando esegui il pranayama, concentrati sulla respirazione. Questo è l'unico di fare gli esercizi nel modo corretto.

5. Concentrati sul miglioramento della perfezione dei tuoi movimenti, anche per le posizioni più semplici invece che provare asana più difficili.

## I 10 principali esercizi yoga che puoi eseguire

Gli esercizi yoga devono essere programmati e consigliati in base alla tua curva specifica e ad altri aspetti. Il tuo insegnante di yoga esaminerà la tua patologia e prescriverà un determinato insieme di asana per trattare la curva. Per esempio, per ridurre una curva laterale, gli asana dovranno prima essere eseguiti per estendere la colonna vertebrale e per riportarla al centro. Una volta fatto, ci si concentrerà sul rafforzamento delle gambe, dei muscoli addominali, nonché dei muscoli lungo la colonna vertebrale. Analogamente, per ridurre la rotazione posteriore, saranno prescritti degli asana per invertire la rotazione allo scopo di controllare la curva.

Nel paragrafo seguente, elenchiamo i 10 asana o posizioni yoga più efficaci che possono contribuire a fermare o ridurre la curva della scoliosi, a seconda della tua patologia preesistente.

## Posizione della montagna (sul pavimento)

Nome tradizionale - Supta Tadasana

## L'obiettivo

Questo asana ti aiuta a comprendere i movimenti elementari delle tue articolazioni. Il supta tadasana comporta una variazione dell'orientamento della gravità del tuo corpo. Un esempio di questo fenomeno è come irrigidendo le articolazioni delle spalle e le ascelle, le costole anteriori si spostino verso l'esterno, inclinando la cassa toracica in direzione delle clavicole.

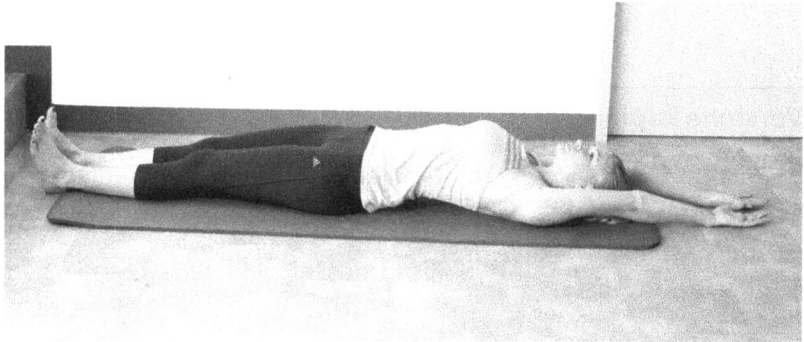

Posizione della montagna (sul pavimento)

## Esecuzione

- Sdraiati sul materassino da yoga, piatto sulla schiena
- Tieni le gambe unite, unisci il lato interno dei piedi, con il centro dei talloni sul pavimento, le punte dei piedi rivolte verso l'alto e le braccia distese lungo i fianchi
- Tieni la testa dritta all'indietro, con il mento rivolto verso l'alto
- Divarica le punte dei piedi e tieni la pianta del piede piana
- Lentamente, allarga le gambe rispetto alla vita
- Adesso, allarga i glutei e allungali verso i talloni. Ciò distendendola la zona lombare, premendo con forza le cosce a terra
- Spingi verso il pavimento con la zona laterale della vita
- Allunga i lati della gabbia toracica verso la testa, allontanandoli leggermente dalla vita

- Allarga la schiena, solleva e apri il torace, piegando le spalle verso il pavimento e facendo rientrare le scapole nella schiena
- Ora porta entrambe le braccia verso l'alto, parallele e con i palmi delle mani rivolti uno verso l'altro
- Allarga i polsi versoo l'esterno del busto
- Divarica i talloni rispetto ai polsi. I polsi devono essere lontani dai talloni
- Mantieni la posizione. Fai 10-15 respiri lenti e profondi

**Versione supina della posizione eretta mano-piede**
Nome tradizionale: Supta Utthita Hasta Padasana

## L'obiettivo

Questa posizione ha un orientamento estremamente ampio e tende a rafforzare il normale allineamento del corpo. Irrobustisce e tonifica i muscoli di schiena, braccia, gambe e addome.

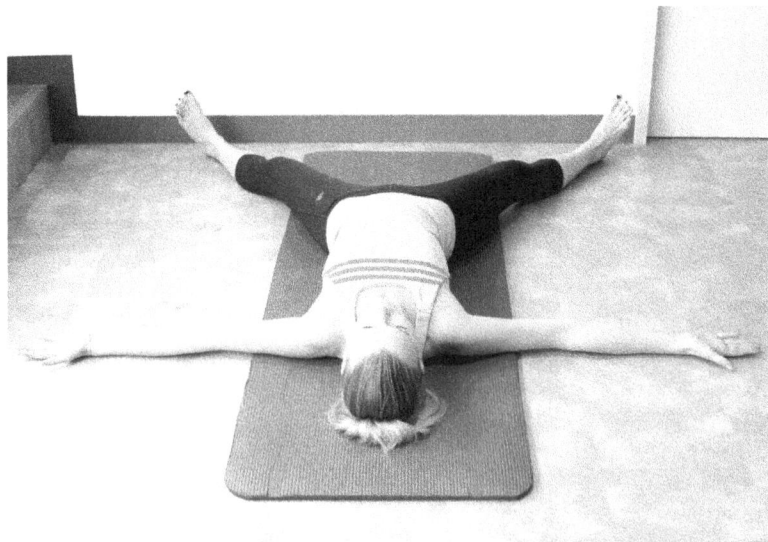

Versione supina della posizione eretta mano-piede

## Esecuzione

- Sdraiati sulla schiena, con i piedi contro alla parete
- Tieni le braccia distese all'esterno, le gambe tese e i piedi paralleli

- Con decisione, richiama l'interno delle cosce verso le anche e stabilizza attentamente l'addome
- Espira profondamente e allunga le gambe
- Divarica bene le gambe a "V" e tieni le braccia distese lungo i fianchi, con i palmi delle mani rivolte verso l'alto
- Premi i piedi saldamente contro la parete, spingendo giù le cosce
- Mentre la parte esterna dell'anca ruota verso l'interno, il coccige si abbasserà e l'osso pubico si solleverà
- Ruota entrambe le spalle allontanandole dalle orecchie, portando verso l'interno le scapole esterne
- Distendi all'esterno entrambe le braccia e ruota all'interno il lato convesso della gabbia toracica, estendendo quello concavo verso l'esterno
- Apri il centro del torace sia sul lato destro che sul sinistro
- Rilassati lentamente, tornando nella posizione Supta Tadasana (esercizio 1).

## Posizione dell'albero supina

Nome tradizionale:
Supta Vrkshasana

## L'obiettivo

I due obiettivi più importanti di questa posizione sono rafforzare le gambe e la colonna vertebrale e migliorare l'equilibrio fisico.

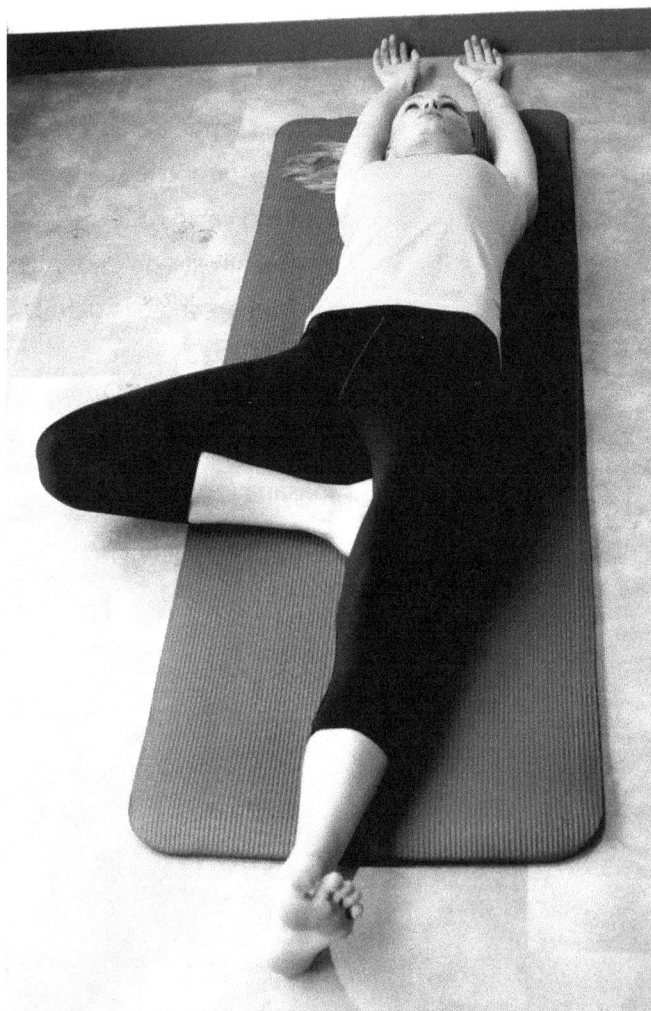

Posizione dell'albero supina

### Esecuzione

- Sdraiati sul materassino da yoga, con le gambe piegate all'altezza delle ginocchia
- Piega una coperta nel senso della lunghezza e collocala in modo che ti sostenga la colonna vertebrale

- Distendi gradualmente le gambe e assumi la posizione Supta Tadasana (esercizio 1)
- Premi il piede sinistro contro la parete e allunga la gamba destra
- Porta in alto la gamba destra e metti il piede destro contro la parte superiore dell'interno della coscia sinistra
- Senti l'interno coscia rilassarsi in direzione dell'interno del ginocchio e l'esterno del ginocchio sollevarsi verso l'esterno dell'anca
- Metti un blocco di legno sul pavimento proprio al di sopra della testa
- Tieni il lato esterno del blocco di legno con entrambi i palmi delle mani
- Lentamente, solleva entrambe le braccia in posizione perpendicolare, con le mani rivolte verso il soffitto. Le scapole si sposteranno all'interno mentre le braccia si alzano
- Continua la fase precedente finché entrambe le braccia si trovano al di sopra della testa
- Se la tua curva è grave, potresti non riuscire a portare le braccia in linea retta con le spalle. Posiziona un sostegno, come una coperta piegata, sotto al torace per espanderlo
- Premi il piede sinistro contro la parete e allontana l'anca sinistra dalle costole, mentre il piede destro preme sull'interno della coscia sinistra
- Torna nella posizione Supta Tadasana e ripeti con l'altra gamba

## Posizone della sedia supina

Nome tradizionale:
Supta Utkatasana

## L'obiettivo

Lo scopo essenziale di questa posizione è rinforzare le gambe. Inoltre, migliora il normale allineamento della colonna vertebrale e della schiena.

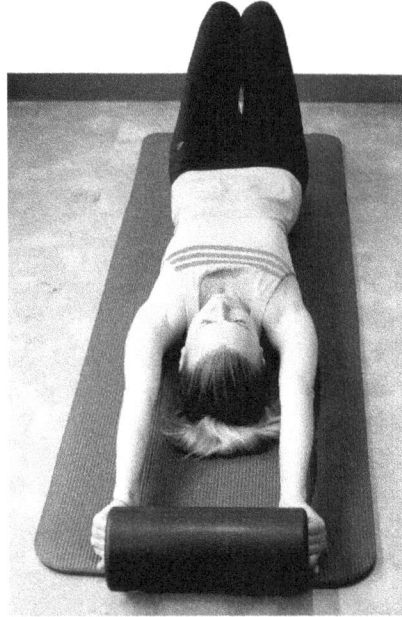

Posizone della sedia supina

## Esecuzione

- Sdraiati sul materassino da yoga nella posizione Supta Tadasana
- Piega una coperta nel senso della lunghezza e collocatela sotto alla schiena, per sostenere entrambi i lati della colonna vertebrale
- Piega entrambe le gambe, portando i piedi vicino ai glutei e i ginocchi sopra al centro delle tibie
- Colloca un blocco di legno sul pavimento, al di sopra della tua testa
- Appoggiando i palmi delle mani su entrambi i lati del blocco di legno, solleva le mani sopra alla testa
- Le spalle ruoteranno all'indietro, in direzione opposta alle orecchie, mentre la colonna vertebrale si allunga
- Esercita una moderata pressione e contrai all'interno la convessità delle costole, sollevando il centro del torace

## Posizione dell'eroe a testa in giù
Nome tradizionale:
Adho Mukha
Virasana

## L'obiettivo

Questa posizione è un asana di estensione in avanti, che lavora sulla curva allungando la colonna vertebrale e rafforzando il normale allineamento.

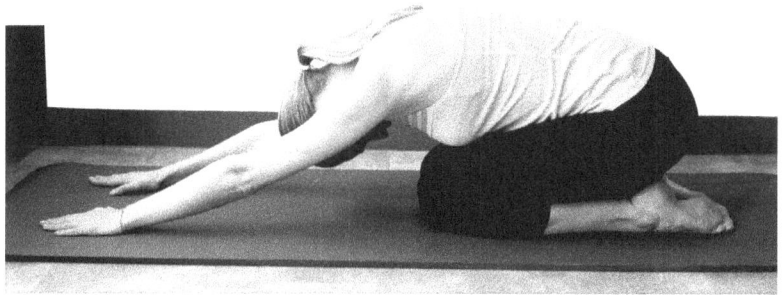

Posizione dell'eroe a testa in giù

## Esecuzione

- Inginocchiati sul materassino da yoga e divarica le ginocchia in corrispondenza della larghezza del materassino
- Metti le mani dietro alle ginocchia, spostando i polpacci all'esterno
- Lentamente, comincia ad abbassare i glutei verso il pavimento
- Prima che i glutei si siano abbassati completamente, togli le mani e quindi abbassa al massimo i glutei
- Piegandoti all'altezza della vita, fai perno sulle anche e allunga le braccia all'esterno in corrispondenza della larghezza delle spalle
- Appoggia saldamente le mani sul materassino e ruota all'indietro le spalle, mentre i glutei possono essere sia appoggiati o sollevati dal materassino
- Mantenendo il peso sulle cosce e sulle mani, spingi con queste ultime sul materassino come se volessi sollevare il tuo corpo
- Fai alcuni respiri profondi e rilassati

## Estensione completa di braccia e gambe

Nome tradizionale:
Utthita Hasta
Padasana

## L'obiettivo

Questa posizione svolge un ruolo molto importante per aprire il torace e favorire un miglior allineamento della colonna vertebrale. Inoltre, questa posizione rafforza le gambe e ti aiuta a sviluppare una postura eretta migliore.

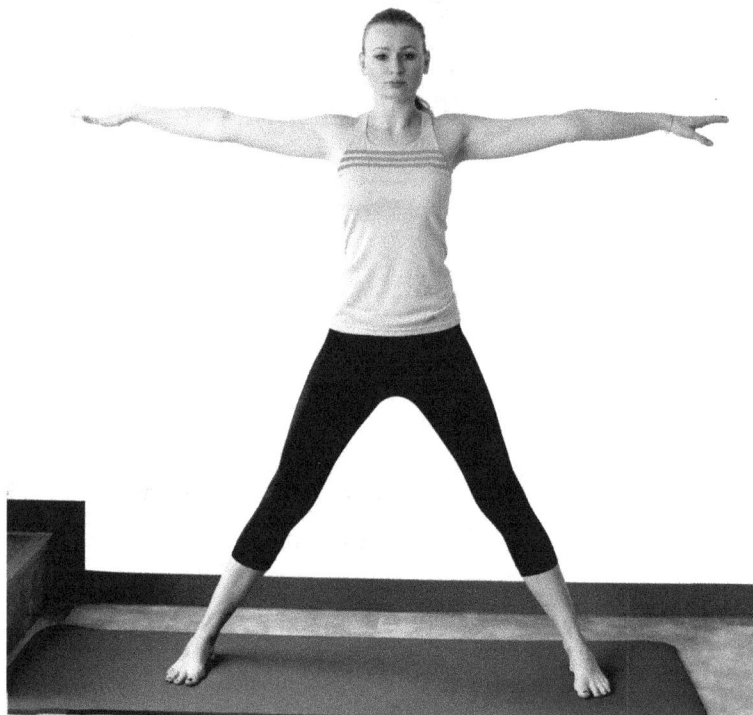

Estensione completa di braccia e gambe

## Esecuzione

- Mettiti nella posizione tadasana o della montagna, con i piedi uniti e le braccia distese lungo i fianchi. Fai in modo di bilanciare bene il peso su polpacci, cosce, piedi e caviglie
- Chiudi gli occhi e fai un respiro profondo
- Allunga la colonna vertebrale e le cosce. Ruota le cosce all'interno
- Raddrizza decisamente la colonna vertebrale fino al collo, con la testa saldamente bilanciata tra le spalle
- Alza i gomiti fino a raggiungere l'altezza delle spalle

- Porta le dita delle mani davanti al torace, con i palmi rivolti verso il basso
- Gradualmente, cerca di sollevare e distendere il torace
- Inspira profondamente e divarica dolcemente i piedi (a una distanza di circa 120 cm)
- Allarga le braccia dritte verso l'esterno, mantenendo i piedi paralleli
- Allungati dalle spalle alla punta delle dita e quindi dalle anche ai talloni
- Mantieni la posizione e fai 10-15 respiri profondi

## Triangolo ruotato

Nome tradizionale:
Parivrtta Trikonasana

## L'obiettivo

Questa posizione aiuta a rinforzare la schiena e migliora l'equilibrio complessivo e la coordinazione del corpo.

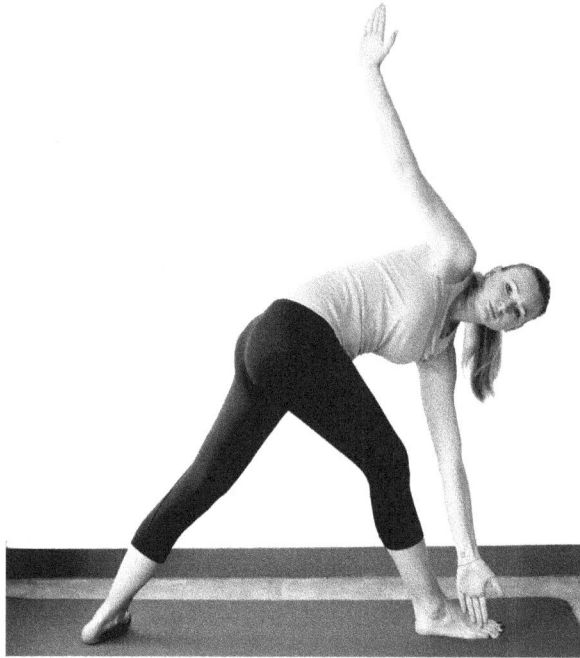

Triangolo ruotato

## Esecuzione

- In piedi, con le gambe divaricate a una distanza di circa 90 cm
- Lentamente, piega la gamba destra all'altezza del ginocchio e falla scivolare all'esterno di circa 7-10 cm
- Allunga l'altra gamba ed entrambe le braccia all'esterno per passare nella posizione Virabhadrasana II
- Raddrizza la gamba destra, con le anche in posizione ortogonale e rivolte in avanti
- Muovendoti all'altezza della vita, ruota verso il lato destro, spostando la mano sinistra verso il lato esterno del piede destro
- Distendi con decisione il braccio destro verso l'alto e fissa lo sguardo all'estremità delle tue dita. Mantieni le anche parallele e alla stessa altezza rivolte verso il pavimento
- Mantieni la posizione per alcuni secondi e rilassati
- Ripeti sul lato sinistro

## Posizione del cane rivolto verso il basso

Traditional Name:
Adho Mukha
Svanasana

### L'obiettivo

Questa posizione è utile ai pazienti affetti da scoliosi perché rilascia la tensione dalla colonna vertebrale, oltre a distenderla. Inoltre, allunga i polpacci, i tendini posteriori del ginocchio e le mani, migliorando così il normale allineamento della schiena e del corpo, oltre a rinforzare la schiena, le braccia e le spalle.

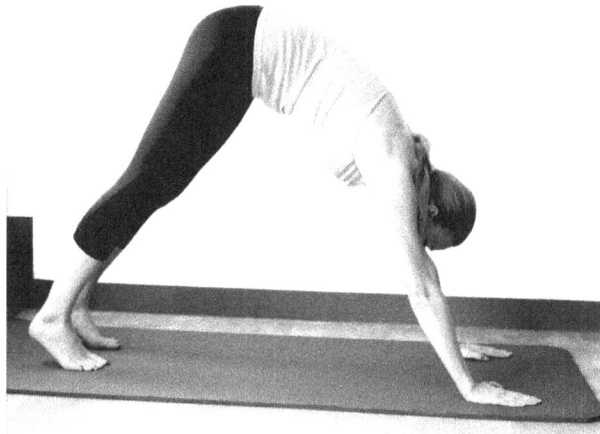

Posizione del cane rivolto verso il basso

### Esecuzione

- Sul materassino da yoga, mettiti a quattro zampe sulle mani e sulle ginocchia
- Allungati fino al punto in cui i palmi delle mani sono di fronte alle spalle (sul pavimento)
- Allarga bene le dita. L'indice deve essere rivolto in avanti, i piedi ordinatamente ripiegati e le ginocchia sotto alle anche
- Inspira profondamente e solleva le ginocchia dal pavimento
- Espira e allungati o distenditi fino all'osso sacro, in modo che l'addome si abbassi verso i talloni
- Abbassa i talloni e allunga le braccia al massimo delle tue possibilità. Non sforzare i tendini posteriori del ginocchio
- Lentamente, ruota l'interno delle cosce all'interno e i talloni all'esterno
- Cerca di allargare le scapole
- Con la testa comodamente posizionata tra le braccia, allunga bene il collo
- Mantieni la posizione per 15 respiri e rilassati

## Posizione del bastone a terra

Traditional Name:
Dandasana

## L'obiettivo

Questo asana svolge un'importante funzione di allungamento e apertura del torace e delle spalle. Inoltre rafforza il core, che a sua volta ti aiuta a gestire meglio la curva della tua scoliosi.

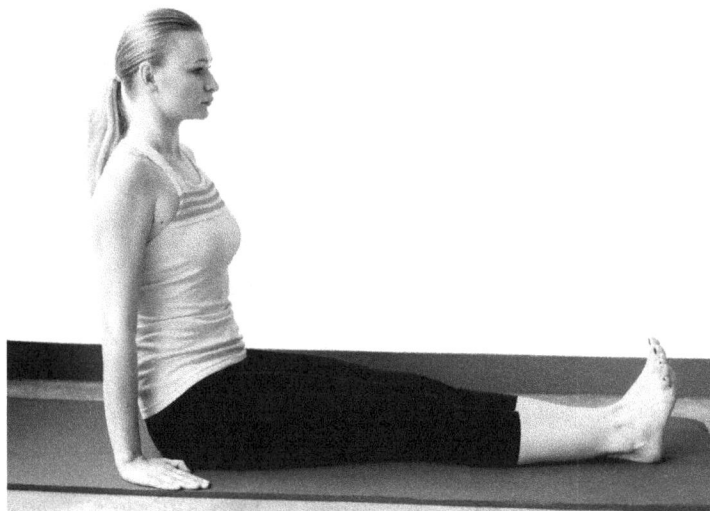

Staff or Stick Pose

## Esecuzione

- Siediti eretto sul materassino da yoga
- Distendi i piedi in avanti, premendo decisamente al suolo il bacino
- Porta i palmi dietro alle anche e distendi bene la schiena dritta
- Ruota le gambe una verso l'altra e fletti i piedi
- Solleva il torace, lasciando ricadere le scapole all'indietro. Inspira profondamente
- In maniera consapevole, lascia che la tua colonna vertebrale assuma una forma naturale. Dovresti riuscire a sentire l'incavo tra la zona lombare e il collo
- Mantieni la posizione per circa 1 minuto e rilassati

## Posizione seduta ad angolo

Nome tradizionale:
Upavistha Konasana

### L'obiettivo

Questa posizione aiuta ad aprire i tendini posteriori del ginocchio, i polpacci e la zona lombare. È efficace anche per rinforzare la colonna vertebrale e quindi costituisce uno strumento utile per tenere sotto controllo la curva della scoliosi.

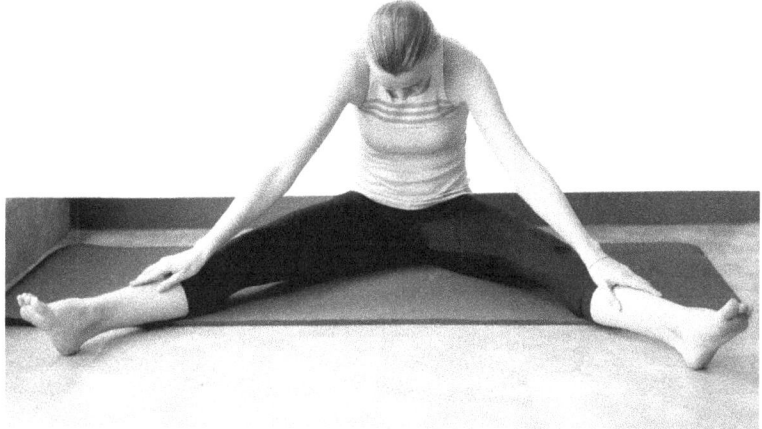

Posizione seduta ad angolo

### Esecuzione

- Mettiti nella posizione Dandasana come illustrato sopra nell'esercizio 9
- Piegando un po' la schiena all'altezza della vita, appoggiati sulle mani e solleva le gambe con un angolo di circa 90 gradi
- Premi con forza le mani al suolo e allarga un po' di più le gambe
- Ruota le cosce con un movimento verso l'esterno, mantenendo le punte dei piedi rivolte verso l'alto
- Respira normalmente nel farlo
- Metti le mani dietro le anche e mantieni la schiena piatta. Inspira profondamente e distendi bene la schiena
- Espira profondamente e tieni fermo il bacino. Ti sembrerà come se i femori fossero risucchiati dall'acetabolo dell'anca
- Se non sei comodo, piega leggermente le ginocchia
- Ispira profondamente e sostieniti per alzarti e metterti seduto dritto tornando nella posizione Dandasana

# Pilates per la scoliosi

*Devo proprio aver ragione: mai un'aspirina, mai un infortunio in tutta la mia vita. Tutti, nel mio paese e nel mondo, dovrebbero fare i miei esercizi. Sarebbero più felici.*

— **Joseph Hubertus Pilates (inventore del metodo)**

Il pilates è un programma di esercizi completo che rafforza il core, migliora la flessibilità e la postura per mezzo dell'utilizzo di una speciale serie di attrezzature e strumenti. Inventato da Joseph Pilates all'inizio del XX secolo, questo metodo di esercizio fisico lavora sull'equilibrio, la coordinazione e l'autoconsapevolezza complessivi del corpo.

Le basi del programma del pilates sono costituite dal lavoro sui muscoli del core, ovvero dei muscoli interni profondi della schiena e dell'addome. Sviluppando la forza del core, il pilates aiuta a migliorare la stabilità di tutte la regione addominale, concentrandosi significativamente sull'allineamento vertebrale.

Il programma del pilates ruota sempre attorno ai suoi sei principi fondamentali, illustrati di seguito.

1. **Concentrazione:** il pilates si esegue concentrandosi completamente sul movimento di tutto il corpo per fornire il massimo risultato.
2. **Controllo:** il modo in cui controlli il tuo corpo forma la base di un programma di pilates ideale e ben pianificato.
3. **Centratura:** il programma di esercizi del pilates si concentra sul rafforzamento dei muscoli del core di addome, schiena

e zona lombare, glutei e interno cosce, che essenzialmente rappresentano il centro energetico del corpo umano.

4. **Precisione:** il pilates pone maggiore enfasi sulla correttezza e precisione dei movimenti, piuttosto che sulla quantità di esercizi eseguiti.

5. **Flusso:** per assicurare il successo di un programma di pilates, le transizioni da un movimento all'altro dovrebbero essere fluide.

6. **Respirazione:** la corretta ispirazione e la completa espirazione costituiscono una parte integrante di un efficace programma di pilates, perché consentono la circolazione dell'ossigeno in tutte le parti del corpo.

## Pilates e scoliosi

Per capire come il pilates può essere utile per la scoliosi, diamo prima uno sguardo alla natura di questa deformità.

La scoliosi è una patologia vertebrale che provoca lo sviluppo di una curvatura e di una rotazione della colonna vertebrale. Il normale allineamento ed equilibrio dell'intera muscolatura associata contro la struttura vertebrale ne vengono interessati. La maggior parte degli specialisti considerano la scoliosi una deformità, non una malattia in se stessa. Ciò implica quindi che sia meglio correggere tale non corretto allineamento con metodi naturali delicati, ma costanti, che dolcemente riportano il corpo al suo originale equilibrio e allineamento.

C'è un altro dato a proposito della scoliosi che rende significativo l'impiego del pilates. Secondo l'ottica generale, la scoliosi di norma è considerata uno spostamento laterale rispetto al piano frontale. In realtà, la curva scoliotica è quasi sempre di natura tridimensionale e provoca diverse distorsioni della struttura e della collocazione delle vertebre, dei muscoli, nonché delle ossa collegate con la colonna vertebrale. Questa particolare situazione della colonna vertebrale, di solito, viene definita una posizione non neutra e richiede un trattamento conservativo che può essere eseguito tenendo presenti le limitazioni fisiche della struttura vertebrale. In tale contesto, il pilates gradualmente svolge la propria azione nel ricostruire il naturale allineamento e la postura del paziente, nonché nel ridurre tale rotazione mediante la manipolazione manuale, la terapia e l'esercizio fisico. Inoltre, la ricerca suggerisce anche che gli esercizi di pilates specifici per la rotazione del tronco possono essere di grande aiuto per curve di natura convessa.

Di seguito, elenchiamo brevemente i sei principali modi in cui la regolare pratica del pilates può essere utile ai pazienti affetti da scoliosi:

1. Aiutando il paziente a comprendere le caratteristiche di base del proprio tipo fisico e postura originali
2. Aiutando il paziente a definire il particolare stato, ampiezza e tipo di scoliosi di cui soffre
3. Insegnando il controllo interno e dando al paziente il senso di avere il controllo del proprio corpo
4. Aumentando, per mezzo della terapia manuale iniziale, la mobilità delle articolazioni e dei muscoli che hanno subito una distorsione a seguito del cattivo allineamento associato alla scoliosi
5. Essendo particolarmente utile per gli adolescenti e i bambini affetti da scoliosi, dato che le cure possono risultare troppo aggressive per apparati scheletrici immaturi
6. Alleviando il dolore e il disagio mediante la manipolazione e la terapia manuale

Nel paragrafo che segue, elenchiamo alcuni degli esercizi di pilates più efficaci consigliati per chi soffre di scoliosi.

## Esercizio tonificante per la zona lombare e per le gambe

## L'obiettivo

Questo esercizio fondamentalmente costituisce una fase di riscaldamento per il successivo programma di pilates e agisce tonificando la zona lombare, assieme ai muscoli di cosce e polpacci.

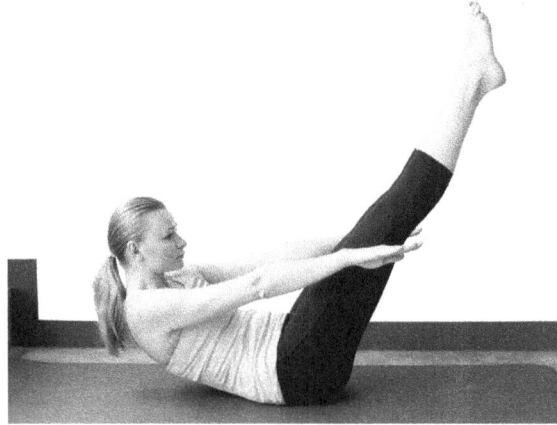

Esercizio tonificante per la zona lombare e per le gambe

## Esecuzione

- Sdraiati piatto sulla schiena, unendo le gambe e gli stinchi (la parte anteriore delle gambe compresa tra ginocchio e caviglia), con le ginocchia piegate e cosce e stinchi perpendicolari al pavimento (in pratica, come se fossi seduto sul bordo di un tavolo)
- Premi con forza la colonna vertebrale al suolo
- Solleva i muscoli inguinali verso la testa e comprimi le ossa posteriori del bacino (quelle su cui appoggia tutto il peso quando ti siedi)
- Espira profondamente e raddrizza le gambe
- Sposta i piedi verso il soffitto e mantieni la posizione contando fino a 5
- Non raddrizzare le gambe
- Lentamente, riporta le gambe nella posizione iniziale (come se fossi seduto sul bordo di un tavolo) e mantienila contando fino a 4
- Ripeti due volte
- Rilassati

## Rafforzamento del pavimento pelvico

### L'obiettivo

Questo esercizio lavoro principalmente sui muscoli del pavimento pelvico. Migliora la coordinazione dei muscoli pelvici interni con i muscoli più grandi.

### Esecuzione

- Stenditi piatto al suolo sul materassino. Premi con forza la colonna vertebrale al suolo
- Solleva una alla volta le gambe piegate come se fossi seduto sul bordo di un tavolo e divarica le cosce in corrispondenza delle anche. Mantieni le gambe in posizione parallela
- Tieni le mani all'interno delle ginocchia con i palmi aperti
- Solleva delicatamente i muscoli anali verso la testa
- Comprimi le ossa posteriori del bacino
- Premi le mani e le gambe una contro l'altra
- Contando fino a 4, unisci le gambe fino a portarle alla distanza di circa 10 cm tra loro
- Rilassa i muscoli, sciogli le gambe ed esegui 2 ripetizioni
- Rilassati

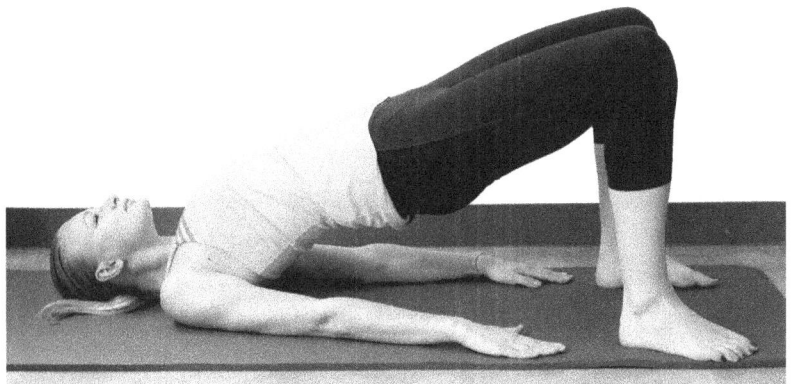

Rafforzamento del pavimento pelvico

## Semplice rotazione in posizione seduta

☐ **Sinistra** ☐ **Destra**

### L'obiettivo

Questo esercizio di pilates, che è uno degli esercizi di rotazione più semplici, ha lo scopo di ripristinare il normale allineamento della colonna vertebrale.

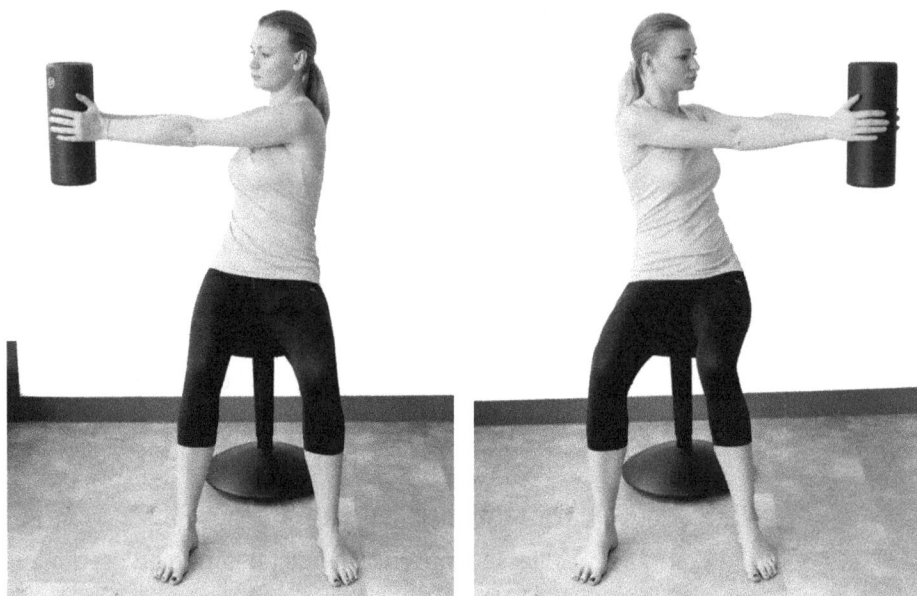

Basic Rotation in a Sitting Position

### Esecuzione

- Siediti dritto su una sedia con un sostegno adatto per la schiena
- Tieni la palla di fronte a te, in modo che si trovi all'altezza del torace
- Usando il busto, cerca di far ruotare la palla
- Vai avanti al massimo delle tue possibilità
- Ritorna alla tua posizione normale
- Ripeti per 8 volte
- Rilassati
- Girati dall'altra parte e ripeti 8 volte

## Rotazione del busto con l'elastico

☐ **Sinistra** ☐ **Destra**

## L'obiettivo

Questo esercizio di rotazione del busto utilizza la tensione di una robusta fascia elastica per ridurre l'effetto di rotazione della scoliosi.

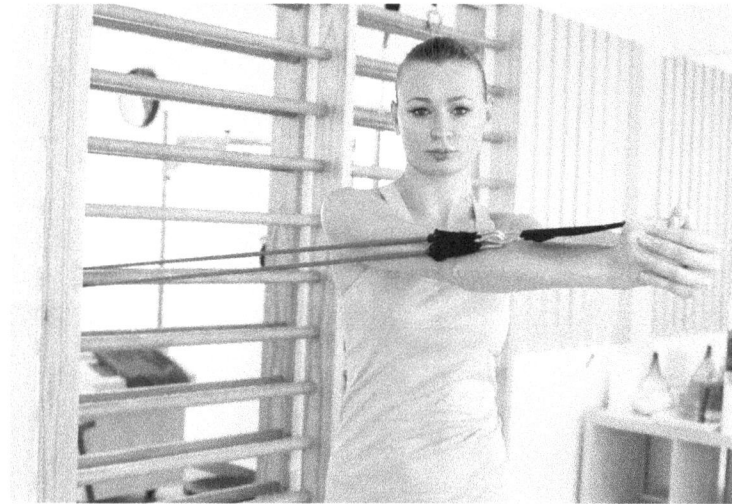

Rotazione del busto con l'elastico

## Esecuzione

- Fissa la fascia elastica alla maniglia di una porta o alla robusta gamba di un tavolo
- Afferra saldamente l'altra estremità della fascia elastica con entrambe le mani, come mostrato nell'immagine
- Lentamente, tira l'elastico nella direzione opposta rispetto alla gamba del tavolo o alla maniglia
- Allungati il più possibile, senza esagerare
- Riporta le braccia nel punto centrale
- Ripeti per 10 volte
- Rilassati

## Equilibrio sulla palla

## L'obiettivo

Questo esercizio insegna le basi dell'equilibrio, nonché migliora il normale allineamento della colonna vertebrale, oltre a rinforzarla.

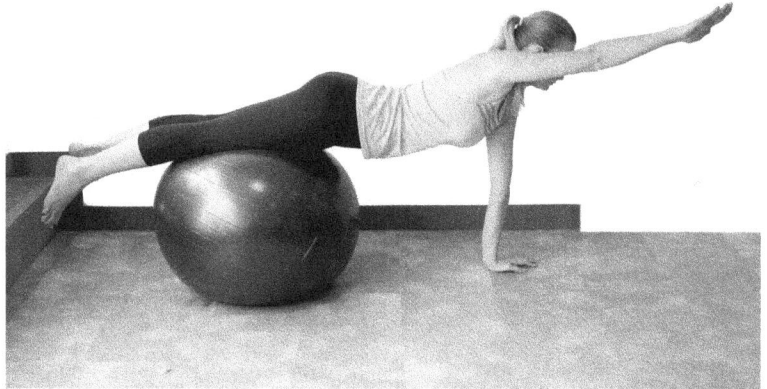

Equilibrio sulla palla

## Esecuzione

- Colloca in modo stabile una palla da pilates di dimensioni normali al centro della zona dell'esercizio
- Piegati verso la palla, appoggiando il centro del torace sulla palla
- Appoggia le mani al suolo e cerca di trovare l'equilibrio
- Lentamente, comincia a camminare sulle mani, mantenendoti attentamente in equilibrio, finché la palla si trova sotto alle tue cosce
- Fatti 5 passi, fermati. Solleva un braccio dritto. Mantieni questa posizione per 5 secondi
- Riporta giù il braccio e solleva l'altro. Mantieni di nuovo la posizione per 5 secondi
- Ripeti l'esercizio e fai pratica fino a trovare l'equilibrio perfetto

## Rafforzamento della schiena con la palla

## L'obiettivo

Questo esercizio di pilates è un modo perfetto di alleviare un po' del dolore e del fastidio dovuti alla scoliosi. Lavora gradualmente sulla curva della colonna, oltre a contribuire a raddrizzare la schiena.

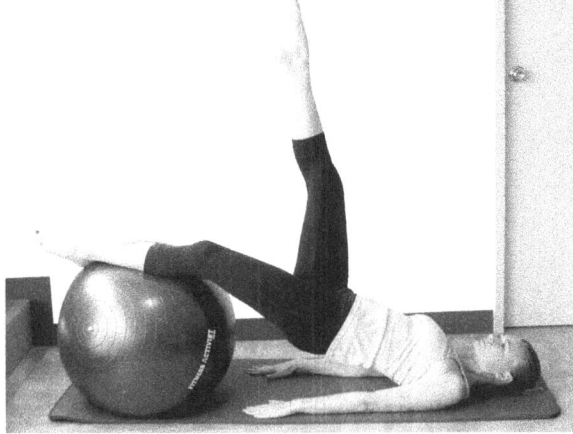

Rafforzamento della schiena con la palla

## Esecuzione

- Colloca una palla per pilates di dimensioni normali ai tuoi piedi e sdraiati dritto sul materassino
- Stendi le braccia dritte lungo i fianchi e fai un respiro profondo
- Assicurati di avere la schiena dritta e allineata con il materassino
- Gradualmente, solleva la gamba sinistra fino al livello della palla
- Cerca di mettere la gamba sopra alla palla, al meglio delle tue possibilità
- Solleva la gamba destra, più dritta possibile
- Nello sforzo, le anche si solleveranno dal pavimento
- Solleva le anche di circa 15-20 cm o di quanto riesci mantenendo comunque una posizione confortevole
- Mantieni questa posizione per 5 secondi
- Riporta giù entrambe le gambe, una alla volta e rimani sdraiato dritto
- Rilassati
- Ripeti sull'altro lato

## Esercizio di rotazione inversa con il cavo

☐ **Sinistra** ☐ **Destra**

### L'obiettivo

Questo esercizio di pilates è una forma di rotazione avanzata con il cavo ed è anche estremamente utile nel ridurre l'effetto di rotazione dovuto alla scoliosi.

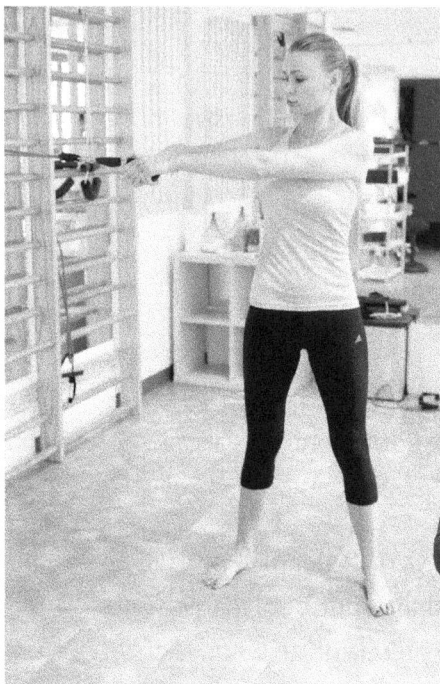

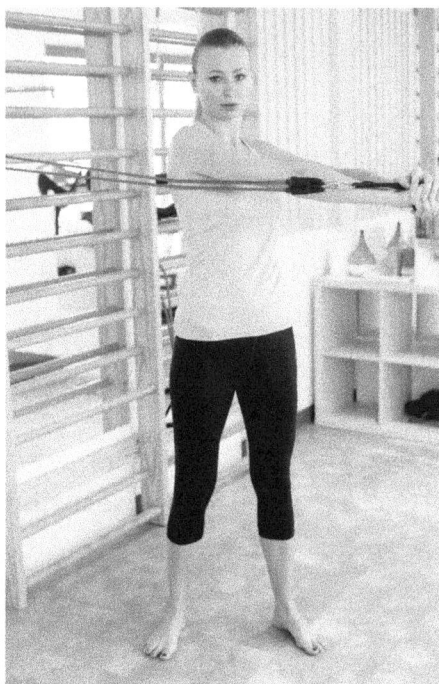

Esercizio di rotazione inversa con il cavo

### Esecuzione

- In piedi dritto, con i piedi leggermente più larghi rispetto all'ampiezza delle spalle
- Afferra saldamente il cavo di fronte a te, a livello della gabbia toracica
- Esercitando una pressione, ruota il cavo sul lato destro
- Allungati il massimo possibile, senza provare dolore o fastidio
- Mantieni per 5 secondi la posizione finale raggiunta
- Torna lentamente alla posizione normale
- Ripeti per 5 volte
- Passa dall'altro lato e ripeti

CAPITOLO 19

Vivere con la scoliosi

" *La motivazione ti fa iniziare. L'abitudine ti fa andare avanti.* "

— *Jim Ryun*

## Prenditi cura della tua schiena

Più del 50% degli americani soffre di problemi alla schiena durante il corso della propria vita. Alcuni disturbi possono essere congeniti, come la scoliosi, mentre altri possono essere il risultato di un incidente automobilistico, di una caduta o di infortuni sportivi (in questo caso, il dolore può passare momentaneamente per poi ricomparire qualche anno dopo). La maggior parte dei problemi alla schiena sono dovuti a contratture muscolari e tensione, causate da una postura scorretta, dal sovrappeso, da inattività e da mancanza di stabilità nei muscoli del core.

Lo stretching e gli esercizi addominali, se fatti in modo corretto, possono esserti d'aiuto. Se hai un disturbo alla schiena, rivolgiti ad un medico affidabile, il quale ti sottoporrà ad alcuni test per determinare esattamente il tuo problema. Chiedi al tuo medico di famiglia quali esercizi, fisici o di stretching, presenti in questo libro sono più indicati per il tuo caso.

Chi ha già sofferto di disturbi alla zona lombare, deve necessariamente evitare esercizi di stretching chiamati "iperestensioni", poiché inarcano la schiena.

La *British Chiropractic Association* stima che il 32% delle persone passa 10 ore al giorno o più seduta, e la metà di esse non lascia mai la propria scrivania, nemmeno per i pasti. Molte di queste persone stanno sedute anche quando tornano a casa dal lavoro, mettendo ulteriormente sotto sforzo la regione lombare.

Il modo migliore per prenderti cura della tua schiena è sapere come eseguire esercizi di allungamento e rafforzamento in maniera corretta, come stare in piedi e come stare seduto correttamente. È ciò che fai tutti i giorni che determina le tue condizioni di salute. Nelle pagine seguenti troverai qualche suggerimento per prenderti cura della tua schiena.

## Come sollevare oggetti

Non sollevare mai nulla (che sia leggero o pesante) con le gambe diritte piegando solo la schiena. Piega sempre le ginocchia, in modo che la mole di lavoro sia a carico dei grossi muscoli delle gambe e non dei piccoli muscoli lombari. Mantieni il carico vicino al tuo corpo e la schiena più dritta possibile.

## Come stare seduti

Nell'ultimo secolo le sedie di scuole, fabbriche e uffici sono state progettate per stare seduti in posizione verticale, con gambe, ginocchia e caviglie tutte ad angolo retto. Fino a poco tempo fa, era convinzione comune che sedersi con un angolo di 90 gradi nelle articolazioni dell'anca preservasse dalla lordosi (concavità della schiena). Questa teoria sì è dimostrata sbagliata.

Nuove ricerche effettuate da studiosi scozzesi e canadesi hanno dimostrato che stare seduti con la schiena in posizione tale da formare un angolo di 90 gradi con l'anca pone sotto sforzo le vertebre e contribuisce al dolore alla schiena. La ricerca, svolta in Scozia, ha preso in esame 22 volontari in salute, usando una macchina portatile per la risonanza magnetica. Questo tipo di macchina è diverso da una normale macchina per la risonanza magnetica, perché i pazienti possono assumere posizioni diverse dalla classica supina. Il fatto che i pazienti potessero assumere posizioni diverse ha permesso ai ricercatori di determinare a quale angolo il disco intervertebrale si muovesse più ampiamente. E' stato rilevato che il movimento del disco intervertebrale era più ampio quando la spina dorsale formava un angolo di 90 gradi (cioè il volontario aveva la schiena perpendicolare al piano d'appoggio). Il movimento del disco era minore quando il volontario appoggiava la schiena sulla sedia fino a formare un angolo di 135 gradi. I ricercatori hanno concluso che stare seduti con la schiena a 135 gradi è più salutare per la schiena stessa. Dato che è difficile mantenere quest'angolo senza scivolare in avanti sulla sedia, il dottor Bashir della University of Alberta Hospital in Canada, che ha diretto la ricerca, ha dichiarato che può essere più pratico mantenersi ad un angolo di 120 gradi o poco meno.

**Posizione seduta**

Meno di     70°                    90°                        135°

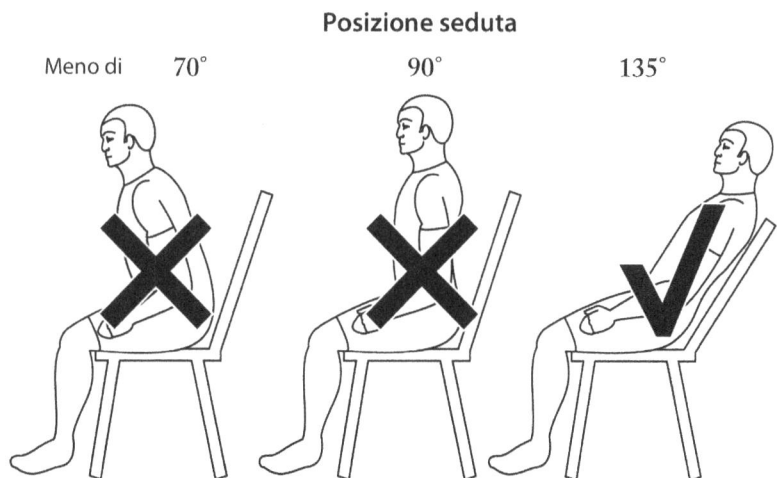

**Figura 58:** Posture corrette da seduto.

## Come stare in piedi

Non stare in piedi con le ginocchia fisse in posizione eretta, poiché in questo modo il tuo bacino si inclina in avanti e sposta tutta la pressione sulla zona lombare. Lascia che siano i muscoli delle gambe a controllare la tua postura quando sei in piedi, tenendo le ginocchia leggermente piegate e i piedi con la punta rivolta davanti a te.

## I consigli più efficaci per la salute della colonna vertebrale

Il miglior suggerimento che posso dare a chiunque soffra di dolore alla schiena è quello di non ignorarlo! Il dolore è necessario per farci capire che qualcosa non va e per prevenire ulteriori danni alle articolazioni. Come sempre, la prevenzione è la chiave per mantenere una schiena in salute negli anni. Un buon tempismo è fondamentale per le lesioni di muscoli, legamenti e articolazioni, perché il processo di cicatrizzazione inizia immediatamente, subito dopo il danneggiamento. Se l'attività fisica non viene iniziata subito, entro le due e le sei settimane, i tessuti lesionati potrebbero non recuperare la loro flessibilità, forza e abilità a svolgere le funzioni primarie. Dopo aver perso flessibilità e funzioni primarie, i tessuti cicatrizzati diventano fragili. Anche piccoli movimenti possono portare a ulteriori lesioni, a problemi cronici della schiena e, infine, a degenerazioni. Così come i tuoi denti hanno bisogno di essere lavati tutti i giorni per mantenersi in condizioni eccellenti, anche la tua colonna vertebrale ha bisogno di manutenzione. Nella mia carriera ho visto un gran numero di disturbi vertebrali che avrebbero potuto essere evitati con opportuni trattamenti svolti immediatamente dopo la lesione iniziale.

Proteggetevi da sforzi e menomazioni seguendo questi semplici suggerimenti.

1. **Ascolta la tua schiena**

   Il dolore è un segnale d'allarme. Il tuo corpo ti sta dicendo che hai appena causato o stai per causare un danno. Se senti dolore, FERMATI. Non andare oltre.

2. **Fai esercizio**

   L'esercizio regolare è importante per aiutarti a mantenere forza e mobilità, e deve essere eseguito con regolarità senza provare dolore. Podismo, nuoto e ciclismo sono tutte ottime attività fisiche, ma devi fare solo ciò che si addice di più a te, e ciò che ti diverte. Se ti diverti e sei partecipe, sei più invogliato a fare gli esercizi.

### 3. Fai esercizi di riscaldamento

Prima di intraprendere qualunque tipo di attività fisica, che sia assistenza infermieristica, sport o giardinaggio, devi riscaldare il corpo,. Questo prepara il corpo per l'azione vera e propria e aiuta a prevenire lesioni.

### 4. Fai esercizi di raffreddamento

Fare esercizi di raffreddamento e di stretching dopo l'attività fisica è importante quanto il riscaldamento. Durante lo stretching non "saltellare"mai e fai gli esercizi delicatamente e senza provare dolore.

### 5. Muoviti di tanto in tanto

Che tu sia a casa, al lavoro o in macchina, stare seduto per tanto tempo causa pressione sui dischi intervertebrali e fragilità muscolare. Alzati e muoviti di tanto in tanto, anche se solo per un minuto. Il corpo è progettato per muoversi, non per stare sprofondato di fronte alla TV o per guidare ore e ore.

### 6. Dormi in posizione corretta

Dormi in una posizione confortevole. Di solito, la posizione meno stressante per la tua schiena è quella sul lato, la cosiddetta posizione fetale. Tantissime persone che soffrono di scoliosi si preoccupano di sapere quale sia il lato giusto su cui dormire per non aggravare le proprie condizioni. Dormire su uno qualsiasi dei lati, in posizione fetale, raramente incide sulla curvatura, ma non riposare bene la notte sicuramente influisce sulla salute della colonna vertebrale. Attenzione a dormire a pancia in giù, perché in questa posizione la maggior parte dello stress ricade sulla schiena e sul collo e ciò può portare dei problemi. È anche molto importante usare un cuscino che abbia una buona altezza, tale da supportare il collo.

### 7. Usa i medicinali in modo saggio

Tutti i medicinali comportano effetti indesiderati, e perciò devono essere usati saggiamente e con cautela. L'uso di antidolorifici (paracetamolo, Co-codamol, ecc.) e antinfiammatori non steroidei (nurofen, brufen, diclofenac, ecc.) aiuta solo a mascherare i sintomi e non ad affrontare la causa del problema. Usali con moderazione e mai a lungo termine.

### 8. Consulta un chiropratico o uno specialista della colonna vertebrale

Se hai un disturbo cronico, sia che si tratti solo di un fastidio, sia che si tratti di un disturbo che si ripresenta spesso, probabilmente può esserti d'aiuto un trattamento chiropratico. Spesso, i chiropratici riescono a donarti molto sollievo dal dolore e dal fastidio, sono in grado di migliorare la qualità della tua vita e, inoltre, contribuiscono a diminuire la probabilità che i disturbi si ripresentino.

**Non lasciare che il dolore ti freni**

Un dolore costante può essere estenuante, sia fisicamente che mentalmente. Ecco due delle risposte più comuni al dolore che possono peggiorare una situazione già spiacevole:

La prima è provare ad ignorare il dolore cercando di mascherarlo con medicinali. In particolar modo, da quando si sa che gli inibitori selettivi della COX-2 (Vioxx, Bextra, Celebrex) sono stati ritirati dal mercato perché potevano contribuire ad aumentare il rischio di attacchi di cuore, molte persone che soffrono di dolore cronico sono passate all'uso di analgesici narcotici per gestire la loro sofferenza. Questi medicinali, come per esempio Oxycontin, Morfina e Ossicodone, sono altamente assuefanti e possono causare di per sé molti problemi, come per esempio costipazione, sonnolenza e incapacità ad eseguire normali attività quotidiane.

La seconda risposta è limitare le attività fisiche per non peggiorare il dolore. Purtroppo, così facendo limiti anche la tua voglia di vivere e ciò può essere molto dannoso nel tempo. La gente che sceglie di percorrere questa strada permette al dolore di dettare le regole della propria vita, spesso interrompendo gradualmente tutte le attività fisiche, cosa che aggrava il dolore.

Quando ti ostacoli, usando farmaci nocivi o ponendo severe limitazioni al tuo stile di vita, ti stai privando della possibilità di goderti la vita. Ti prendi in giro da solo, perché alla fine questo stile di vita malsano inizierà ad intaccare altri aspetti della tua salute. Per esempio, se non puoi svolgere attività fisica è probabile che ingrassi, mettendo a rischio il tuo cuore.

In realtà, la tua unica possibilità è di agire sulla causa, o radice, del tuo dolore. Sebbene ciò possa sembrare una fatica sovrumana, è l'alternativa migliore per preservare la tua salute e goderti la vita. Tuttavia, è una decisione che devi prendere da solo. Vivere col dolore, o abbracciare la vita: la scelta è tua.

## Liberati dal dolore muscolare

Hai mai sentito parlare di *trigger point* (TrPs)?

Una ricerca della dottoressa Janet Travell e del dottor David Simons, autori di *The Trigger Point Manual*, rivela che i trigger point (punti scatenanti) sono la causa principale del dolore in almeno il 75% delle patologie dolorose che, se posso aggiungere, includono il dolore provocato dalla scoliosi.

Infatti, i trigger point sono un tipo di rigidità muscolare che, quando una parte del corpo si lesiona o è sottoposta a sforzo eccessivo, causano lo sviluppo di piccoli nodi di contrazione nei muscoli e nei tessuti circostanti. Non devono essere ignorati perché solitamente, quando provocano dolore, questo viene riflesso in altre parti del corpo ed è per questo motivo che i trattamenti convenzionali atti a lenire il dolore spesso falliscono. Questo ci porta al prossimo quesito…

## Che cosa innesca i trigger point?

I trigger point possono manifestarsi come risultato di traumi muscolari (a causa di un incidente automobilistico, una caduta, sport, infortuni sul lavoro, ecc), di uno sforzo muscolare dovuto a movimenti ripetitivi compiuti al lavoro o giocando, di sforzi posturali per essere stati in piedi o seduti di fronte al computer nel modo sbagliato per lungo tempo, o come risultato di stress emozionale, ansia, allergie, deficienze nutrizionali, infiammazioni e presenza di tossine nell'ambiente. Un singolo evento può creare un trigger point e tu puoi subirne gli effetti per il resto della vita se non lo tratti velocemente.

## Come puoi capire se hai dei trigger point?

Dolori intensi e prolungati, contrazioni o tensioni in alcune aree del corpo sono i chiari effetti di un trigger point. I trigger point possono produrre sintomi differenti, come capogiri, otalgia, sinusite, nausea, bruciore di stomaco, falso dolore cardiaco, aritmia cardiaca, dolori ai genitali e torpore in mani e piedi.

Nel loro libro, Travell e Simons sostengono, persuadendomi nella loro logica, che i trigger point possano causare mal di testa, dolori a collo e alla mascella, dolori lombari, sciatica, gomito del tennista e sindrome del tunnel carpale. I trigger point possono anche essere fonte di dolore per le articolazioni di spalle, polsi, anche, ginocchia e caviglie, dolore spesso scambiato per artrite, tendinite, borsite o lesione dei legamenti. Tutto ciò è ben documentato in *Why We Hurt: A Complete Physical & Spiritual Guide to Healing Your Chronic Pain* di Greg Fors, in cui l'autore spiega in modo dettagliato perché così tante malattie siano radicate nei trigger point.

## Come affrontare i tuoi trigger point

La soluzione si trova nella terapia dei trigger point, che puoi imparare ad applicare da solo o con l'aiuto di un terapista qualificato.

La terapia, che è una forma di massaggio, porterà subito al rilassamento dei tessuti molli, permettendo l'aumento del flusso sanguigno, la riduzione degli spasmi muscolari e lo scioglimento del tessuto cicatriziale. In questo processo, sarà eliminato anche qualsiasi accumulo di scarti metabolici tossici nel sangue. In questo modo, il tuo corpo subirà un rilassamento neurologico, un'importante riduzione dei segnali di dolore al cervello e reset una reimpostazione del tuo sistema neuromuscolare per ottenere un massimo sollievo.

Ricorda che la tua colonna vertebrale e i muscoli che la circondano sono le parti più importanti del tuo corpo. Se li danneggi, riprendi a fare dell'attività fisica leggera solo se sei sicuro di non peggiorare il dolore. Rimani attivo fisicamente per mantenere la tua spina dorsale in movimento, in modo che sia ben nutrita e idratata. Questo può velocizzare il processo di recupero.

## Traccia i tuoi trigger point

I trigger point miofasciali sono punti estremamente infiammati che possono presentarsi in fasce tese e filamentose posizionate in tutto il corpo. Sembrano dei noduli dolorosi e possono limitare la gamma di movimenti possibili. Dato che sono situati in tantissime regioni del corpo, le miofasce contratte possono causare una serie di sintomi. Tutti possono avere uno o più trigger point (TrP). Se esistono fattori perpetuanti dei TrP, può darsi che questi si stiano diffondendo. I fattori perpetuanti da prendere in considerazione includono situazioni di stress continuo per il muscolo, tra cui traumi, asimmetrie corporee o malattie concomitanti.

Quando hai un trigger point in un muscolo e lo allunghi oltre la gamma di movimenti possibili, esso provoca dolore e, prima ancora, indebolisce il muscolo. Caviglia, ginocchio o anca possono deformarsi o, a seconda di quale sia il muscolo interessato, potresti non riuscire a mantenere la presa (sintomi non imputabili alla Fibromialgia). Di conseguenza, eviti di allungare questi muscoli per non provare dolore. I muscoli sono fatti apposta per lavorare al meglio in movimento. Quando non allunghi i muscoli, questi perdono tonicità e decresce la gamma di movimenti che sono in grado di compiere. La circolazione nei capillari, la microcircolazione, diventa irregolare nei pressi di un TrP. I nutrienti e l'ossigeno non possono essere assimilati facilmente, né gli scarti rimossi. Il sistema linfatico necessita del movimento muscolare per trasportare le tossine fuori dal corpo e, di conseguenza, anche questo sistema inizia a deteriorarsi. Altri muscoli cominciano a svolgere il lavoro del muscolo indebolito dal TrP.

## Autoterapia per trigger point

1. Localizza i tuoi trigger point per capire dove massaggiare. Di solito, si è in grado di sentire un trigger point anche solo muovendo le dita lungo un muscolo fino a trovare un'area tesa. Continua a muovere le dita lungo questa contrattura fino a trovare il punto più dolorante. Se muovi il dito su un trigger point che si è sviluppato recentemente, il muscolo avrà uno scatto, mentre i trigger point cronici "tirano" soltanto. Usando il diagramma nella Figura 59, segna i trigger point che hai trovato.

2. Quando ti massaggi, concentrati su un singolo punto di pressione alla volta. Questo aiuta ad alleviare lo stress nei trigger point connessi, facilitandone il trattamento

3. Tocca i muscoli per determinare la direzione delle fibre. Se riesci a determinarla, massaggia il muscolo in questa direzione con i polpastrelli o con i pollici. Massaggia

brevemente per l'intera lunghezza del muscolo, per una volta sola. Se non riesci a determinarne la direzione, passa al punto successivo

4. Concentrati sul dolore dei TrP con una pressione decisa e un massaggio circolare. Usa abbastanza pressione da provocare un leggero fastidio nel muscolo, ma non tanto da provare dolore.

5. Abbandona il punto di pressione dopo averlo massaggiato con circa dodici "carezze" decise. Ritornaci in giornata usando lo stesso processo. I trigger point rispondono meglio a trattamenti frequenti piuttosto che a trattamenti prolungati.

6. Ora spostati, se hai altre aree che intendi trattare con questo massaggio.

Come regola generale, ricorda di svolgere gli esercizi meno energetici per curve maggiori di 20 gradi. Gli esercizi più energetici, come jogging leggero o tennis, possono essere assegnati occasionalmente per curve inferiori ai 20 gradi, ma solo se non provocano dolore. Se ciò accade, bisogna smettere subito.

DX                              SX                    SX                            Dx

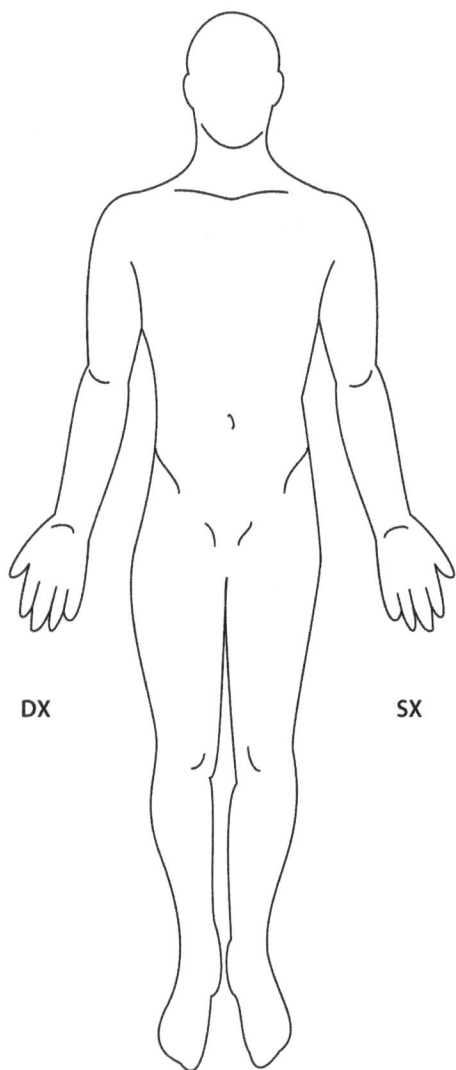

Vista anteriore                              Vista posteriore

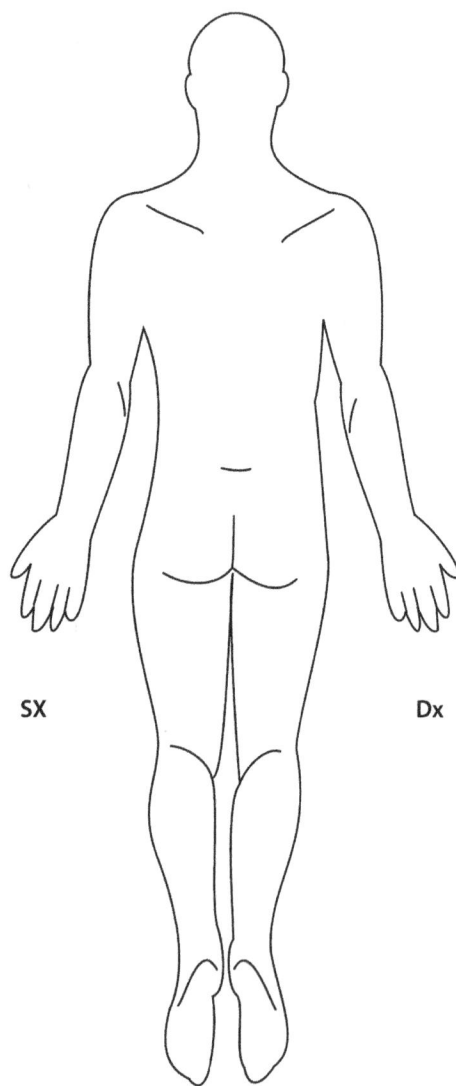

**Figura 59:** Segna con una ✗ i tuoi trigger point

## Esercizi da evitare durante lo svolgimento della correzione

Gli esercizi ad alto impatto richiedono che entrambi i piedi siano sollevati da terra simultaneamente. Esempi di essi comprendono corsa, salto e salto con la corda. Le attività fisiche ad alto impatto consolidano le ossa e sviluppano resistenza, forza, agilità e coordinazione rispetto a quelle a basso impatto, ma è meglio riservarle per dopo, quando la curva sarà migliorata scendendo sotto i 20 gradi e dopo che sarai entrato nella routine di un programma di esercizi.

Devi evitare di svolgere gli esercizi elencati sopra se la curvatura peggiora visibilmente (per esempio a causa di un aumento della curva, o di uno squilibrio di bacino o spalle). Assicurati di avere uno specchio a portata di mano, così da potere monitorare la tua condizione da vicino, o chiedi a qualcuno di osservarti.

In generale, ricorda:

Evita ogni tipo di esercizio che implichi flessioni della schiena come la "posizione del cobra", tipica dello yoga. Essa potrebbe causare forti tensioni alla colonna vertebrale già curvata, peggiorando il problema.

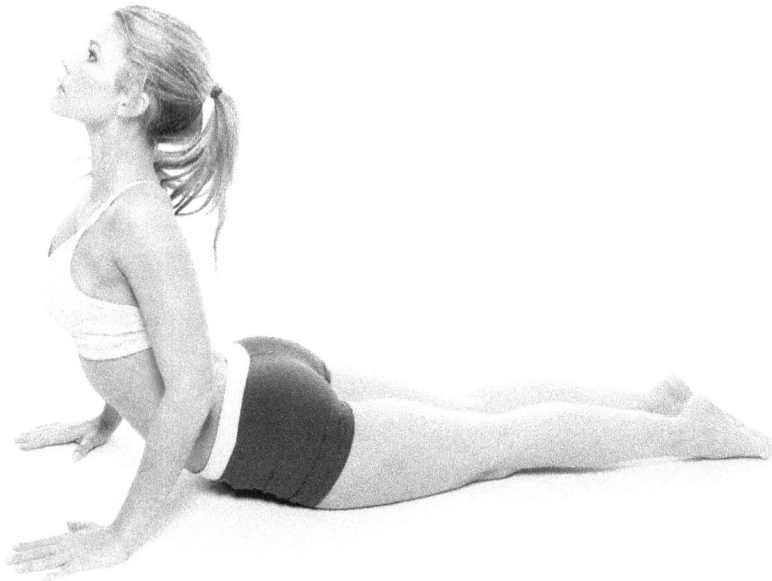

**Figura 60:** Posizione del cobra – Esercizio da evitare

## Esercizi a basso impatto per la scoliosi

Questi esercizi sono ideali per:

- Chi presenta lesioni ad articolazioni, ossa o tessuti connettivi, come la scoliosi
- Donne incinte
- Chi soffre di problemi cronici come l'artrite, l'osteoporosi o le fratture da stress
- Pazienti obesi
- Chi ha una forte avversione nei confronti degli esercizi ad alto impatto
- Chi, dopo la correzione, vuole tenere in forma la colonna vertebrale

In aggiunta agli esercizi descritti in questo libro, qui sotto riportiamo alcune delle attività a basso impatto più conosciute, che puoi aggiungere al tuo regime di esercizi.

## Nuotare

Il nuoto è altamente raccomandato per chi soffre di scoliosi, a prescindere dall'età. Oltre ad essere un esercizio benefico, migliora le facoltà respiratorie, ostacolate dalla curvatura della colonna vertebrale. Se decidi di indossare un busto ortopedico, la sensazione di libertà data dal nuoto può fornirti anche un beneficio psicologico, dopo essere stati contenuti in una giacca rigida per diverse ore al giorno.

Il nuoto è uno dei migliori esercizi al mondo; fa lavorare i muscoli principali, ma ti sottopone a grandi quantità di cloro contenute nella maggior parte delle piscine. Tuttavia, resta la possibilità di nuotare nei fiumi o nell'oceano, a seconda della temperatura dell'acqua.

**Podismo**

Ecco qualche consiglio per trarre maggiori benefici dalle tue passeggiate:

## Cammina velocemente

Camminare velocemente favorisce l'aumento del battito cardiaco, aiutando a massimizzare il potenziale cardiovascolare e a bruciare calorie.

## Prova l'allenamento ad intervalli

Aggiungendo brevi accelerazioni o un occasionale pendio scosceso al tuo allenamento, puoi aumentarne l'intensità, oltre che bruciare calorie. Per iniziare, prova l'arrampicata sul tapis roulant o uno degli allenamenti ad intervalli per principianti.

## Usa le braccia

Non stare aggrappato al tapis roulant e, quando sei all'aperto, fai oscillare le braccia a ritmo. Tenere dei pesi mentre corri è una cosa da non fare (causa lesioni), ma prendi in considerazione l'uso di bastoni da trekking come alternativa più sicura.

## Mescola gli esercizi

Se camminare è il tuo unico esercizio cardio, incrocia questa con altre attività, per mantenere il corpo stimolato.

**Salire le scale**

Che tu ci creda o no, salire le scale può essere un allenamento incredibilmente intenso. Se sei un principiante, prova ad aggiungere qualche minuto di "scalata" al tuo allenamento normale, o fai un salto sullo step in palestra per cinque minuti verso la fine dell'allenamento.

## Aumenta l'intensità dell'allenamento

Quando sei entrato nell'ottica di un regime di esercizi quotidiani a basso impatto, è tempo di passare al livello successivo. Prova a introdurre qualche idea tra quelle proposte di seguito per rendere i tuoi esercizi più intensi:

### Aggiungi esercizi per la parte superiore del corpo

Scegli l'aerobica o attrezzi ginnici per la parte alta del corpo, come l'ellittica.

### Vai più veloce

Prova ad aumentare il ritmo quando cammini, pedali o fai parapendio.

### Fai movimenti elaborati

Un altro modo per aumentare l'intensità è oscillare vigorosamente le braccia da parte a parte mentre cammini; oppure potresti iniziare all'improvviso a ballare in maniera casuale, soprattutto se ascolti musica mentre ti alleni.

### Non dimenticare di coinvolgere la parte inferiore del corpo

Aggiungi degli scatti in avanti o dei passi laterali con piegamenti alla tua solita camminata.

## Attrezzatura sportiva

Sono tre le attrezzature che ho riscontrato essere utili per i miei pazienti affetti da scoliosi: la pedana vibrante, la panca a inversione e uno strumento di trazione portatile chiamato *Dynamic Brace System*. Sono tutti strumenti adatti a introdurre forze nella colonna vertebrale, sia per stimolare la formazione di nuove ossa, sia per lo scaricamento dei dischi intervertebrali. Utilizzo le panche a inversione, anche se non sono nemmeno lontanamente efficaci quanto il *Dynamic Brace System*, poiché possiedono alcuni vantaggi, come la possibilità di essere facilmente reperibili nei negozi di articoli sportivi e la possibilità di essere usate in casa. Ecco una breve descrizione di questi tipi di attrezzature.

## Panca a inversione

Se hai una curvatura di meno di 20 gradi, una panca a inversione è un'attrezzatura conveniente su cui puoi investire. Anche se può non essere utile nella correzione di curve più ampie di 20 gradi, può aiutare a prevenire peggioramenti della scoliosi dovuti alla forza di gravità e al logorio quotidiano. Ecco alcuni dei benefici:

- **Preserva la statura.** Capovolgimenti regolari possono aiutarti ad evitare il "restringimento" che si manifesta naturalmente dopo una vita intera come risultato della forza di gravità.

- **Migliora la circolazione.** Quando sei capovolto, la circolazione sanguigna, diversamente da quanto accade normalmente, viene aiutata dalla forza di gravità, agevolando il sistema linfatico nel ripulire il corpo e alleviando acciacchi e dolore dei muscoli indolenziti.

- **Attenua lo stress.** Una panca a inversione fornisce la stessa sensazione di relax di una sessione di yoga (con molto meno sforzo).

- **Intensifica la vivacità mentale.** Ogni attività che svolta sottosopra incrementa l'apporto di ossigeno al cervello, cosa ritenuta utile dagli esperti per mantenere la prontezza mentale.

- **Aumenta la flessibilità e la gamma di movimenti.** Con il capovolgimento, le tue articolazioni restano agili e sane; ciò significa che puoi rimanere tanto attivo quanto lo eri da giovane.

- **Migliora la postura.** Lo stretching, che presuppone l'inversione della forza di gravità sul tuo corpo, ti aiuta a stare seduto, in piedi o in movimento con maggiore grazia e facilità.

- **Riallinea la spina dorsale dopo l'allenamento.** I disallineamenti più lievi si correggono spesso in maniera naturale durante il capovolgimento, cosa impossibile con la corsa o altri esercizi aerobici.

Di seguito, cinque modi innovativi di usare la Panca a Inversione:

1. **Piegamenti sulle gambe da capovolti.** Quando sei completamente sottosopra, puoi usare i muscoli delle natiche (glutei) e i tendini del ginocchio per sollevarti. In concreto, devi provare a piegare gambe e ginocchia.

2. **Addominali "Crunch" da capovolti.** Quando sei completamente sottosopra, posiziona le mani sul petto e usa gli addominali per sollevare la parte alta del corpo di circa un terzo dell'angolo formato dal busto con le gambe.

3. **Sit-up da capovolti.** Quando sei completamente sottosopra, distendi le braccia come se volessi raggiungere i piedi e prova a toccarli; alcuni esperti affermano che un sit-up da capovolti equivale a dieci in posizione normale.

4. **Aumenta la decompressione.** Quando sei completamente sottosopra, afferra le gambe della panca e tira verso il basso; in questo modo, se ne hai bisogno, puoi aumentare e controllare l'ammontare di decompressione. È particolarmente indicato per chi è affetto da scoliosi.

5. **Rotazione da capovolti.** Quando sei completamente sottosopra, cerca di afferrare la gamba della panca opposta al braccio che usi e spingiti in una rotazione. Successivamente, puoi cambiare mano e svolgere lo stesso esercizio nella direzione opposta.

## Pedana vibrante

Ho letto da qualche parte che i primi studi sulle attrezzature vibranti sono stati compiuti su personale militare e atleti olimpionici russi. Questi usavano una speciale lastra meccanica vibrante, impostata a una frequenza tale da contrarre i muscoli posturali da 30 a 50 volte al secondo.

Mentre il corpo si sposta leggermente avanti e indietro, i muscoli si contraggono e si rilassano ad ogni spostamento. Di conseguenza, esercitandoti con questa pedana per soli 10 minuti, tre volte a settimana, i tuoi muscoli sviluppano maggiore forza, stabilità e tonicità.

Può essere usata in due modi: O singolarmente o, come faccio io, salendoci sopra e svolgendo esercizi isotonici a carico naturale (come scatti in avanti, piegamenti su gambe o braccia). Questi esercizi allungano dolcemente i tendini che collegano i muscoli alle ossa, mentre stimolano gli osteoblasti, i "costruttori delle ossa".

Alcune ricerche suggeriscono che fare esercizio fisico su una pedana vibrante aiuti ad aumentare la forza muscolare del 20-30% in più rispetto ai normali esercizi di rinforzo. Ho ricevuto parecchi feedback positivi dai miei pazienti che usano questa macchina e, personalmente, la uso insieme al *Dynamic Brace System* per correggere curvature più ampie di 20 gradi.

## Cintura di decompressione ScolioEase

Siamo lieti di presentare la più recente tecnologia per il trattamento del dolore lombare causato da patologie o lesioni vertebrali. La cintura di decompressione ScolioEase è dotata di un esclusivo "Sistema di espansione con sacche d'aria" che riduce notevolmente la pressione sulle vertebre ed è estremamente efficace come terapia per alleviare il dolore. La cintura di decompressione ScolioEase rappresenta un modello completamente innovativo che presenta grandi benefici nei casi pre e post-operatori e permette una maggiore flessibilità.

Raccomando fortemente questo attrezzo ai pazienti che soffrono di scoliosi progressiva (come gli adolescenti che non hanno ancora raggiunto una maturità scheletrica) o a chiunque abbia una curvatura superiore ai 20 gradi. La buona notizia è che il ScolioEase è efficace nel correggere la scoliosi così come lo è nel prevenire ulteriori curvature della colonna vertebrale, poiché possiede una forza di pressione orizzontale che può essere spostata regolando il cuscinetto interno in base alle condizioni del paziente.

Il ScolioEase è così facile da usare che un professionista qualificato può insegnare ai pazienti che necessitano di lunghi trattamenti come usarlo da soli a casa. In questo modo, i trattamenti diventano più convenienti e i pazienti sentono di poter avere maggior controllo sulle proprie vite. Sottoponiti a radiografia prima di iniziare il ScolioEase e dopo 6 mesi ricordati di prendere nota di ogni cambiamento nella colonna vertebrale.

Studi clinici hanno provato che il ScolioEase può migliorare la gamma dei movimenti, diminuire il dolore alla schiena e correggere la curvatura della spina dorsale. Ho assistito personalmente a ottimi risultati nei miei pazienti e spesso associo il ScolioEase a cambiamenti alimentari ed esercizi fisici.

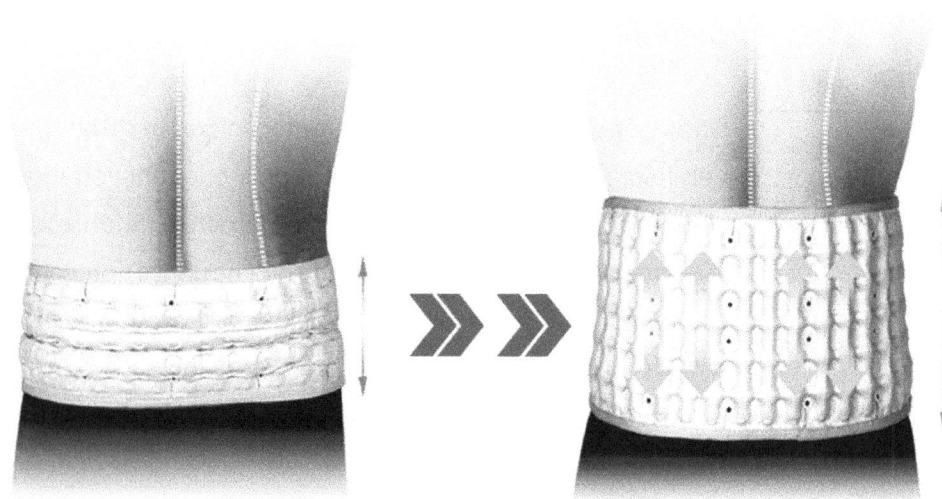

**Figura 61:** Cintura di decompressione ScolioEase

## A chi è consigliato

Ai pazienti con una curva maggiore di 20 gradi, quando la scoliosi è progressiva, si consiglia di sottoporsi a trattamenti giornalieri della durata di 30 minuti con il ScolioEase, fino al raggiungimento della maturità della spina dorsale. La forza di trazione applicata dovrebbe essere tra 10 e 20 kg su ogni lato, secondo l'età e la costituzione di ogni paziente.

Per pazienti che non hanno dolori o altri disagi fisici, ma hanno una tendenza alla progressione, come gli adolescenti, si raccomanda un trattamento con ScolioEase per 30 minuti, 1 o due volte al giorno, finché non si raggiunge la maturità scheletrica e fino a quando la curvatura non rimane stabile per 2-3 anni.

Nei pazienti con curvatura superiore ai 30 gradi o che accusano dolore, il trattamento con ScolioEase deve essere iniziato immediatamente per 30 minuti, 3 volte al giorno. Una volta raggiunta la maturità scheletrica, si deve continuare con un trattamento di 30 minuti per 1 o 2 volte al giorno, per un periodo di sei mesi. Ogni sei mesi deve essere eseguita una radiografia per documentare i cambiamenti nella curva. Una progressione di più di 5 gradi della scoliosi richiede una ripresa del trattamento da 30 minuti per 3 volte al giorno, fino al blocco della progressione e alla stabilizzazione della scoliosi, documentata da radiografie alla colonna vertebrale.

Tuttavia, ricorda che anche se l'efficacia del Cintura di decompressione ScolioEase è stata dimostrata, è sempre meglio iniziare lentamente, così come per tutti gli esercizi descritti in questo libro, mentre si aspetta il momento adatto per svolgere esercizi più energici. Lanciarsi a capofitto in un qualunque esercizio ad alto impatto porta più dolore che rilassamento. Resisti alla tentazione di andare a tutto gas negli esercizi di routine che hai scelto.

Ricorda di essere paziente e costante. Sii prudente, non aspettarti cambiamenti da un giorno all'altro; il tuo corpo inizierà a rispondere col tempo.

Tuttavia, perché ciò accada, devi prima imparare a prenderti cura della tua salute, senza lasciarla interamente nelle mani del tuo medico. Cerca assolutamente l'aiuto di un professionista, ma soprattutto, cerca di capire come funziona il tuo corpo e quali sono le sue richieste. Solo successivamente potrai essere in grado di curare la tua scoliosi.

Credimi, i nostri corpi sono delle macchine incredibili. Se ne curi la manutenzione e li lubrifichi in modo consono, dureranno a lungo, funzioneranno più efficientemente e non sentiranno l'avanzare degli anni.

## Testimonianza: il ScolioEase per la Correzione della Scoliosi

"Sto usando il Cintura di decompressione ScolioEase da un anno con risultati eccellenti. I miei casi clinici, da una scoliosi di 44 gradi alla più grave rottura dei dischi intervertebrali, hanno tutti avuto come risultato un cambiamento sintomatico e fisiologico impressionante. Come ci sono riuscito? Ho combinato il ScolioEase con esercizi specifici, stretching mirato, massaggio, terapia a ultrasuoni per trigger point e manipolazione vertebrale. Quando queste terapie vengono combinate, i risultati sono scioccanti e avvengono nel giro di 6 mesi, o meno. Se sei interessato al trattamento dei casi più gravi con risultati fenomenali, fai una ricerca e acquista un ScolioEase oggi stesso."

*— dott. Louis Salvagio, terapista, chiropratico ed esperto nella riabilitazione chiropratica. Professore associato della University of St. Augustine*

**Mira ad incorporare gli esercizi fisici nel tuo stile di vita**

È davvero molto semplice. Per iniziare, scegli un programma di esercizio che sia:

1. Piacevole
2. Divertente
3. Accessibile
4. Adattabile al tuo stile di vita

Per esempio, se hai poco tempo, scegli qualcosa come mezz'ora di camminata veloce ogni giorno, vai e torna in bicicletta da scuola o dal lavoro. Se puoi, fai un'attività con la famiglia per divertirti di più.

Quando qualcosa diventa parte del tuo stile di vita, è l'abitudine che ti guida, senza badare a come ti senti quel giorno, proprio come accade quando ti lavi i denti o fai il bagno. Deve valere lo stesso principio per l'esercizio fisico. Ecco qualche modo in più per aggiungerlo alla routine:

- Prendi le scale al posto dell'ascensore
- Se lavori in un ufficio spazioso, vai negli altri uffici a parlare con i colleghi invece di usare il telefono
- Se usi gli autobus, scendi qualche fermata prima e cammina
- Non ti preoccupare se non puoi parcheggiare vicino all'entrata del supermercato o del negozio. Più sei lontano, più il parcheggio sarà meno affollato!
- Per piccole spese o altre commissioni usa una bicicletta al posto della macchina; ciò ti farà risparmiare denaro e la scocciatura del dover trovare parcheggio.
- Se hai un cordless, cammina mentre parli
- Per ogni attività che fai all'esterno, trova una corrispettiva attività da fare all'interno nei giorni di maltempo.

## Valorizza il tuo tempo

Decidi quanto spesso farai esercizio in una settimana, scegli i giorni e i momenti più comodi e valorizzali al massimo.

## Sii costante

Hai bisogno di almeno 30 minuti di esercizio al giorno per perdere peso. Alcuni studi molto importanti hanno mostrato che, in realtà, è meglio fare 60 minuti di esercizi al giorno, teoricamente continuo, ma diviso in due intervalli da 30 minuti.

## Prendi lo slancio gradualmente

Non provare a fare troppo, troppo velocemente, altrimenti potresti non sentirti bene e perdere motivazione a continuare. La chiave del successo è partire lentamente, soprattutto se hai condotto una vita sedentaria fino ad ora. Finirai gli esercizi con un senso di conquista, ti sentirai meglio e avrai la giusta motivazione per continuare. È essenziale partire lentamente anche per prevenire lesioni.

## Tieni un diario

Tenere un diario dei tuoi esercizi (per esempio con durata, frequenza e difficoltà), così da poter tenere sott'occhio i tuoi progressi, può mantenere viva la motivazione. Inoltre, un diario può essere utile per decidere quando aumentare durata, frequenza ed intensità.

## Investi in una buona attrezzatura

Se decidi di camminare, è molto importante che tu investa in un buon paio di scarpe che offrano supporto a spina dorsale, anche, ginocchia, caviglie e piedi. Se passi al jogging, è ancora più importante che tu investa in un paio di buone scarpe da corsa.

## Poniti obiettivi chiari

Poniti degli obiettivi a breve termine e sii realista. Per esempio, puoi mirare ad aumentare la durata della camminata da 10 a 15 minuti. Fissa la tua soglia e poi cerca di aumentare gradualmente.

## Allenati in compagnia

Fare esercizio fisico con il partner o con un amico la cui compagnia ti fa star bene aiuta molto. Vi manterrà entrambi motivati e potrete controllare i rispettivi progressi.

## Indossa un abbigliamento adatto

Indossa indumenti comodi che aiutino la pelle a respirare attraverso i pori.

## Prova la musicoterapia

Mentre ti alleni, porta con te un lettore MP3 e ascolta la tua musica o i tuoi audiolibri preferiti.

## Soprattutto, ascolta il tuo corpo

Se l'esercizio peggiora i sintomi, modifica il tuo programma o, se ci fosse bisogno, interrompilo. Quando sia l'energia che la salute migliorano, sarai capace di tollerare un ammontare di esercizi aerobici maggiore, riuscendo a perdere peso.

Un buon chiropratico o un fisioterapista specializzato nel trattamento della scoliosi può guidarti attraverso i dettagli di un buon programma di esercizio. Se usi un personal trainer, sappi che non tutti sono a conoscenza dei principi nutrizionali, quindi sarebbe saggio sottoporre i suoi consigli al parere del chiropratico.

## Ultimo, ma non per importanza - Attieniti al programma!

Nessuno ti può motivare, se non sei ben disposto tu stesso. Piuttosto che assumere un atteggiamento estremista nei confronti dell'attività fisica, immaginala come un processo continuo. Ci potrebbero essere giorni in cui devi inevitabilmente saltare gli esercizi, come per esempio quando sei malato. Non è un problema. Riprendi appena puoi.

**Ricorda:** qualsiasi cosa tu faccia, non fare esercizio fino a due o tre ore dopo i pasti. È importante bere dell'acqua prima, durante e dopo l'esercizio per mantenere il corpo idratato. Non lavorare duramente quando fa molto caldo o c'è molta umidità.

Durante l'esercizio, se ti senti dolorante o acciaccato, riposati. Se il dolore persiste, consulta il tuo medico.

## Storia personale: Crescere con la scoliosi

"Durante l'ultimo anno delle elementari, il governo manda delle infermiere in ogni scuola per eseguire visite di controllo su tutti gli studenti. Io, però, fui la sola ad essere chiamata in una piccola stanzetta. Lì, le infermiere mi guardavano con aria preoccupata. Non ho mai più dimenticato quel giorno. Mi chiesero di piegarmi e confermarono che avevo la scoliosi. Fui mandata al policlinico e un medico mi disse di indossare un busto ortopedico per stabilizzare la malattia.

All'inizio, fu molto doloroso. L'estremità di plastica dura del busto mi tagliava la pelle, soprattutto su entrambi i lati delle ossa iliache. Quando mi muovevo, sentivo molto dolore, per non parlare di quando camminavo. Col tempo, la carne cede, la pelle si stacca e si rovina con lo sfregamento del busto. Dato che dovevo indossare il busto per 23 ore al giorno, la pelle intrappolata all'interno cambiava e si lacerava facilmente. Il sudore intrappolato all'interno si inaspriva. L'odore era orrido e riesco ancora a ricordarlo. Quando iniziavo a sudare, sentivo caldo e prurito. Una volta, mi grattai e me ne pentii amaramente. A causa del busto, la pelle si era deteriorata ed era diventata così fragile che, una volta grattata, si staccava molto facilmente. Dalla ferita grondava una secrezione giallastra e ogni tanto del sangue. Ciò rendeva l'odore ancora peggiore. Mi sentivo come un morto che cammina. Il dottore non poteva fare niente, io stessa disprezzavo il mio corpo. Purtroppo, però, non potevo stare senza il busto. Dovevo costringermi ad indossarlo. Era la mia unica possibilità di evitare l'operazione chirurgica.

Negli anni della scuola media, la mia personalità cambiò. Diventai silenziosa, sempre nascosta nell'ombra. Tutti, inclusi gli insegnanti, mi fissavano. Era il modo strano in cui lo facevano che mi faceva sentire uno scherzo della natura. Isolandomi, diventai presto facile preda dei bulli della scuola. Ai loro occhi ero solo un mostro. Sperimentai tutto questo a 13 anni, da sola e senza lamentarmi. Ciò che faceva più male a causa del busto non era il corpo, ma il cuore.

A 19 anni, il dottore mi congedò. Mi disse che la mia condizione si era stabilizzata e che potevo stare senza busto. Fu il giorno più bello della mia vita. In seguito, la mia pelle guarì completamente e adesso è liscia come velluto. Il mal di schiena di cui avevo sofferto quando indossavo il busto, però, continuava a tormentarmi. Provai massaggi, termoterapia e cerotti, ma mi offrirono un sollievo solo temporaneo. A 24 anni, tornai dal mio medico, il quale aveva trasferito la sua clinica al Mount Elizabeth Hospital. Mi disse che avevo la scoliosi e che non c'era nulla da fare. Potevo solo convivere con il mio mal di schiena.

Una sera del 2009, Dio mi disse di alzarmi dal letto e di controllare le mie e-mail. Non capivo perché, visto che le controllavo raramente, ma obbedii. E così vidi il sito del dottor Lau. Mi aprì gli occhi e pensai che fosse troppo bello, troppo straordinario, per essere vero. Si insinuarono dubbi e paure. Per tutti quegli anni avevo vissuto nella disperazione più totale. D'un tratto, la speranza emergeva dal nulla. Da quel momento in avanti, mantenni la speranza. Le persone intorno a me erano tutte scettiche. Dopo mesi, trovai finalmente il coraggio di chiamare il dottor Lau.

Alla prima visita, il dottor Kevin fu gentile, modesto e premuroso. È stata la fiducia che riponevo nel fatto che lui potesse correggere la mia scoliosi a farmi credere nei miracoli. Per me è un modello. Senza ulteriori indugi, iniziai un programma di correzione. Ero completamente dedita ad esso. Il dottor Lau mi disse che anche l'esercizio fisico e la nutrizione giocavano un ruolo importante. Mi prestò dei libri per educarmi sulla mia guarigione. È sempre molto disponibile a spiegarmi ciò che domando. Inserisce diligentemente degli articoli sul suo sito web e sul blog della salute per educare i suoi pazienti. È stato intervistato alla radio, alla TV e sui giornali. Il suo libro contiene tutto ciò che noi che soffriamo di scoliosi abbiamo bisogno di sapere. Sono anche contenute le verità evolutive che miglioreranno estremamente la nostra salute.

Durante il trattamento, la mia postura è notevolmente migliorata e ora non mi trascino più. Ho seguito la dieta che mi è stata raccomandata, ed ho riscontrato grandi cambiamenti. La mia vista è migliorata da -5 a -4,5 gradi dopo un periodo di 6 mesi. La mia resistenza è migliorata e non mi stanco più così facilmente. Non mi ammalo più come prima. Il mio colorito è talmente bello che non ho più bisogno di truccarmi. Tutti mi trovano più alta. Il dolore alla schiena è migliorato col tempo. Ma la cosa più importante è che ho riacquistato sicurezza in me stessa.

Dopo sei mesi di trattamento, la mia scoliosi a "S" migliorò passando da 36 a 30 gradi. La curva lombare da 35 a 26 gradi. Per me, questi 15 gradi furono un miracolo, un sogno che era diventato realtà. La mia speranza è stata soddisfatta. Sono infinitamente grata al dottor Lau.

Non solo ha corretto la mia scoliosi, ma mi ha anche trasmesso la sua fiducia, sempre forte e positiva, che ha cambiato il mio modo di vedere le cose. Tutto è possibile se ci credi davvero."

*— Colleen M. (29 anni)*

## CAPITOLO 20

# Ricapitoliamo – Come usare questo libro

*Il segreto per andare avanti è iniziare*

— *Mark Twain*

Arrivato alla fine di questo mio lavoro, scritto per passione, so che c'è ancora molto da comprendere.

So anche che sei ansioso di correggere la tua scoliosi senza alcun indugio. Evita, però, di saltare direttamente alla parte riguardante gli esercizi, senza prima aver considerato quella nutrizionale.

Le nozioni apprese nella sezione nutrizionale di questo libro raddrizzeranno lo squilibrio biochimico che contribuisce alla tua scoliosi, mentre gli esercizi e lo stretching aiuteranno l'equilibrio strutturale già presente nella tua colonna vertebrale. Insieme, alimentazione ed esercizio, formano un "duo dinamico" che funziona meglio combinato, piuttosto che isolato.

Inoltre, non pensare che sia necessario compiere tutti i cambiamenti descritti in questo libro nel giro di una notte. La tua scoliosi non è spuntata da un giorno all'altro; di conseguenza, il processo di guarigione non avverrà da un giorno all'altro. Roma è stata costruita mattone su mattone e anche la tua colonna vertebrale ha bisogno di essere ricostruita, cellula dopo cellula.

Non aspettarti cambiamenti repentini all'inizio. Non correre. Cerca di abituarti alla dieta e al piano di esercizi lentamente, piuttosto che buttartici a capofitto. Fidati di me, quando passerai gradualmente ai cibi salutari, i tuoi gusti matureranno e riuscirai ad apprezzare la bontà degli alimenti integrali rispetto a quelli fritti e pieni di zucchero che mangiavi in passato. Dagli anni di esperienza coi miei pazienti, molti si sono rivelati molto intransigenti ma, dopo aver seguito il mio programma, sono arrivati a preferire i cibi integrali rispetto al comodo cibo spazzatura. Ma ciò richiede tempo.

Consulta un naturopata o un nutrizionista a cui sia familiare il concetto di Tipologia Metabolica; ti aiuterà ad affrontare questo passaggio in maniera più semplice. La cosa buona è che migliori sono i cambiamenti che fai all'interno della dieta, meglio ti sentirai, avendo più energie a tua disposizione per poter concludere felicemente il resto del viaggio verso la salute della tua colonna vertebrale.

Dopo aver svolto le procedure precedentemente descritte, atte a localizzare e riportare graficamente la tua curvatura e le aree muscolari interessate da dolore e contrattura a questa associati, ti incoraggio a portare questo libro da un chiropratico o da un terapista che si occupi di problemi alla schiena a cui sia familiare il concetto di scoliosi, e a discutere nel dettaglio il programma di esercizi appropriato per il tuo tipo di scoliosi.

Prima di cominciare gli esercizi, devi necessariamente chiedere un consulto a uno specialista per la cura della colonna vertebrale. Se soffri di grave osteoporosi, di dolore a ossa o ad articolazioni, assicurati di consultare il tuo medico prima di cominciare questo o altri programmi.

Nelle pagine precedenti, ho scisso il libro in un piano d'azione più gestibile per lettori di livello principiante e avanzato.

I principianti possono iniziare a costruire le fondamenta per una dieta sana e un buon regime di esercizi fin da subito. Prova a seguire i suggerimenti esposti sopra, per un periodo da uno a tre mesi (o anche di più) secondo il tuo ritmo, prima di passare alla sezione avanzata. Ascolta sempre ciò che il tuo corpo sussurra: forse sta cercando di dirti qualcosa. Fai attenzione a tutti i cambiamenti che noti nel tuo corpo e modifica il tuo piano in relazione ad essi.

Una volta che ci si è abituati ai suggerimenti del piano d'azione per principianti, si possono sintonizzare le richieste del corpo per la ricerca di una salute ottimale attraverso il piano d'azione avanzato. A questo punto dovreste aver già sviluppato una regolare routine di esercizi e avere una vaga idea degli alimenti che vi fanno bene e male. Per questa parte del programma è necessario che sappiate come funziona il vostro corpo. Potreste essere davvero sorpresi dalla sua incredibile capacità di adattamento e di guarigione mentre si lotta per una salute ottimale.

## Piano nutrizionale per principianti

☐    In primo luogo, segui le istruzioni passo-passo per il Test Domestico per la Scoliosi a pagina 40,  in modo da determinare se hai la scoliosi o meno. Rispondi a tutte le domande e segna il risultato nell'immagine a pagina 42 (Figura 4).

☐    Comincia a eliminare gradualmente tutti gli alimenti trattati e i distruttori del metabolismo elencati nella Tabella 4  a pagina 372, anche prima di scoprire a quale Tipologia Metabolica appartieni.

☐    Evita a tutti i costi alimenti trattati, zucchero, farina raffinata e tutti i coloranti, dolcificanti e aromi artificiali. Cerca invece alimenti coltivati localmente, di stagione e integrali.

☐    Comincia a ridurre il consumo di tutti gli zuccheri e di alcuni cereali raffinati con il successivo scopo di eliminarli del tutto. Raccomando l'eliminazione di tutti i cereali per le scoliosi gravi, superiori a 40 gradi, o per le curve progressive superiori a venti gradi.

☐ Determina a quale Tipologia Metabolica appartieni usando il questionario presentato nel libro The Metabolic Typing Diet: Customize Your Diet to Your Own Unique Body Chemistry e nutriti di conseguenza. In questo modo saprai quali alimenti devi assumere e in quale proporzione, per soddisfare la tua biochimica. Ti raccomando di trovare un nutrizionista a cui sia familiare il concetto di Tipologia Metabolica, in modo che ti sottoponga a un test computerizzato più accurato.

☐ Assicurati di consumare abbastanza grassi salutari, inclusi quelli provenienti da fonti animali, aumentando l'apporto di acidi grassi Omega 3 e riducendo quello di Omega 6 derivato da oli vegetali e di semi.

☐ Impara a produrre alcuni tipi di alimenti fermentati tradizionalmente e comincia a consumarli regolarmente. Ti aiuteranno a ripristinare la salute del tuo apparato digestivo e aumenteranno la tua capacità di assorbire gli alimenti che consumi.

☐ Inizia ad apprezzare gli alimenti fermentati come il kefir e le verdure in coltura. Il kefir e i crauti sono i più facili da produrre, mentre il kimchi e il natto richiedono un po' più di sforzo.

☐ Fai in modo di stare al sole per 10-15 minuti al giorno. L'obiettivo è di sviluppare un'abbronzatura intelligente, senza scottarti!

**Piano di esercizi per principianti**

☐ Esegui una mappatura delle rigidità muscolari basandoti sulla tua scoliosi a pagina 208 (Figura 13). Successivamente, esegui una mappatura dei tuoi sintomi usando la legenda fornita a pagina 210 (Figura 15).

◻   Determina la posizione dei trigger point lungo i gruppi muscolari del tuo corpo, e inizia a lavorarci sopra, basandoti sulla procedura a pagina 330. Usa il diagramma a pagina 332 (Figura 59) per segnare i trigger point trovati.

◻   Dopo aver eseguito la mappatura della tua scoliosi a pagina 208 (Figura 13), avrai un'idea più chiara di quali sono i tuoi muscoli vertebrali più contratti. Inizia eseguendo ogni esercizio di allungamento e di rinforzo presente nel libro e adatto alla tua scoliosi.

◻   Se sei incerto su quali svolgere, allora ti consiglio di provare ognuno degli esercizi su entrambi i lati del corpo, come descritto, in modo da determinare quali sono le aree contratte che necessitano maggiormente di essere allungate, o quali muscoli sono indeboliti e necessitano di essere rinforzati.

◻   Inizia una regolare routine di esercizi di almeno 30 minuti al giorno, cominciando con gli esercizi di stretching e passando al test di stabilità del core, e agli esercizi di equilibrio del corpo.

◻   Inizia allungando i muscoli contratti e rinforzando quelli indeboliti leggendo i Capitoli 14, 15 e 16, monitorando contemporaneamente i miglioramenti ottenuti ad ogni sessione. In questo caso, ti può essere utile un registro degli esercizi. A lungo andare, prova a raggiungere lo stesso livello di forza e flessibilità in entrambi i lati del corpo.

◻   Se gli esercizi descritti sono troppo difficili, prova a praticare nuoto. Nuotare è uno dei migliori esercizi per la scoliosi ed è un ottimo modo per ottenere la tua dose giornaliera di vitamina D dal sole.

## Piano nutrizionale avanzato

☐ Familiarizza con gli alimenti appropriati per la tua Tipologia Metabolica. Fotocopia la lista della spesa a pagina 362 ed elimina i cibi che non ti piacciono o a cui sei allergico. Fai quattro copie della lista. Mettine una sul frigorifero, tienine una in ufficio e una nella macchina. Quando vai a fare la spesa, mettine una nel portafoglio o nella borsa. Dalle spesso un'occhiata e presto l'imparerai a memoria.

☐ Compila il registro dietetico, a pagina 373, circa 2-3 ore dopo aver consumato un pasto. Essenzialmente, il tuo corpo comunica con te in tre modi diversi 1) Attraverso l'appetito e le voglie incontrollate, 2) Attraverso i livelli di energia, e 3) Attraverso il tuo benessere mentale ed emotivo. Un paio di ore dopo aver consumato gli alimenti adatti alla tua Tipologia Metabolica, dovresti sentirti meglio.

☐ Ritocca la tua dieta. Se continui a sperimentare reazioni negative nei confronti di un determinato pasto, aumenta gradualmente in esso l'apporto di proteine e grassi ogni giorno. Se evidenzi un peggioramento nei sintomi, o non noti nessun miglioramento, riduci l'apporto di proteine e grassi, e prova invece ad aumentare l'apporto di carboidrati consumati.

☐ Da questo momento la tua pelle dovrebbe essere più abituata a stare al sole in maniera regolare. Adesso aumenta l'esposizione a 30 minuti. Il sole del mattino o del pomeriggio è perfetto per questo scopo, poiché ti permette di evitare i raggi intensi del mezzogiorno.

## Piano di esercizi avanzato

☐ La stabilità dei muscoli del core è importante per la tua colonna vertebrale. Abbiamo già suddiviso quella sezione in due livelli di esercizi, per principianti e avanzato. Inizialmente, valuta la stabilità del tuo core con gli esercizi per principianti. Se la stabilità del tuo core è molto debole, continua a svolgere gli esercizi fino a compierli facilmente prima di passare agli esercizi avanzati di stabilizzazione. Ricorda, lo scopo non è quello di ottenere la "tartaruga", poiché gli addominali sono solo uno dei tanti gruppi muscolari che costituiscono il core. Per rinforzare il core, tutti i tuoi muscoli devono essere equilibrati al fine di poter fornire un supporto appropriato alla tua colonna vertebrale.

☐ In teoria, dovresti eseguire ogni esercizio di allineamento del corpo di fronte ad uno specchio o con l'aiuto di una seconda persona, in modo da poterti osservare e registrare ogni progresso conseguito.

☐ Quando raggiungi un plateau di allenamento (non riesci più a progredire nel carico degli esercizi), non farti prendere dal panico. Ciò non significa che devi necessariamente impiegare maggior tempo e fatica nella ginnastica. Prova a variare la routine degli esercizi. Sperimenta nuove attività cardiovascolari o, se hai sempre usato macchinari per allenare la forza, prova a usare pesi liberi. Cambiare la routine sorprenderà il tuo corpo e lo forzerà ad adattarsi, portandoti a nuovi livelli di benessere.

☐ È importante utilizzare gli attrezzi descritti nel Capitolo 17 per ottenere risultati ottimali. Per scoliosi leggere raccomando l'utilizzo della panca a inversione. Per scoliosi superiori a 20 gradi raccomando l'utilizzo del correttore posturale ScolioEase,e l'uso della pedana vibrante, che si possono acquistare da un medico professionista della salute o contattando le ditte produttrici che si trovano nella sezione di risorse per i lettori.

☐ Svolgi almeno 6 mesi di esercizio combinato alla dieta adatta alla tua Tipologia metabolica prima di cominciare a registrare i tuoi progressi, sia tramite fotografie, sia attraverso le radiografie, se raccomandate dal tuo medico curante. Molto probabilmente, la correzione si compirà in maniera lenta, ma potrai ottenerla con costanza e determinazione.

## CAPITOLO 21

# Risorse per i lettori

L e seguenti risorse, tra cui libri, siti internet, organizzazioni e attrezzature, possono essere utili per chi soffre di scoliosi. Ti invito a dare un'occhiata all'ultima parte di questo libro, dove sono elencate tutte le fonti di riferimento che ho utilizzato per la sua redazione. Troverai i titoli di molti articoli e libri riguardanti la salute della colonna vertebrale.

**Centro di correzione vertebrale**

**dott. Kevin Lau chiropratico**

302 Orchard Road #10-02A
Singapore 238862
Telefono: (+65) 6635 2550
Whatsap: (+65) 9488 6501

Indirizzo E-mail: **scoliosis.feedback@gmail.com**
Sito internet: **www.ScolioLife.com**

Sito internet: **www.ScolioTrack.com**
Blog: **drkevinlau.blogspot.com**

Chiama o invia un'e-mail per richiedere maggiori informazioni sulla correzione clinica della scoliosi o per un esame professionale col Dr Kevin Lau volto a determinare la tua Tipologia Metabolica.

## Informazioni per chi non vive a Singapore

Molti pazienti attraversano tutto il Sud-Est Asiatico per arrivare allo *Spinal Correction Centre* a Singapore. Per il programma di correzione della scoliosi la prima visita del paziente deve avvenire in loco, in modo da svolgere un esame completo delle funzioni fisiche richiesto per tutti i nuovi pazienti. Vi sono altre sei visite che devono essere eseguite in ufficio, poiché sono di natura pratica. Dopo queste sei visite fatte in loco, tutte le sessioni future potranno essere condotte per telefono e la correzione potrà essere svolta a casa con l'ausilio della strumentazione necessaria. In alcuni casi, tuttavia, potrebbe essere richiesto al paziente di ritornare in clinica.

La determinazione della Tipologia Metabolica può essere effettuata attraverso e-mail o per telefono. All'inizio di queste sessioni multiple rivedrai i risultati del questionario sulla Tipologia Metabolica con il Dottor Lau. Durante questo processo di ricerca, riceverai informazioni utili riguardo agli alimenti che hanno un impatto diretto sulla tua salute e riguardo al come creare cambiamenti semplici che costituiranno le fondamenta di un nuovo stile di vita salutare per gli anni a venire. Verranno discussi anche altri fattori nutrizionali che contribuiscono alla tua scoliosi.

Se sei interessato ad acquisire maggiori informazioni sui prodotti de La Salute Nelle Tue Mani, come il DVD degli esercizi, l'audiolibro e l'applicazione per iPhone, ScolioTrack ,vai su www.ScolioLife. com.

---

**Libri**

## Il tuo diario del trattamento naturale della scoliosi

*Dr. Kevin Lau*

In questo volume che accompagna e completa il best-seller di Amazon.com "Il tuo piano per la prevenzione e il trattamento naturale della scoliosi", il Dott. Kevin fornisce una guida pratica per raggiungere il successo nel corso delle 12 settimane di trattamento. Basato su ricerche e risultati clinici approfonditi del Dott. Kevin Lau, questo libro ti offre un programma di trattamento della scoliosi sicuro, non invasivo e semplice da mettere in pratica.

## Il tuo libro di cucina per curare la scoliosi

*Dr. Kevin Lau*

Pensi di aver già provato tutte le possibilità nella tua crociata contro la scoliosi? Ormai, potresti essere passato attraverso tutta la trafila del busto, della ginnastica correttiva e persino della chirurgia. Purtroppo la curva della tua schiena potrebbe continuare a ripresentarsi, causando ancora più disagi di prima! In primo luogo, la correzione della scoliosi serve per ripristinare la curvatura della colonna vertebrale: è ora di riconsiderare la tua deformità! La cura della scoliosi richiede un approccio completo, che ripristini l'allineamento naturale del tuo corpo, prevenendo inoltre l'inevitabile degenerazione vertebrale dovuta all'età.

## Guida essenziale per affrontare una gravidanza sana con la scoliosi

*Dr. Kevin Lau*

I consigli di uno specialista per superare la gravidanza anche se soffri di scoliosi "Guida essenziale per affrontare una gravidanza sana con la scoliosi" è una guida che ti accompagna di mese in mese spiegandoti tutto ciò che hai bisogno di sapere per aver cura della tua colonna vertebrale e di quella del tuo bambino. Il libro ti supporta e ti aiuta lungo tutto il viaggio che ti condurrà a mettere al mondo un figlio in salute.

## Guida completa alla chirurgia della scoliosi per il paziente

*Dr. Kevin Lau*

Un intervento chirurgico per la scoliosi non deve essere un'esperienza spaventosa, traumatica e segnata dalla preoccupazione. In effetti, avendo a disposizione adeguate informazioni e conoscenze, puoi prendere decisioni serene e basate sui fatti sulle possibilità di trattamento migliori e maggiormente consigliabili.

**Organizzazioni**

## Price-Pottenger Nutrition Foundation

7890 Broadway
Lemon Grove, CA 91945
U.S.A.

**Indirizzo Email:** info@ppnf.org
**Sito Internet:** www.ppnf.org

Il *PPNF* afferma che i principi dietetici delle popolazioni non industrializzate e primitive devono essere usati come guida per mantenere una salute ottimale nel ventunesimo secolo. Lo scopo più importante dell'associazione è di preservare e diffondere le ricerche del dott. Price e del dott. Pottenger per evitare che queste vengano utilizzate male o fraintese, e di raccogliere, coordinare e diffondere le informazioni storiche, antropologiche e scientifiche su nutrizione, dieta e salute, dal concepimento all'anzianità.

**Siti internet**

## www.ScolioLife.com

Per maggiori informazioni sul programma personalizzato di correzione della scoliosi del dott. Kevin Lau, sul DVD degli Esercizi, l'Audiolibro e sull'applicazione ScolioTrack per iPhone.

# Lista della spesa

| | Tipo proteico | Tipo carbo |
|---|---|---|
| **Carne/ Pollame** | **Carne Magra:** Petto di Pollo, Petto di Tacchino, Carne di Maiale Magra, Prosciutto, occasionalmente carne rossa, oppure limitarla del tutto. | **Ricca in Purine:** Carne di Organi, Paté, Fegato di Manzo, Fegato di Pollo, Fegato di Maiale.<br><br>**Media in Purine:** Manzo, Pancetta, Cosce di Pollo, Anatra, Pollame, Oca, Rognone, Agnello, Puntine di Maiale, Costolette, Tacchino, Vitello, Selvaggina. |
| **Pesce e frutti di mare** | **Pesce Magro:** Pesce gatto, Merluzzo, Halibut, Asinello, Halibut, Persico, Sogliola, Trota, Tonno, Rombo. | **Ricco in Purine:** Acciughe, Caviale, Aringhe, Cozze, Sardine.<br><br>**Medio in Purine:** Abalone, Vongole, Granchio, Aragosta, Astice, Sgombro, Polipo, Ostriche, Salmone, Capesante, Gamberi, Calamari. |
| **Uova** | Uova di Gallina, Uova di Quaglia. | Uova di Gallina, Uova di Quaglia, Uova di Pesce, Caviale. |
| **Latticini** | **Magri/Senza Grassi:** Formaggio, Fiocchi di Latte, Latte di Mucca o di Capra, Kefir, Yogurt Fatto in Casa. | **Ricchi di Grassi:** Latte di mucca o di Capra, Kefir, Yogurt Fatto in Casa, Formaggi Freschi, Panna, Fiocchi di Latte. |
| **Grassi** | **Da Usare con Moderazione**<br><br>**Per Cucinare:** Burro Chiarificato, Olio Extravergine di Cocco, Latte di Cocco (in lattina), Burro di Capra o di Mucca.<br><br>**Per le Insalate:** Olio Extravergine di Oliva, Olio di Semi di Lino, Olio di Semi di Canapa, Olio di Noci, Oli di Semi. | **Usare a Piacimento**<br><br>**Per Cucinare:** Burro Chiarificato, Olio Extravergine di Cocco, Latte di Cocco (in lattina), Burro di Capra o di Mucca.<br><br>**Per le Insalate:** Olio Extravergine di Oliva, Olio di Semi di Lino, Olio di Semi di Canapa, Olio di Noci, Olio di Semi. |

| | Tipo proteico | Tipo carbo |
|---|---|---|
| **Verdure** | **Alto Indice Glicemico:** Patate, Zucca, Brassica, Patate Dolci, Igname<br><br>**Indice Glicemico Moderato:** Barbabietola, Mais, Melanzane, Gombo, Pastinaca, Ravanello, Zucca Siamese, Zucchine<br><br>**Indice Glicemico Basso:** Barbabietola Verde, Broccoli, Cavolini di Bruxelles, Cavolo, Bietole, Verza, Cetrioli, aglio, Cavolo Kale, Kai-Lang e altre Verdure Asiatiche, Verdure a Foglia Verde, Cipolla, Prezzemolo, Peperoni, Scalogno, Germogli, Pomodoro, Crescione. | **Senza Amido:** Asparagi, Fagioli Freschi, Cavolfiore, Sedano, Funghi, Spinaci.<br><br>**Indice Glicemico Moderato:** Carciofi, Carote, Piselli, Patate (solamente fritte col burro), Zucca Siamese. |
| **Frutta** | **Indice Glicemico Alto:** Banana, Mango, Papaya, Durian, Lychees e altra Frutta Tropicale.<br><br>**Indice Glicemico Moderato:** Mele, Albicocche, Uva, Melone, Pesche, Pere, Arance, Prugne, Ananas, Kiwi, Pitaya, Maracuja, Melograno, Guava.<br><br>**Indice Glicemico Basso:** Mirtilli, More, Fragole, Lamponi, Pompelmo, Limoni, Lime, Ciliegia, Mela Verde, Noci di Cocco Verdi (soltanto la polpa). | **Indice Glicemico Alto:** Banana Non Troppo Matura<br><br>**Indice Glicemico Basso:** Avocado, Olive, Mele e Pere Non Troppo Mature. |

**Tabella 3:** Lista della spesa per ogni Tipologia Metabolica.

## 10 modi per comprare alimenti salutari in un supermercato locale

Ci è già capitato prima d'ora: siamo in ritardo, stremati dopo una giornata di lavoro e non c'è cibo in casa; così corriamo verso il supermercato come fossimo in una gara, mettiamo tutto ciò di cui abbiamo bisogno nel carrello della spesa, e usciamo di corsa.

È per colpa di queste corse spericolate che possiamo far male al nostro corpo gettando con non curanza tutto ciò che capita a portata di mano nei nostri carrelli. Di solito, prendiamo solo prodotti buoni e facili da preparare. Purtroppo, questi alimenti tendono ad essere altamente processati e ricchi di zucchero e sodio!

Ora, se sei come molte altre persone, probabilmente penserai di non avere né tempo né denaro da sprecare per comprare cibo salutare o, che per comprare cibo salutare, perché bisogna andare in qualche supermercato biologico specializzato. Beh, butta via tutte queste sciocche scuse. Il supermercato sotto casa tua contiene in media 40.000 articoli e molti di questi sono alternative salutari a ciò che si trova nel tuo carrello della spesa.

Allora preparati perché sto per mostrarti 10 modi semplici da attuare per comprare cibi salutari senza spendere troppi soldi o sprecare tempo nel cercare un negozio di articoli biologici.

1. **Fai la spesa con una lista!**

   Non gironzolare senza meta dentro il supermercato. Tieni a mente ciò di cui hai bisogno e organizzalo meticolosamente in una lista facilmente consultabile mentre fai la spesa. Impiegando pochissimo tempo al giorno nel compilare questa lista, potrai risparmiare molto tempo successivamente, quando ti troverai al supermercato. Inoltre, anche conoscere il supermercato dove fai la spesa può essere d'aiuto, poiché puoi categorizzare i prodotti che ti interessano per i reparti in cui puoi trovarli. In questo modo eviti di dover tornare indietro quando ti accorgi di aver dimenticato di prendere un latticino nel reparto dei freschi. Avere una lista ti permette inoltre di evitare di soccombere nel reparto dei cibi spazzatura, salvandoti da alimenti insalubri, pieni di calorie vuote e zucchero.

2. **Non fare la spesa a stomaco vuoto!**

   Sai che non è una buona idea. Se appena intravedi gli scaffali il tuo stomaco inizia a brontolare, sei capace di afferrare qualunque cosa in vista! Se ti assicuri di fare la spesa a stomaco pieno, eviterai di comprare cibo inutile e non sano, salvando il tuo corpo e il tuo portafoglio. Se non puoi fare la spesa dopo aver mangiato, cerca almeno di bere un bicchiere d'acqua prima di andare, in modo da alleviare un po' la fame.

3. **Compra alimenti freschi**

   Non c'è niente di più semplice di questo, quando si parla di alimenti salutari.  Aggiungendo alimenti freschi, come frutta e verdura, nella tua lista della spesa puoi facilmente aggiungere le vitamine e i minerali di cui hai bisogno per mantenere un'alimentazione sana. Dai un'occhiata a quello che compri attualmente. Se più del 50% dei prodotti che hai nel carrello sono in scatola o in lattina, hai bisogno di rivalutare le tue scelte e di dirigerti verso gli alimenti freschi.

4. **Cammina sul perimetro del locale.**

   Quando sei in cerca del cibo più fresco, cerca di evitare di avvicinarti ai reparti centrali, se non è assolutamente necessario. Nel supermercato sotto casa tua, il perimetro del locale è utilizzato per mantenere gli alimenti freschi, compresi latticini, pesce e prodotti agricoli.

5. **Non tralasciare gli alimenti biologici**

   Quando si parla di alimenti freschi, la qualità conta, e il reparto degli alimenti biologici dovrebbe essere la tua prima sosta all'interno del supermercato. Forse è leggermente più caro degli altri reparti, ma i benefici dell'assenza di pesticidi e fertilizzanti chimici valgono interamente il prezzo. Se fai acquisti in questi reparti in maniera corretta, puoi trovare prodotti scontati e addirittura pagare alimenti biologici ad un prezzo inferiore rispetto a quelli non biologici.

6. **Stai alla larga da alimenti e bevande che contengono sciroppo di mais**

Lo sciroppo di mais non ha alcun valore nutritivo. È un dolcificante vuoto, quasi dannoso quanto lo zucchero raffinato. Non farti imbrogliare! Assicurati di leggere attentamente le etichette e, se lo sciroppo di mais compare tra i primi quattro ingredienti, rimetti a posto il prodottto e cerca qualcos'altro. Saresti sorpreso di sapere quanti prodotti sono confezionati con sciroppo di mais, compresi succhi di frutta, salse pronte e perfino alcuni tipi di pane.

7. **Meglio fresco, ma congelato va bene lo stesso**

Non sempre è facile reperire prodotti freschi. Quando gli alimenti freschi non sono disponibili, dirigiti verso il reparto dei surgelati. Sia la frutta che la verdura vengono surgelate, processo che preserva gli elementi nutritivi. È sempre una buona idea tenere un paio di confezioni di frutta o verdura surgelate nel tuo freezer. Puoi metterli nel microonde per realizzare contorni veloci, frullati, oppure metterli nello yogurt per aggiungere un sapore fresco.

8. **Mantieni i pomodori in scatola nella tua dispensa**

I pomodori freschi sono buoni, ma quelli in scatola sono migliori. Alcuni studi hanno dimostrato che la passata, la polpa di pomodoro e i pelati contengono un elevato quantitativo di antiossidante licopene, che si trova in quantità concentrate. Tenere a mente questo principio può aiutarti la prossima volta che deciderai di preparare qualcosa per cena. Basta versare un po' di passata e carne di pollo in una pentola e cuocere lentamente o aggiungere della polpa di pomodoro in una zuppa per realizzare in pochi secondi un pasto salutare.

9. **Evita gli alimenti processati.**

   Ricordi tutte quelle scatole e buste che hai messo nel carrello prima? Probabilmente erano tutti alimenti processati, come patatine, biscotti e pizza surgelata. Salva il tuo corpo e risparmia. Evita il cibo spazzatura e riempi invece il carrello di frutta, verdura e carne. Eviterai gli effetti dello zucchero e, a lungo andare, ti sentirai meglio.

10. **Prova i cereali integrali**

    La disponibilità di cereali integrali è aumentata e non è difficile trovare prodotti a base di cereali integrali vicino alle loro controparti processate. Pasta a base di farine da cereali integrali, riso integrale, e farina integrale sono ottime alternative salutari, oltre ad avere un ottimo sapore. Poiché sempre più persone acquistano prodotti a base di cereali integrali, le etichette sono diventate un po' fuorvianti. Per esempio, il pane di grano duro è un'ottima alternativa al pane di grano tenero, ma occorre prestare attenzione quando si acquista una forma di pane di grano duro. Se il primo ingrediente è la farina di grano raffinata, rimettilo a posto. È prodotto con la stessa farina del pane bianco, a cui probabilmente è stato aggiunto del colorante per farlo sembrare più salutare. Come regola generale, il pane di farina integrale tende ad essere più pesante e denso di quello fatto con la farina bianca.

Non devi essere un salutista fanatico per comperare alimenti salutari. Con un po' di disciplina e praticando le indicazioni suggerite, vedrai quanto è semplice acquistare alimenti salutari nella comodità del supermercato sotto casa tua.

## Ingredienti da evitare

È importante iniziare a leggere le etichette degli alimenti. Ecco una lista di ingredienti che, su base scientifica, sono stati collegati alle seguenti patologie o disturbi. Questi pericoli alimentari possono essere evitati semplicemente evitando ogni tipo di alimento processato e passando ad una dieta naturale e composta da alimenti integrali.

Per esperienza personale, lo zucchero e i cereali raffinati sembrano essere i cibi più difficili da eliminare. Inizia riducendo gradualmente l'apporto di tutti i cereali, fagioli e legumi. Nel caso tu appartenga alla Tipologia Proteica, eliminali completamente. I bambini con una scoliosi attiva durante il periodo di rapido sviluppo o con alti livelli di insulina a digiuno (sottoponili a un check up per determinare il livello di insulina a digiuno) devono necessariamente eliminare dalla propria dieta zucchero, cereali raffinati e carboidrati contenenti amido.

Provate a camminare lungo un supermercato e a trovare un prodotto che non contenga almeno uno di questi ingredienti. Anche se non è impossibile, è certamente molto difficile, poiché tutte le aziende alimentari li utilizzano per aumentare la conservabilità o il gusto dei propri prodotti. La soluzione più semplice è quella di evitare tutti gli alimenti processati e di cominciare a preparare alimenti come faceva la tua bis-bis nonna, con ingredienti freschi e alimenti integrali.

Rinunciare agli alimenti che ti mettono l'acquolina in bocca non è sempre facile. In effetti, è una delle cose più difficili da fare. La medicina occidentale conta sul fatto che molte persone siano pigre. Molti preferirebbero perdere la propria salute piuttosto che sperimentare il disagio e le difficoltà richieste per rinunciare a quegli alimenti e a quegli ingredienti che li stanno letteralmente uccidendo.

**Ricorda:** Il tuo corpo vuole rigenerarsi. Tutto ciò che devi fare è donargli il cibo e l'esercizio fisico di cui ha bisogno, e smetterla di avvelenarti con quei pericolosi ingredienti.

# Un'ultima parola

La vita è fatta di scelte. Ogni giorno compiamo delle scelte, alcune più importanti di altre. Forse le scelte più importanti che facciamo sono quelle che riguardano la nostra salute.

Come molti altri prima di te, hai pensato che non c'è niente che tu possa fare per alterare le possibilità di contrarre delle patologie. Non c'è nulla di più lontano dalla realtà: il tuo corpo potrebbe avere delle predisposizioni a contrarre una particolare patologia o disturbo, ma è in tuo potere cambiare il corso della tua salute fisica.

Mangiando in maniera corretta e praticando attività fisica su base giornaliera riuscirai a capire esattamente come si esprimono i geni buoni o quelli cattivi. Per farla più semplice, solo perché hai una predisposizione genetica a patologie cardiache, diabete o scoliosi, non vuol dire che non c'è nulla che tu possa fare per limitare il decorso di ciascuno di questi disturbi. Adottare una dieta ricca di elementi nutritivi e fare esercizio regolarmente può migliorare la tua salute e può aiutarti a prevenire lo sviluppo di patologie.

I medici consigliano continuamente ai propri pazienti di cambiare alimentazione e stile di vita, poiché sanno che facendo così le probabilità che questi soccombano ai disturbi collegati a stili di vita scorretti, come obesità, cardiopatie e perfino scoliosi possono essere ridotte.

Il potere di alterare l'espressione dei nostri geni è dentro di noi. I nostri geni determinano chi siamo, ma non come possiamo essere. Possiamo decidere di rimanere in salute, diminuendo il rischio di contrarre alcune patologie alle quali siamo predisposti geneticamente.

Mangiare è un bisogno primario nella nostra vita. Ho fornito molte informazioni e

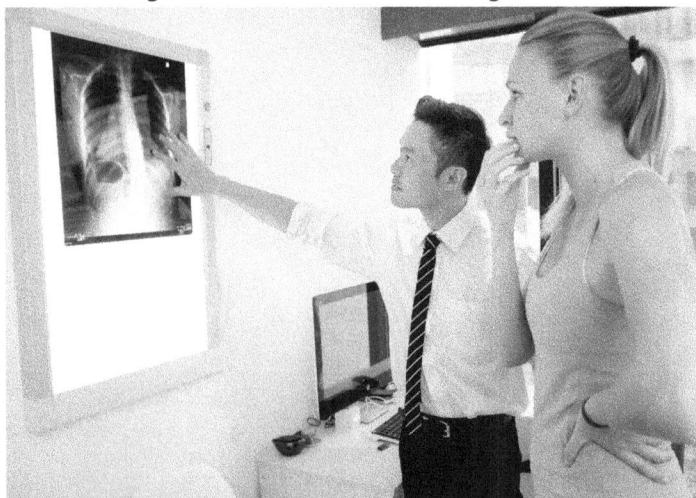

un piano per migliorare i tuoi geni e la tua salute. Ti incoraggio a utilizzare queste informazioni per fare la scelta giusta, quella scelta che pone le basi per una vita lunga e in salute.

**Prima di andare...**

Spero che tu abbia beneficiato della lettura di questo libro tanto quanto è piaciuto a me "metterlo insieme". Le informazioni che vi sono contenute sono il più aggiornate possibile; alcune ricerche, come quella sull'importanza della salute intestinale e della serotonina nella formazione delle ossa, è stata scoperta durante la stesura finale di questo libro.

Tuttavia, il nostro viaggio sulla strada del pieno recupero è ancora lontano dalla fine. Ogni giorno si scoprono nuove tecniche e nuovi trattamenti.

Se dovessi sottoporti a qualcuno di questi trattamenti, o sei hai dei suggerimenti/opinioni per migliorare questo libro, non esitare a inviarmi i tuoi commenti all'indirizzo E-mail:

**support@ScolioLife.com**

Se vuoi avere maggiori informazioni su altri prodotti di La Salute Nelle Tue Mani, come il DVD con gli esercizi, l'audiolibro e l'applicazione ScolioTrack per iPhone, visita:

**www.ScolioLife.com**

Ti sarei grato se lasciassi un commento e sarò lieto di provare ad incorporarlo nella prossima edizione di questo libro.

La conoscenza è potere. Usala in maniera saggia per promuovere la buona salute.

dott. Kevin Lau, Chiropratico

| Ingredienti | Patologia associata |
|---|---|
| **Zucchero** | Obesità, cardiopatie, disturbi mentali, disturbi ormonali, cancro, diabete |
| **Cereali raffinati**<br>Riso Bianco, Farina Bianca, Fiocchi d'Avena Istantanei | Obesità, cardiopatie, disturbi mentali, disturbi ormonali, cancro, diabete |
| **Alimenti altamente processati**<br>Pane, Pasta, Cereali, Biscotti, Patatine Fritte, Caramelle, Gelati, Patatine, Pretzel, Waffle, Pancake, Prodotti da Forno, Ciambelle | Obesità, cardiopatie, disturbi mentali, disturbi ormonali, cancro, diabete |
| **Glutammato monosodico**<br>Zuppa in scatola, dado da brodo o brodo di manzo in polvere, condimenti come salsa barbecue, cene precotte surgelate, snack comuni come patatine aromatizzate e biscotti, per la maggior parte consumato nei fast food | Morbo di Parkinson, Morbo di Alzheimer, disturbi cardiaci, disturbi dell'apparato riproduttivo, obesità, squilibrio degli ormoni della crescita, iperattività, comportamento violento, asma, sincopi, emicranie. |
| **Oli idrogenati**<br>Margarina, fast food, alimenti trattati, prodotti commerciali da forno, burro d'arachidi | Disturbi Cardiovascolari, cancro, diabete |
| **Nitrato di sodio**<br>Carne processata, come pancetta e salsiccia | Cancro, in particolare all'apparato digestivo |
| **Aspartame**<br>Coca Cola Light, gomme da masticare senza zucchero | Vertigini, perdita della memoria, disturbi del sonno, cecità, confusione mentale, cancro |
| **Ingredienti altamente acidi**<br>Aceto, bicarbonato di sodio | Osteoporosi, perdita di massa ossea, problemi digestivi |

**Tabella 4:** Interferenti metabolici

# Registro dietetico    Date:_____

| Reazione dopo un pasto | Bene | Male |
|---|---|---|
| **APPETITO SAZIETÀ/ SODDISFAZIONE VOGLIA DI DOLCI** | Dopo il pasto…<br>☐ Mi sento sazio, soddisfatto<br>☐ NON ho voglia di dolci<br>☐ NON ho voglia di altro cibo<br>☐ NON ho bisogno di fare uno spuntino prima di andare a dormire | Dopo il pasto…<br>☐ Mi sento fisicamente pieno, ma ancora affamato<br>☐ Non mi sento soddisfatto, sento come se mancasse qualcosa al pasto<br>☐ Mi viene fame quasi subito dopo aver mangiato |
| **LIVELLO ENERGETICO** | Normale risposta energetica al pasto:<br>☐ L'energia viene ripristinata dopo il pasto<br>☐ Sperimento un senso di energia e benessere bello, duraturo e "normale" | Bassa risposta energetica al pasto:<br>☐ Troppa o troppo poca energia<br>☐ Divento iperattivo, nervoso, inquieto, irrequieto<br>☐ Mi sento iperattivo, ma sotto sotto sono esausto<br>☐ Cali di energia, affaticamento, sonnolenza, letargia o apatia |
| **BENESSERE MENTALE ED EMOTIVO** | Qualità Normali:<br>☐ Miglioramento del benessere<br>☐ Sensazione di essere riposato e ricaricato<br>☐ Sensazione di essere riposato e ricaricato<br>☐ Migliore acutezza e agilità mentale<br>☐ Normalizzazione dei processi mentali | Qualità anormali:<br>☐ Mentalmente lento, pigro, disorientato<br>☐ Incapace di pensare velocemente o chiaramente<br>☐ Incapacità a concentrarsi/ mantenere l'attenzione<br>☐ Caratteristiche ipoattive: Apatia, depressione, tristezza<br>☐ Caratteristiche iperattive: Ansia, ossessività, paura, rabbia, impazienza o irritabilità, ecc |

**Tabella 5:** Registro dietetico
(Conservane una copia nel tuo diario dietetico)

# Esercizi di stretching

☐ Flessione laterale del collo

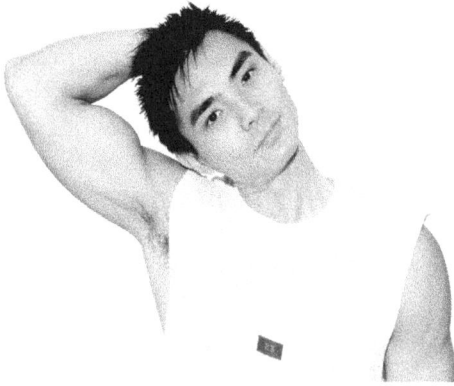

☐ Muscoli rotatori del collo

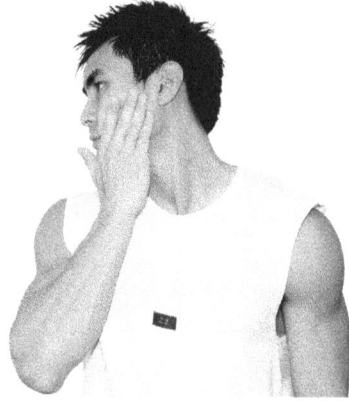

☐ Estensori del collo

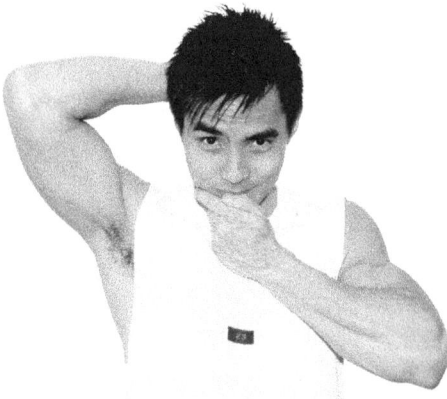

☐ Allungamento dei muscoli elevatori della scapola

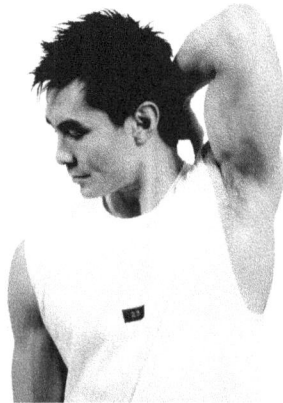

☐ Gratta e allunga

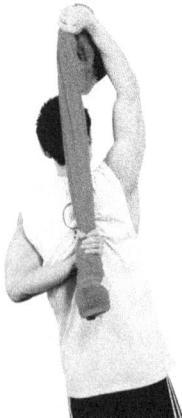

☐ Allungamento dei romboidi (tra le scapole)

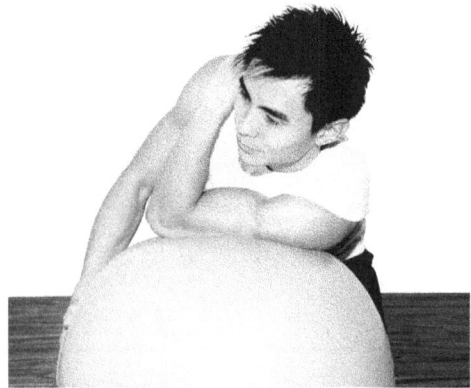

# Esercizi di stretching (continua)

☐ Stretching con allungamento sopra la testa (e mani congiunte)

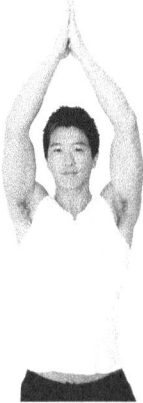

☐ Stretching con allungamento sopra la testa (e palmi invertiti)

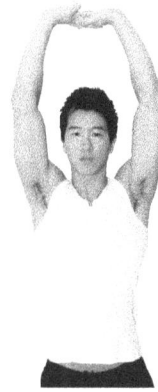

☐ Piegamento laterale del busto (seduto sulle caviglie)

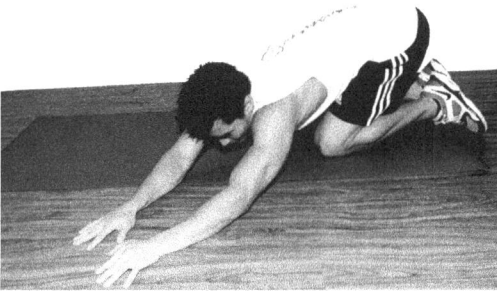

☐ Piegamento laterale del busto (sul bordo del tavolo)

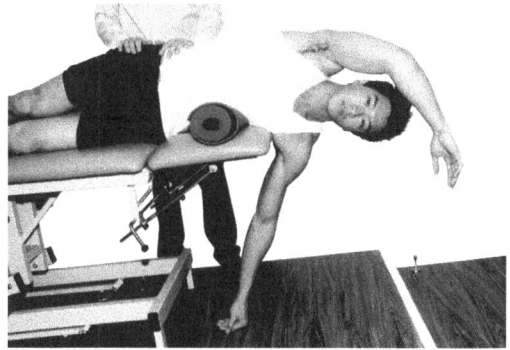

☐ Piegamento laterale della colonna lombare (sul bordo del tavolo)

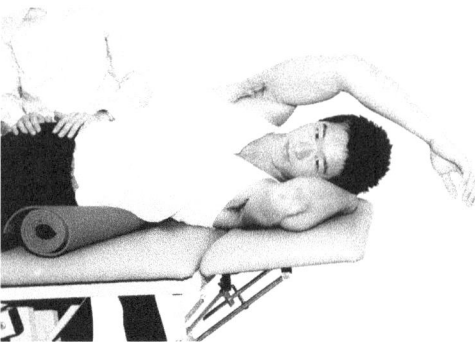

☐ Stretching per la scoliosi lombare

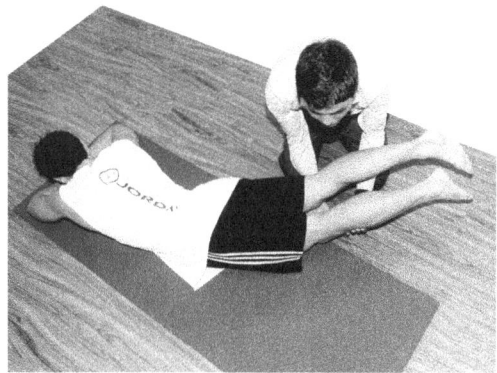

# Esercizi di stretching  (continua)

☐ Rotazione del busto

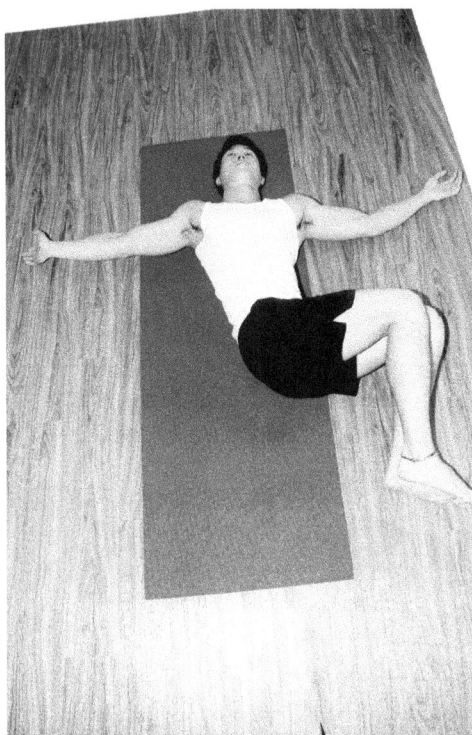

☐ Muscoli ischiocrurali
(Parte posteriore della coscia)

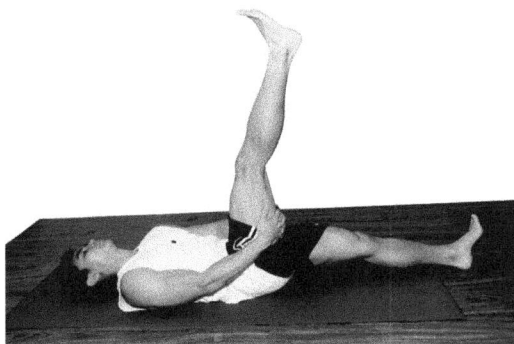

☐ Fascia iliotibiale

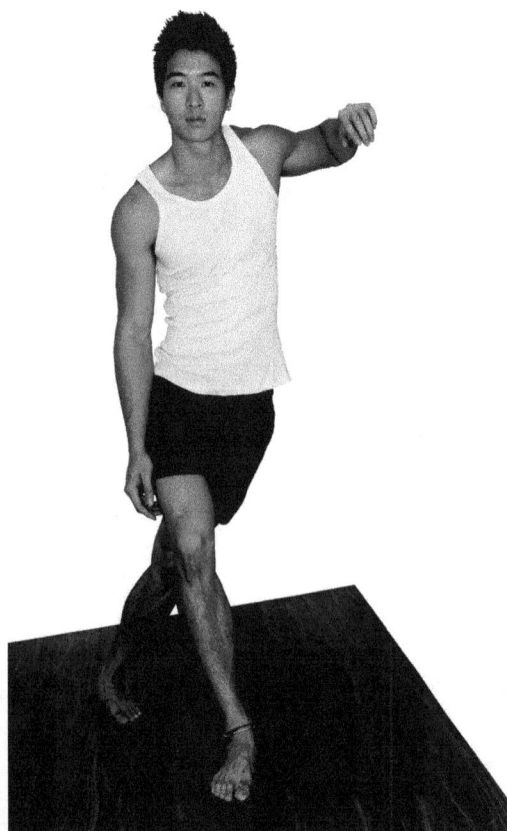

☐ Zona mediana della
schiena e addominali

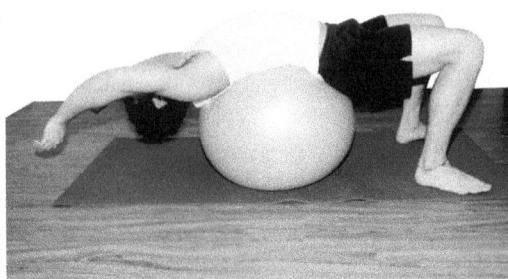

# Test per determinare la resistenza e la stabilità dei muscoli del "core"

☐            Livello 1 – Posizione dell'asse

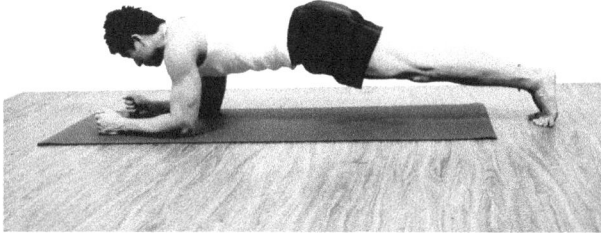

☐        Livello 2 – Posizione dell'asse con braccio sollevato

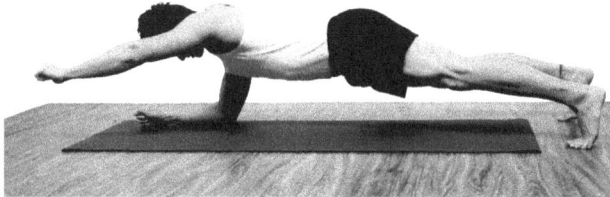

☐        Livello 3 – Posizione dell'asse con gamba sollevata

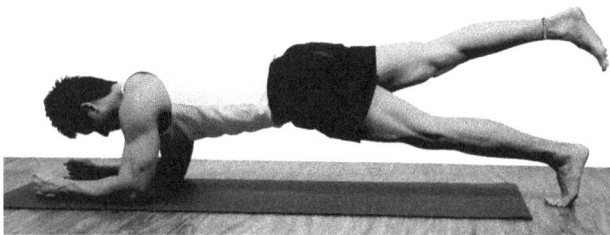

☐   Livello 4 – Posizione dell'asse con gamba e braccio opposto sollevati

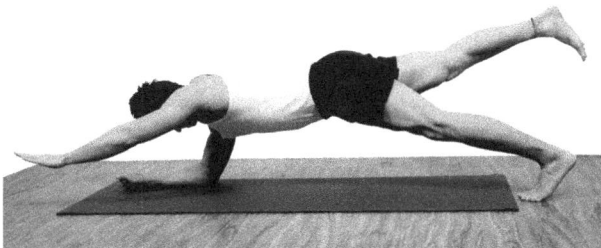

# Esercizi di stabilizzazione del "core" per principianti

☐ Condizionamento dei muscoli addominali bassi

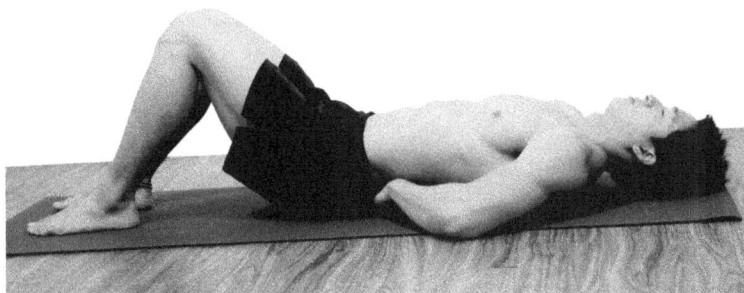

☐ Condizionamento dei muscoli addominali bassi con gamba sollevata

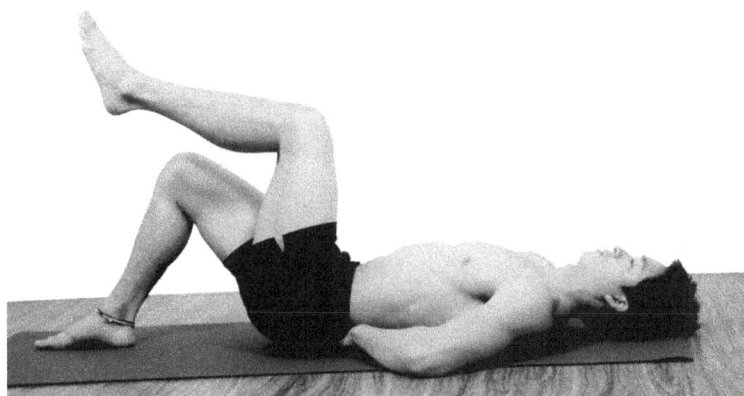

☐ Esercizio di vuoto addominale "4 punti"

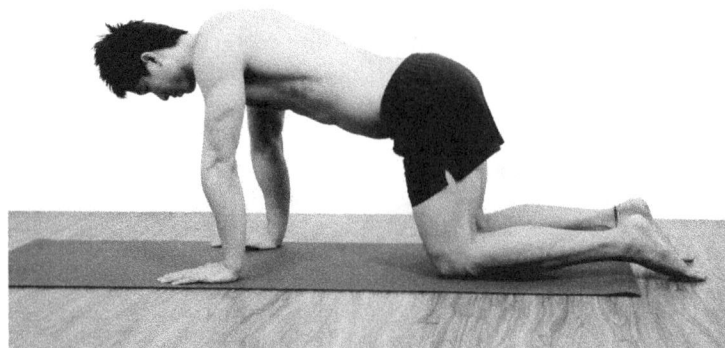

# Esercizi avanzati di stabilizzazione del "core"

☐ Condizionamento dei muscoli addominali bassi con gambe sollevate

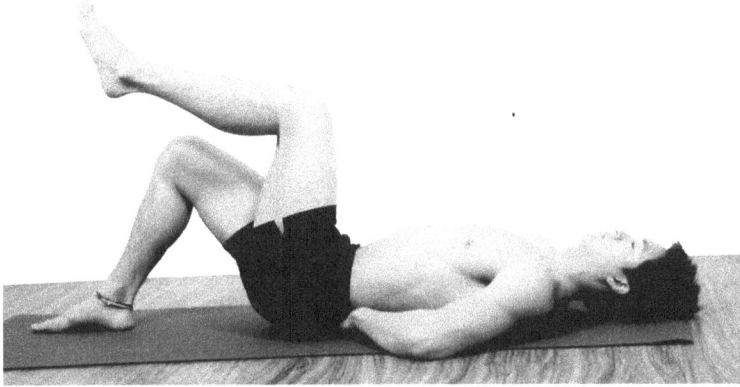

☐ Rotazione in avanti con palla

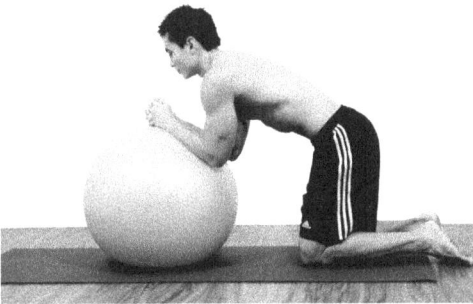

☐ Esercizio "jack-knife" con palla

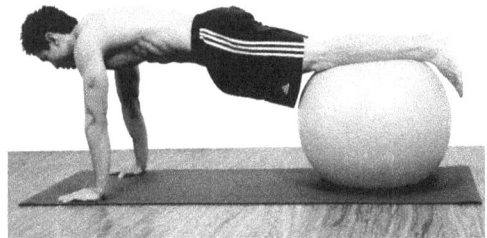

☐ "Addominali crunch" con palla svizzera

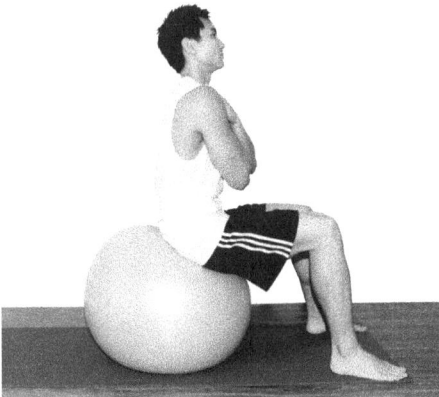

☐ Posizione del cavaliere in movimento

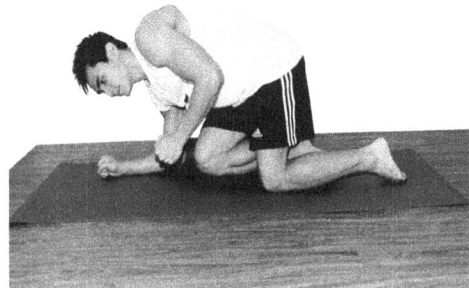

# Esercizi di allineamento del corpo

☐ Flessione del collo
con palla svizzera

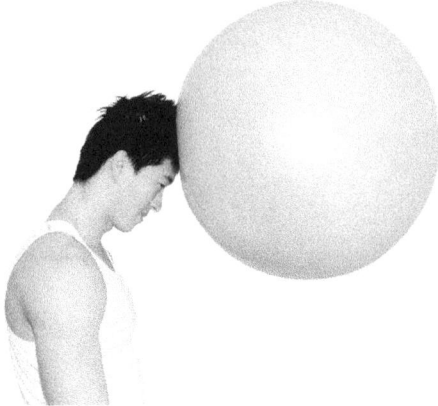

☐ Estensione del collo
con palla Svizzera

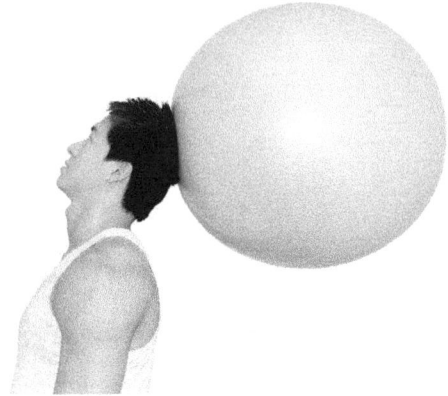

☐ Piegamento laterale del collo con
palla svizzera

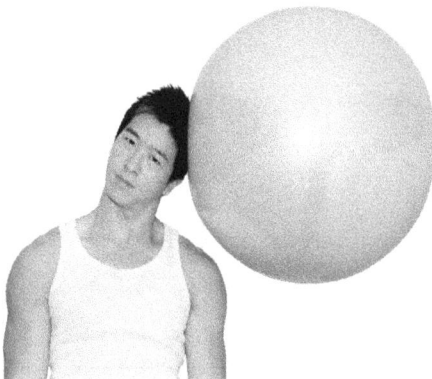

☐ Oscillazione del bacino –
in avanti e indietro

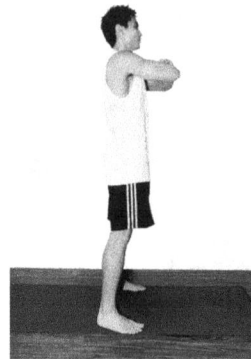

☐ Oscillazione del bacino –
da lato a lato

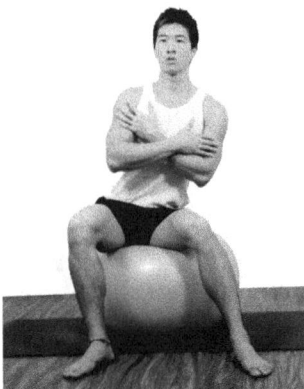

☐ Oscillazione del bacino – figura "8"

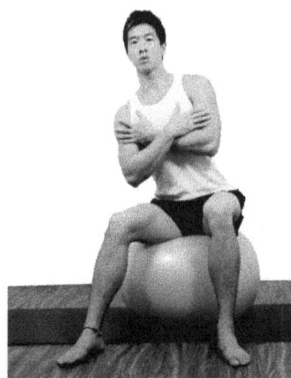

# Esercizi di allineamento del corpo (continua)

☐ Piegamento sulle gambe e respirazione

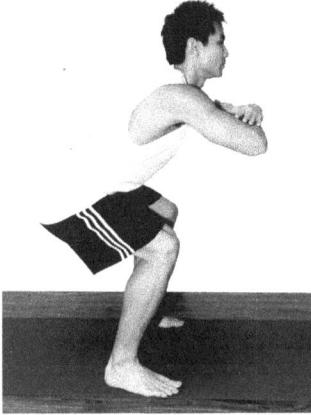

☐ Piegamento sulla gambe con braccio sollevato

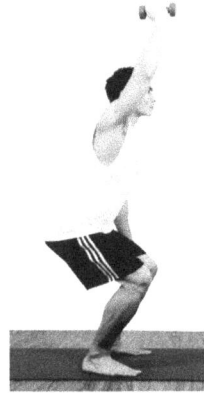

☐ Piegamento sulle gambe con palla svizzera

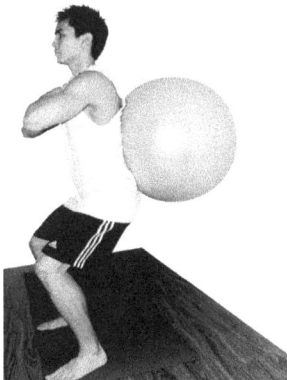

☐ Stabilizzazione del quadrato dei lombi

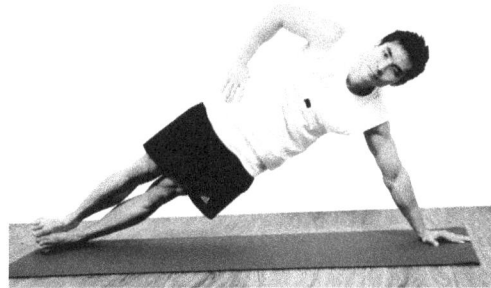

☐ Flessione laterale con palla svizzera

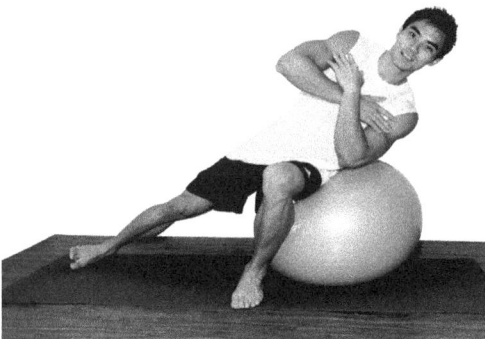

☐ Piegamenti sulle braccia contro il muro

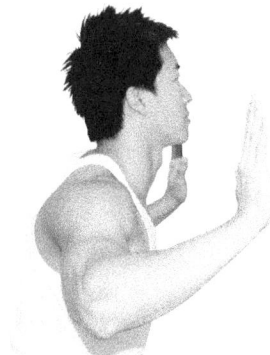

# Esercizi di allineamento del corpo (continua)

Esercizio da seduto con banda elastica

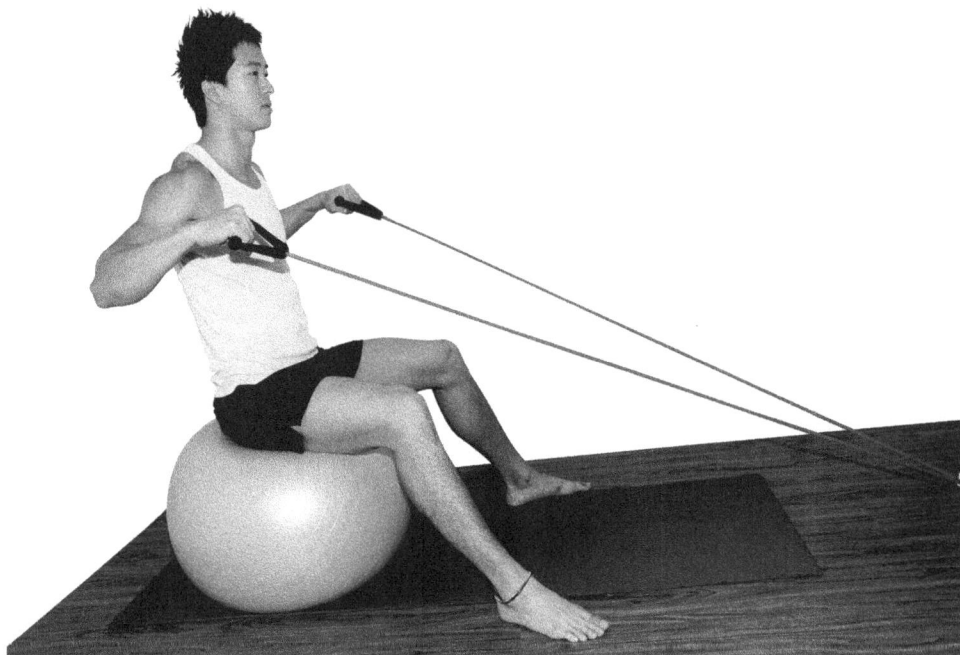

# Yoga per la scoliosi

☐ Posizione della montagna
(sul pavimento)

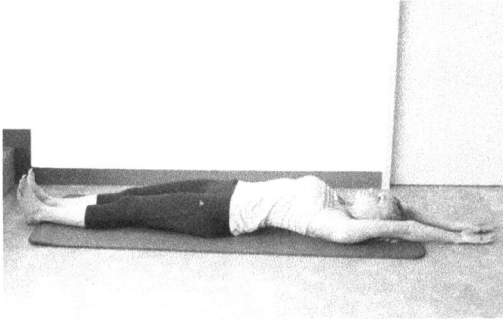

☐ Versione supina della posizione
eretta mano-piede

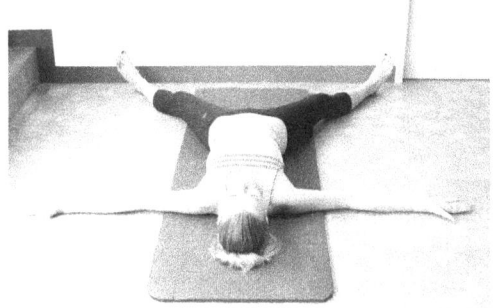

☐ Posizione dell'albero supina

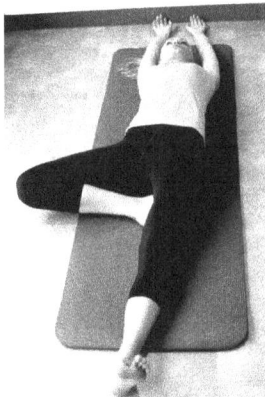

☐ Posizone della sedia supina

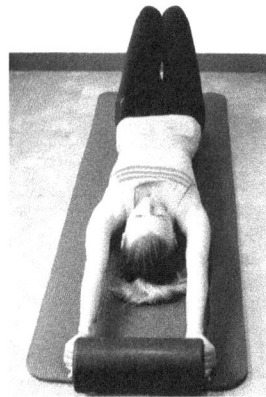

☐ Posizione dell'eroe a testa in giù

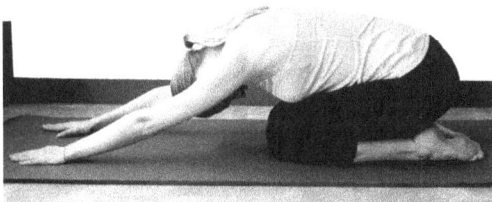

☐ Estensione completa di
braccia e gambe

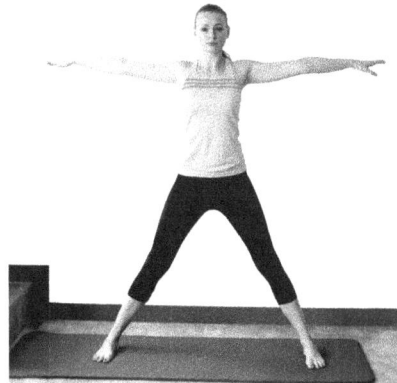

# Yoga per la scoliosi

☐ Triangolo ruotato

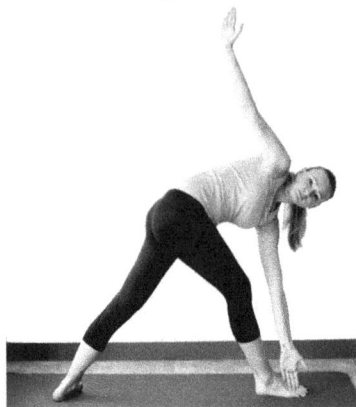

☐ Downward Facing Dog Pose

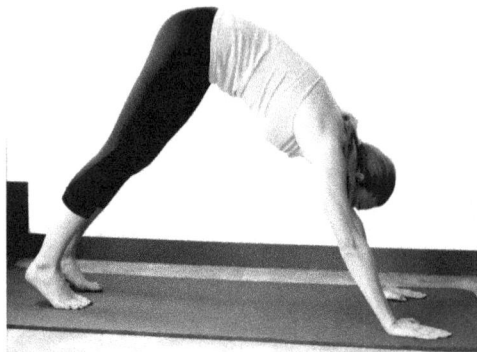

☐ Staff or Stick Pose

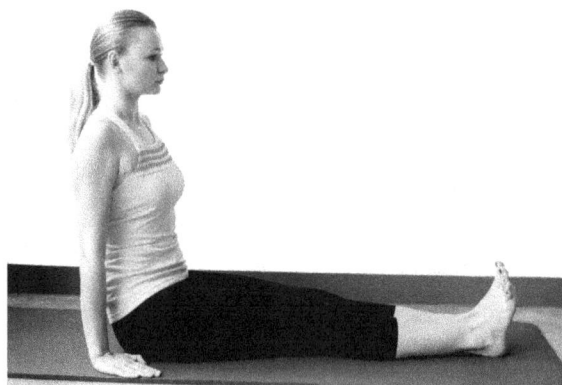

☐ Posizione seduta ad angolo

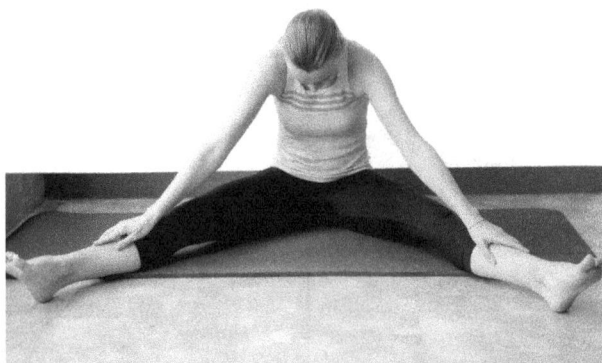

# Pilates per la scoliosi

☐ Esercizio tonificante per la zona lombare e per le gambe

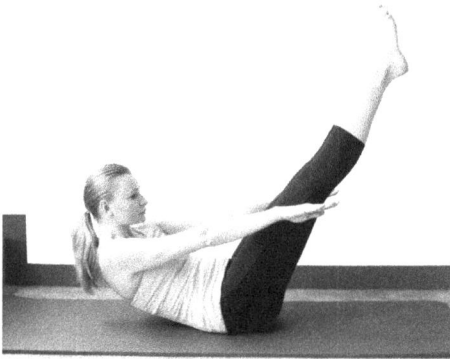

☐ Rafforzamento del pavimento pelvico

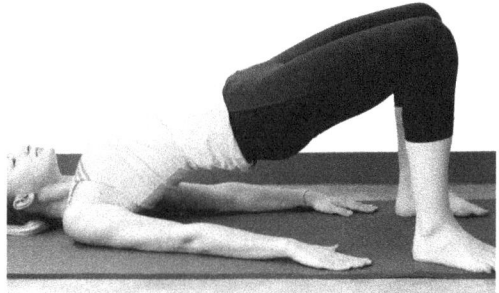

☐ Semplice rotazione in posizione seduta

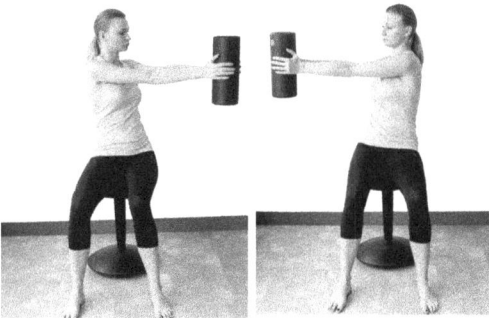

☐ Rotazione del busto con l'elastico

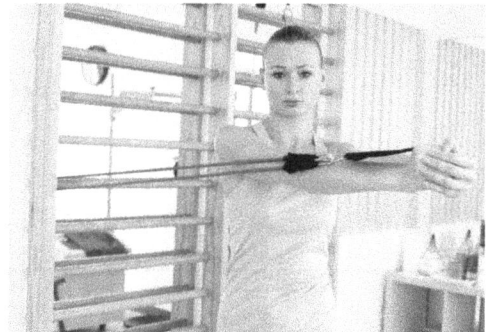

☐ Equilibrio sulla palla

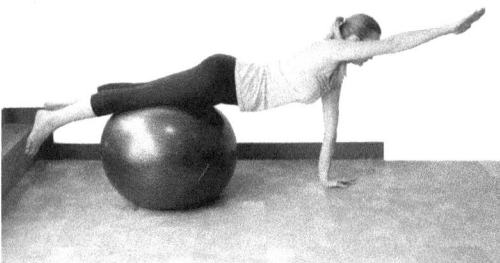

☐ Rafforzamento della schiena con la palla

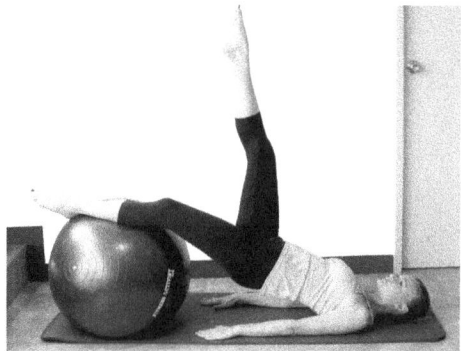

# Pilates per la scoliosi

☐ Esercizio di rotazione inversa
con il cavo

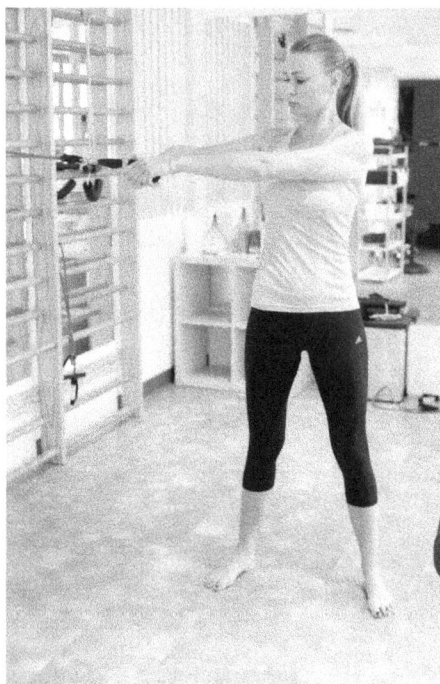

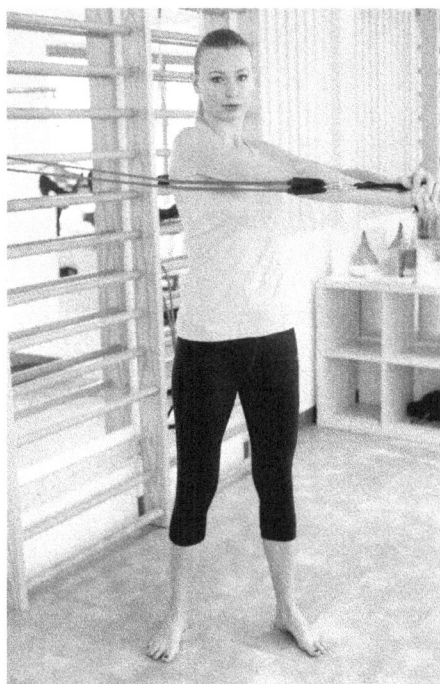

# Riferimenti

## Parte 1
## Background e
## teoria dietro al
## programma

**(Capitoli 1-7)**

1. Brignall, M. (Jun 13, 2002). Diet and Lifestyle Changes Slow Progression of Prostate Cancer, Stopgettingsick.com, http://www.stopgettingsick.com/Conditions/condition_template.cfm/5888/293/1.

2. Null, G. PhD, Dean, C. MD ND, Feldman, M. MD, Rasio, D. MD and Smith, D. PhD. (Oct, 2003). Death By Medicine, Nutrition Institute of America Report, http://www.nutritioninstituteofamerica.net/research/DeathByMedicine/DeathByMedicine1.htm.

3. Jaganathan, J. (Jun 18, 2008). 1 in 10 above age 40 has curved spine disorder, The Straits Times.

4. Nowak, A. and Czerwionka-Szaflarska. M. (1998) Clinical picture of mitral valve proplapse syndrome in children - a study of a self-selected material. Med Sci Monit, 4(2): 280-284

5. Warren M.P., Brooks-Gunn J., Hamilton L.H., Warren L.F.and Hamilton W.G. (1986). Scoliosis and fractures in young ballet dancers: relation to delayed menarche and secondary amenorrhea. N Engl J Med, 314:1348—1353.

6. Akella P., Warren M.P., Jonnavithula S. and Brooks-Gunn J. (Sept, 1991) Scoliosis in ballet dancers. Med Probl Performing Artists. 84—86.

7. Tanchev, P.I., Dzherov, A.D., Parushev, A.D., Dikov, D.M., and Todorov, M.B. (Jun, 2000). Scoliosis in rhythmic gymnasts. Spine, vol 25 (issue 11): 1367-72

8. Omey, M.L., Micheli, L. J. and Gerbino, P.G. (2000). Idiopathic scoliosis and spondylolysis in the female athlete: Tips for treatment. Clinical orthopaedics and related research, 372, 74-84

9. Riseborough E. and Wynne-Davies R. (1973) A genetic survey of idiopathic scoliosis in Boston. J Bone Joint Surg Am, 55:974-982.

10. Czeizel A., Bellyei A., Barta O., et al. (1978) Genetics of adolescent idiopathic scoliosis. J Med Genet, 15:424-427.

11. Farley, D. (Jul, 1994). Correcting the curved spine of scoliosis - includes related article on X-ray safety. FDA Consumer. 28(6):26-29.

12. Bunnell, W.P. (1988) The natural history of idiopathic scoliosis. Clin Orthop. 229:20-25.

13. Weinstein S.L., Zavala D.C. and Ponseti I.V. (Jun, 1981). Idiopathic Scoliosis: long-term follow-up & prognosis in untreated patients. J Bone Joint Surg Am, 63(5): 702-12.

14. Fayssoux, R.S., Cho, R.H. and Herman M.J. (2010) A History of Bracing for Idiopathic Scoliosis in North America Clin Orthop Relat Res, 468:654–64.

15. Coillard C., Circo A.B. and Rivard C.H. (November, 2010) SpineCor treatment for Juvenile Idiopathic Scoliosis: SOSORT award 2010 winner. Scoliosis, 5:25, doi: 10.1186/1748-7161-5-25.

16. Negrini S., Minozzi S., Bettany-Saltikov J., Zaina F., Chockalingam N., Grivas T.B., Kotwicki T., Maruyama T., Romano M. and Vasiliadis E.S. (2010) Braces for idiopathic scoliosis in adolescents. Cochrane Database of Systematic Reviews, Issue 1. Art. No.: CD006850.

17. Dale, E. Rowe, M.D., Saul, M. Bernstein, M.D., Max, F. Riddick, M.D., Adler, F. M.D., Emans. J.B. M.D. and Gardner-Bonneau, D. Ph.D. (May, 1997). A Meta-Analysis of the Efficacy of Non-Operative Treatments for Idiopathic Scoliosis, The Journal of Bone and Joint Surgery 79:664-74.

18. Miller, J.A., Nachemson, A.L. and Schultz, A.B. (Sept, 1984). Effectiveness of braces in mild idiopathic scoliosis. Spine, 9(6):632-5.

19. Nachemson, A.L. and Peterson, L.E. (1995). Effectiveness of treatment with a brace in girls who have adolescent idiopathic scoliosis. A prospective, controlled study based on data from the Brace Study of the Scoliosis Research Society. The Journal of Bone and Joint Surgery, 77( 6), 815-822.

20. Dolan L.A. and Weinstein SL. (Phila Pa 1976; Sep, 2007) Surgical rates after observation and bracing for adolescent idiopathic scoliosis: an evidence-based review. Spine, 1: 32(19 Suppl): S91-S100.

21. Ogilvie J., Nelson L., Chettier R. and Ward K. (2009) Does bracing alter the natural history of Adolescent Idiopathic Scoliosis? Scoliosis, 4(Suppl 2): O59.

22. Karol L.A. (Phila Pa 1976; Sep, 2001). Effectiveness of bracing in male patients with idiopathic scoliosis, 26(18): 2001-5.

23. Weiss H.R. (Jan 1, 2001). Adolescent Idiopathic Scoliosis: The Effect of Brace Treatment on the Incidence of Surgery. Spine, 26(1), 42-47.

24. Morningstar M.W., Woggon D. and Lawrence G. (Sep, 2004) Scoliosis treatment using a combination of manipulative and rehabilitative therapy: a retrospective case series. BMC Muculoskelet Disord, 14(5): 32.

25. Dickson, R. A. and Weinstein, S. L. (Mar, 1999). Bracing (And Screening) — Yes Or No?, British Editorial Society of Bone and Joint Surgery, 81(2): 193-8.

26. Farley, D. (Jul, 1994). Correcting the curved spine of scoliosis - includes related article on X-ray safety. FDA Consumer. 28(6):26-29.

27. Humke T., Grob D., Scheier H. and Siegrist H. (1995) Cotrel-Dubousset and Harrington Instrumentation in idiopathic scoliosis: a comparison of long-term results. Eur Spine J, 4(5): 280-3.

28. Mohaideen A., Nagarkatti D., Banta J.V. and Foley C.L. (Feb, 2007) Not all rods are Harrington - an overview of spinal instrumentation in scoliosis treatment. Pediatr Radiol, 30(2): 110-8.

29. Steinmetz M.P., Rajpal S. and Trost G. (Sep, 2008) Segmental spinal instrumentation in the management of scoliosis. Neurosurgery, 63(3 Suppl): 131-8.

30. Margulies J.Y., Neuwirth M.G., Puri R., Farcy F.V. and Mirovsky Y. (Apr, 1995) Cotrel Dubousset and Wisconsin segmental spine instrumentation: comparison of results in adolescents with idiopathic scoliosis King Type II. Contemp Orthop, 30(4): 311-4.

31. Sucato D.J. (Phila Pa 1976; Dec, 2010) Management of severe spinal deformity: scoliosis and kyphosis. Spine, 35(25): 2186-92.

32. Shamji M.F. and Isaacs R.E. (Sep, 2008) Anterior-only approaches to scoliosis. Neurosurgery, 63(3 Suppl): 139-48.

33. Wilk B., Karol L.A., Johnston C.E., 2nd, Colby S. and Haideri N. (2006) The Effect of Scoliosis Fusion Surgery on Spinal Ranges of Motion: a Comparison of Fused & Nonfused Patients with Idiopathic Scoliosis. Spine, 31(3): 309-314.

34. Yawn, B.P., Yawn, R.A., Roy A. (Sep 15, 2000). The estimated cost of school scoliosis screening. Spine, 25(18):2387-91.

35. Danielsson, A.J., Wiklund, I. , Pehrsson, K. and Nachemson, A.L. (Aug, 2001). Health-related quality of life in patients with adolescent idiopathic scoliosis: a matched follow-up at least 20 years after treatment with brace or surgery. European Spine Journal. 10(4), 278-288

36. Akazawa1, T., Minami1, S., Takahashi1 K., Kotani1 T., Hanawa T. and Moriya1 H. (Mar, 2005) Corrosion of spinal implants retrieved from patients with scoliosis. J Orthop Sci, 10(2):200-5.

37. Wilk B., MS; Karol L.A., MD; Johnston C.E., II MD; Colby S. and Haideri, N. PhD (Feb 22, 2006). The Effect of Scoliosis Fusion Surgery on Spinal Ranges of Motion: a Comparison of Fused & Nonfused Patients with Idiopathic Scoliosis. Spine, 31(3):309-314.

38. Weinstein S.L., Dolan L.A., Spratt K.F., Peterson K.K., Spoonamore M.J. and Ponseti I.V. (Feb, 2003) Health and function of patients with

untreated idiopathic scoliosis: a 50-year natural history study. JAMA, 289(5): 559-67.

39. Götze C., Liljenqvist U.R., Slomka A., Götze H.G. and Steinbeck J. (Jul, 2002) Quality of life and back pain: outcome 16.7 years after Harrington instrumentation. Spine (Phila Pa 1976), 27(13): 1456-63.

40. Sponseller P.D., Cohen M.S., Nachemson A.L., Hall J.E. and Wohl M.E. (Jun, 1987) Results of surgical treatment of adults with idiopathic scoliosis. J Bone Joint Surg Am, 69(5): 667-75.

41. Akazawa T., Minami S., Takahashi K., Kotani T., Hanawa T. and Moriya H. (2005) Corrosion of spinal implants retrieved from patients with scoliosis. J Orthop Sci, 10(2): 200-5.

42. Bunge E.M. and de Koning, H.J. (Feb, 2009) The effectiveness of screening for scoliosis. Pediatrics for Parents. http://findarticles. com/p/articles/mi_m0816/is_2_25/ai_n31506277/

43. Hawes, M. (2006). Impact of spine surgery on signs and symptoms of spinal deformity. Developmental Neurorehabilitation, 1751-8431, 9(4); 318 — 339.

44. Ogilvie J.W. (Jan-Feb, 2011) Update on prognostic genetic testing in adolescent idiopathic scoliosis (AIS). J Pediatr Orthop, 31(1 Suppl): S46-8.

45. University of Utah (2007, December 11). Are Humans Evolving Faster? Findings Suggest We Are Becoming More Different, Not Alike. *ScienceDaily*. Retrieved Jan 2, 2007, from http://www.sciencedaily. com /releases/2007/12/071210212227.htm

46. Price, W. (1939) Nutrition and Physical Degeneration, sixth ed. Los Angeles: Price-Pottenger Foundation.

47. Opsahl, W., Abbott, U., Kenney, C., and Rucker, R. (July 27, 1984). Scoliosis in chickens: responsiveness of severity and incidence to dietary copper. Science, 225: 440-442.

48. Greve, C., Trachtenberg, E., Opsahl, W., Abbott U. and Rocker, R. (18 Aug, 1986). Diet as an External Factor in the Expression of Scoliosis in a Line of Susceptible Chickens. The Journal of Nutrition, 117: 189-193.

49. Johnston, W.L., MacDonald, E. and Hilton, J.W., (Nov, 1989). Relationships between dietary ascorbic acid status and deficiency, weight gain and brain neurotransmitter levels in juvenile rainbow trout. Fish Physiology and Biochemistry, 6(6): 353-365.

50. Lim, C. and Lovell, R.T. (1977), Pathology of the Vitamin C Deficiency Syndrome in Channel Catfish (Ictalurus punctatus). The Journal of Nutrition, 108: 1137-1146.

51. Machlin, L.J., Filipski, R., J. Nelson, Horn, L.R. and Brin, M. (1977), Effects of a Prolonged Vitamin E Deficiency in the Rat. The Journal of Nutrition, 107: 1200-1208.

52. Halver, J.E., Ashley, L.M., and Smith, R.R. (1969), Ascorbic Acid Requirements of Coho Salmon and Rainbow Trout. Transactions of the American Fisheries Society 98:762—771.

53. Choo, P.S., Smith, T.K., Cho, C. Y. and Ferguson H.W. (1991), Dietary Excesses of Leucine Influence Growth and Body Composition of Rainbow Trout, The Journal of Nutrition, 121: 1932-1939.

54. Lee W.T., Cheung C.S., Tse Y.K., Guo X., Qin L., Ho S.C., Lau J. and Cheng J.C. (2005). Generalized low bone mass of girls with adolescent idiopathic scoliosis is related to inadequate calcium intake and weight bearing physical activity in peripubertal period. Osteoporos Int. 16(9):1024-35.

55. Mantle D, Wilkins RM, Preedy V. A novel therapeutic strategy for Ehlers-Danlos syndrome based on nutritional supplements. Med Hypotheses. 2005;64(2):279-83

56. Worthington V. and Shambaugh P. (1993). Nutrition as an environmental factor in the etiology of idiopathic scoliosis. J Manipulative Physiol Ther., 16(3):169-73.

57. Kolata G., Bone Finding May Point to Hope for Osteoporosis, New York Times, Retrieved 11.12.08 from http://www.nytimes.com.

58. Donovan P. (Mar 21, 2008). Grow Your Own Probiotics, Part 1: Kefir, NaturalNews, Naturalnews.com, http://www.naturalnews.com/022822.html.

59. Neogi T., Booth S.L. and Zhang Y.Q. (2006) Low vitamin K status is associated with osteoarthritis in the hand and knee. Arthritis Rheum, 54:1255—61. PMID: 16572460.

## Parte 2 Programma nutrizionale per la salute e la scoliosi

**(Capitoli 8-10)**

60. Brooks, D. (1 Apr, 2008). India, China lead explosion in diabetes epidemic: researcher, AFP.

61. Child & Family Research Institute (Nov. 21, 2007). Too Much Sugar Turns Off Gene That Controls Effects Of Sex Steroids. ScienceDaily, Retrieved January 9, 2007, from http://www.sciencedaily.com / releases/2007/11/071109171610.htm

62. French, P., Stanton, C., Lawless, F., O'Riordan, E.G., Monahan, F.J., Caffrey, P.J. and Moloney, A.P. (Nov, 2000). Fatty acid composition, including conjugated linoleic acid, of intramuscular fat from steers offered grazed grass, grass silage, or concentrate-based diets. Journal of Animal Science, 78(11); 2849-2855.

63. Resnick, Donald and Niwayama, Gen, Diagnoses of Bone and Joint Disorders (Philadelphia: WB Saunders, 1988), p. 758.

64. Jaksic, et al. Plasma proline kinetics and concentrations in young men in response to dietary proline deprivation, American Journal of Clinical Nutrition, 1990, 52, 307-312.

65. Gotthoffer, NR, Gelatin in Nutrition and Medicine (Graylake IL, Grayslake Gelatin Company, 1945), p. 131

66. Medline abstract of Koyama, et al. Ingestion of gelatin has differential effect on bone mineral density and bodyweight in protein undernutrition, Journal of Nutrition and Science of Vitaminology, 2000, 47, 1, 84-86.)

67. Oesser, S, et al. Oral administration of (14) C labeled gelatin hydrolysate leads to an accumulation of radioactivity in cartilage of mice (C57/BL), Journal of Nutrition, 1999, 10, 1891-1895.

68. Moskowitz, W, Role of collagen hydrolysate in bone and joint disease, Seminars in Arthritis and Rheumatism, 2000, 30, 2, 87-99.

69. Lubec, G, et al. Amino acid isomerisation and microwave exposure, Lancet, 1989, 2, 8676, 1392-1393.

70. Davis, Adele, Let's Get Well (Signet, 1972), p. 142.

71. Gotthoffer, NR, Gelatin in Nutrition and Medicine (Graylake IL, Grayslake Gelatin Company, 1945), pp. 65-68

72. Pottenger, FM, Hydrophilic colloid diet, Health and Healing Wisdom, Price Pottenger Nutrition Foundation Health Journal, Spring 1997, 21, 1, 17.

73. Ottenberg, R, Painless jaundice, Journal of the American Medical Association, 1935, 104, 9, 1681-1687

74. Reuter Information Service, "Can Gelatin Transmit 'Mad Cow' Disease," Nando Times, 1997, www.nando.net

75. Anthony W Norman. (Aug, 2008) A vitamin D nutritional cornucopia: new insights concerning the serum 25-hydroxyvitamin D status of the US population. American Journal of Clinical Nutrition, Vol. 88, No. 6, 1455-1456

76. Goswami, R., Gupta, N., Goswami, D., Marwaha, R.K. and Tandon, N. (Aug 2000). Prevalence and significance of low 25-hydroxyvitamin D concentrations in healthy subjects in Delhi. American Journal of Clinical Nutrition, 72( 2), 472-475.

77. Holick M.F. (Sept, 2000). Calcium and Vitamin D. Diagnostics and Therapeutics. Clin Lab Med, 20(3):569-90

78. Tokita, H., Tsuchida, A., Miyazawa, K., Ohyashiki, K., Katayanaqi, S,. Sudo, H., Enomoto, M., Takaqi, Y. and Aoki, T. (2006). Vitamin K2-induced antitumor effects via cell-cycle arrest and apoptosis in gastric cancer cell lines. Int J Mol Med, 17(2):2355-43.

79. Neogi, T., Booth, S.L. and Zhang, Y.Q., et al. (2006). Low vitamin K status is associated with osteoarthritis in the hand and knee. Arthritis Rheum, 54:1255-61.

80. Geleijnse, J.M., Vermeer, C., Grobbee, D.E., Schurgers, L.J., Knapen, M.H.J., Van der Meer, I.M., Hofman, A. and Witteman, J.C.M. (2004). Dietary Intake of Menaquinone Is Associated with a Reduced Risk of Coronary Heart Disease: The Rotterdam Study. J Nutr. 134: 3100-3105.

81. National Health and Medical Research Council. (8 Mar, 2006). Joint Statement and Recommendations on Vitamin K Administration to Newborn Infants to Prevent Vitamin K Deficiency Bleeding in Infancy.

82. Purwosuna, Y., Muharram, Racjam I.A., et al. (Apr, 2006) Vitamin [$K_2$] treatment for postmenopausal osteoporosis in Indonesia. J Obstet Gynaecol Res, 32:230-4.

## Parte 3
## Stretching ed esercizio fisico

**(Capitoli 11-19)**

83. Negrini, S., Fusco, C., Minozzi, S., Atanasio, S. Zaina, F. and M. Romano, (2008). Exercises reduce the progression rate of adolescent idiopathic scoliosis: Results of a comprehensive systematic review of the literature. Disability & Rehabilitation. 30(10) ; 772 — 785.

84. Smith, R.M. and Dickson, R.A., (Aug, 1987) Experimental structural scoliosis. The Journal of Bone and Surgery. 69(4):576-81.

85. Bogdanov, O.V., Nikolaeva, N.I. and Mikhaelenok, E.L. (1990). Correction of posture disorders and scoliosis in schoolchildren using functional biofeedback. Zh Nevropatol Psikhiatr Im S S Korsakova, 90(8); 47-9.

86. Woynarowska, B., and Bojanowska, J. (1979) Effect of increased motor activity on changes in posture during puberty. Probl Med Wieku Rozwoj. 8:27-35.

87. Wong, M.S., Mak, A.F., Luk, K.D., Evans, J.H. and Brown, B. (Apr, 2001). Effectiveness of audio-biofeedback in postural training for adolescent idiopathic scoliosis patients. Prosthetics and Orthotics International. 25(1):60-70.

88. Yekutiel, M., Robin G.C. and Yarom R. (1981) Proprioceptive function in children with adolescent idiopathic scoliosis. Spine. 6(6):560-6.

89. Klein, A.C. and Sobel D., (1985). Backache Relief. Times Books.

90. Petruska, G.K. DC, DACRB, A Functional Approach to Treatment of Scoliosis. Retrieved December 19, 2007 from www.doctorpetruska.com.

91. Pećina, M., Daković, M. and Bojanić, I. (1992). The natural history of mild idiopathic scoliosis. Acta Med Croatica. 46(2):75-8.

92. Timgren J & Soinila S. (2006). Reversible pelvic asymmetry: an overlooked syndrome manifesting as scoliosis, apparent leg-length difference, and neurologic symptoms. Journal Manipulative Physiological Therapeutics, ;29(7):561-5.

93. Hawes, M.C. (2002). Scoliosis and the Human Spine, West Press.

94. Mooney, V., Gulick, J. and Pozos, R. (Apr, 2000) A preliminary report on the effect of measured strength training in adolescent idiopathic scoliosis. Journal of Spinal Disorders, 13(2):102-7.

95. Weiss, H.R. (1992). Influence of an in-patient exercise program on scoliotic curve. Journal of Orthopaedic Trauma. 18(3):395-406.

96. Weiss, H.R. (Feb, 2003). Conservative treatment of idiopathic scoliosis with physical therapy and orthoses. Orthopade, 32(2):146-56.

97. Morningstar, M.W., Woggon D., and Lawrence, G. (14 Sept, 2004). Scoliosis treatment using a combination of manipulative and rehabilitative therapy: a retrospective case series. BMC Musculoskelet Disord. 5: 32

98. Athanasopoulos, S., Paxinos T., Tsafantakis, E., Zachariou, K. and Chatziconstantinou, S. (31 August, 1998). The effect of aerobic training in girls with idiopathic scoliosis. Scandinavian Journal of Medicine and Science in Sports, 9(1):36-40.

99. Timgren, J. and Soinila, S. (September, 2006). Reversible pelvic asymmetry: an overlooked syndrome manifesting as scoliosis, apparent leg-length difference, and neurologic symptoms. Journal Manipulative Physiological Therapeutics, ;29(7):561-5.

100. Hawes, M.C., (2002). Scoliosis and the Human Spine, West Press.

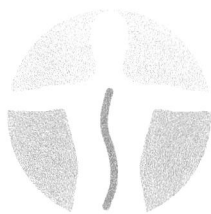

# ScolioLife™

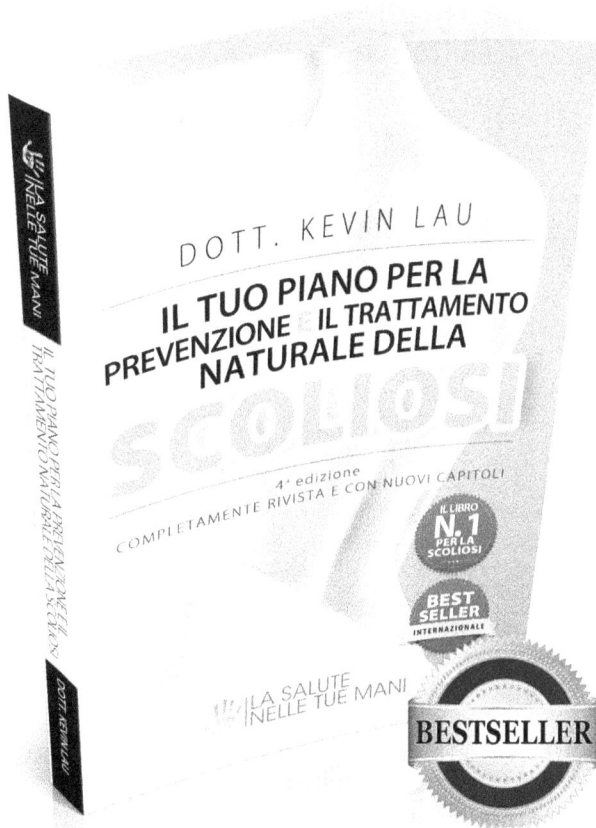

DOTT. KEVIN LAU

## IL TUO PIANO PER LA PREVENZIONE E IL TRATTAMENTO NATURALE DELLA
### SCOLIOSI

4ª edizione
COMPLETAMENTE RIVISTA E CON NUOVI CAPITOLI

IL LIBRO N.1 PER LA SCOLIOSI

BEST SELLER INTERNAZIONALE

LA SALUTE NELLE TUE MANI

BESTSELLER

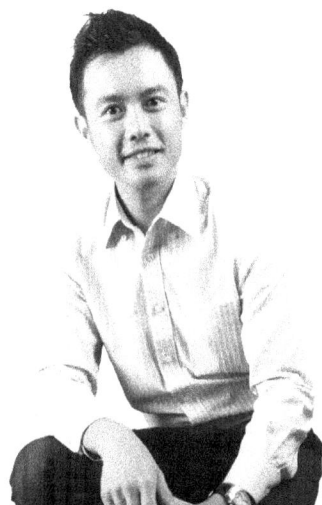

## Nel "Il tuo piano per la prevenzione e il trattamento naturale della scoliosi" potrai:

- Scoprire le ricerche più recenti sulle vere cause della scoliosi.
- Comprendere che i corsetti e la chirurgia curano solo i sintomi e non le cause alla base della scoliosi.
- Sapere quali sono le nuove cure che funzionano, quali non funzionano e perché.
- Conoscere i più comuni sintomi di scoliosi che presenta chi è affetto da questa patologia.
- Scoprire come una rapida valutazione della scoliosi negli adolescenti può contribuire alla qualità della vita successiva.
- Leggere l'unico libro al mondo che cura la scoliosi controllando l'espressione genica dei geni della scoliosi.
- Ottenere una comprensione approfondita del funzionamento tipico di muscoli e legamenti nei più diffusi tipi di scoliosi.
- Praticare esercizi personalizzati per la tua scoliosi adatti anche per chi ha un'agenda molto fitta.
- Sapere quali sono gli esercizi più efficaci per la scoliosi e ciò che deve essere assolutamente evitato.
- Conoscere i trucchi per modificare la tua postura e la meccanica del corpo per ridurre il dolore alla schiena della scoliosi.
- Scoprire la migliore postura per stare seduti, in piedi e sdraiati con la scoliosi.
- Imparare da altre persone affette da scoliosi attraverso il racconto delle loro esperienze e gli studi clinici.

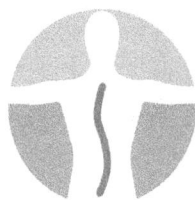

# ScolioLife™

**Il DVD degli Esercizi per la prevenzione e la correzione della scoliosi**
è un'attenta selezione di esercizi che puoi eseguire per far regredire la scoliosi nella comodità di casa tua.

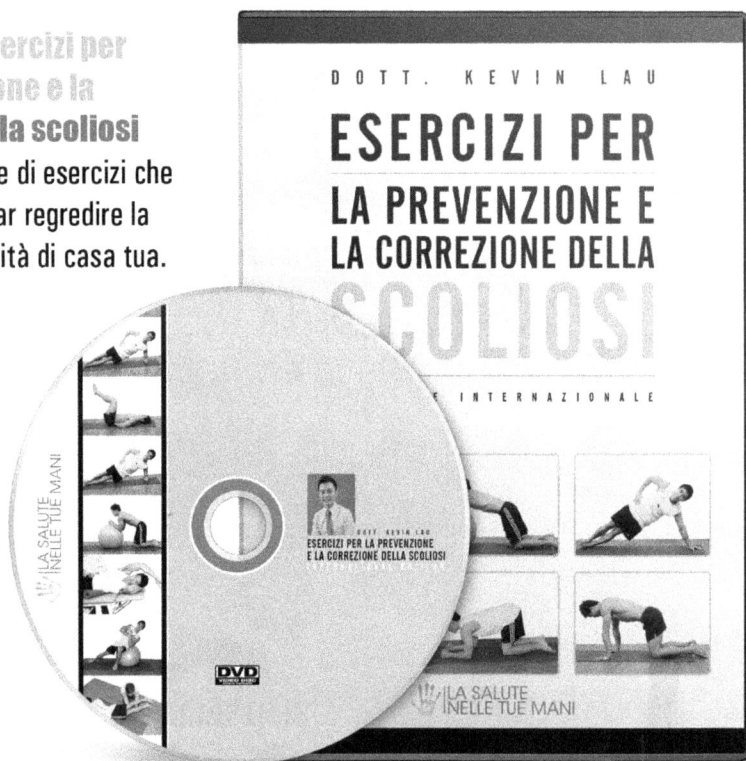

DOTT. KEVIN LAU

## ESERCIZI PER
### LA PREVENZIONE E
### LA CORREZIONE DELLA
## SCOLIOSI

INTERNAZIONALE

LA SALUTE NELLE TUE MANI

DOTT. KEVIN LAU
ESERCIZI PER LA PREVENZIONE
E LA CORREZIONE DELLA SCOLIOSI

DVD
VIDEO DISC

Il DVD è suddiviso in tre sezioni facilmente comprensibili, che ti guideranno attraverso varie fasi in modo da ricostruire e riequilibrare la tua colonna vertebrale. Potrai trovarvi di tutto, dallo Stretching per l'Equilibrio Corporeo a Rinforza il Nucleo, fino a una quantità di diversi Esercizi per l'Allineamento del Corpo, tutti creati e selezionati in maniera attenta dal Dott. Kevin Lau.

## Per chiunque soffra di scoliosi, i vantaggi principali del DVD sono:

- Offre una breve espansione di 60 minuti dell'omonimo libro del dottor Lau, Il tuo piano per la prevenzione e il trattamento naturale della scoliosi.
- La sezione riguardante il Bilanciamento del Corpo nel DVD spiega dettagliatamente le tecniche di stretching per alleviare le rigidità muscolari di chi è affetto da scoliosi.
- La sezione Rinforzamento del Nucleo si concentra sul rafforzamento dei muscoli che stabilizzano la tua colonna vertebrale.
- Gli Esercizi di Allineamento del Corpo miglioreranno le condizioni generali della tua colonna vertebrale.
- Tutti gli esercizi presenti nel DVD sono adatti come riabilitazione pre e postoperatoria delle patologie scoliotiche.
- Sicuro anche per chi soffre di forte dolore o ha subito un intervento per la scoliosi.
- Tutti gli esercizi contenuti nel DVD de La Salute Nelle Tue Mani possono essere svolti a casa, e non richiedono un'attrezzatura particolare.

# Libro di cucina

ScolioLife™

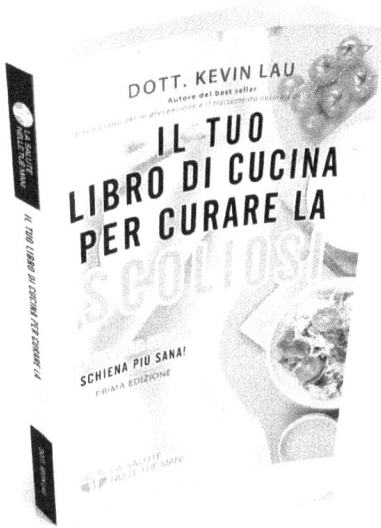

Pensi di aver già provato tutte le possibilità nella tua crociata contro la scoliosi? Ormai, potresti essere passato attraverso tutta la trafila del busto, della ginnastica correttiva e persino della chirurgia. Purtroppo la curva della tua schiena potrebbe continuare a ripresentarsi, causando ancora più disagi di prima! In primo luogo, la correzione della scoliosi serve per ripristinare la curvatura della colonna vertebrale: è ora di riconsiderare la tua deformità! La cura della scoliosi richiede un approccio completo, che ripristini l'allineamento naturale del tuo corpo, prevenendo inoltre l'inevitabile degenerazione vertebrale dovuta all'età.

- Riduzione del dolore legato alla scoliosi
- Migliore crescita e sviluppo vertebrale
- Rafforzamento dei muscoli
- Rilassamento della rigidità muscolare
- Miglioramento del sonno

- Riequilibrio ormonale
- Aumento dei livelli energetici
- Prevenzione della degenerazione vertebrale
- Un aiuto per raggiungere la tua taglia ideale
- Rafforzamento del sistema immunitario

ScolioLife™

# Diario

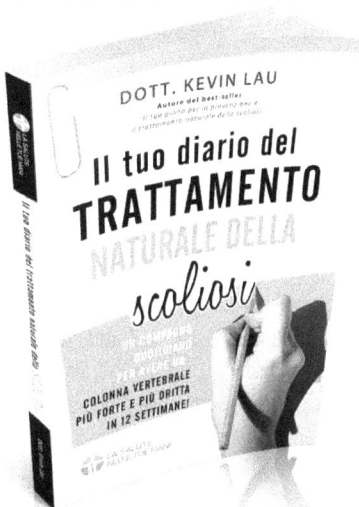

In questo volume che accompagna e completa il best-seller di Amazon.com "Il tuo piano per la prevenzione e il trattamento naturale della scoliosi", il Dott. Kevin fornisce una guida pratica per raggiungere il successo nel corso delle 12 settimane di trattamento. Basato su ricerche e risultati clinici approfonditi del Dott. Kevin Lau, questo libro ti offre un programma di trattamento della scoliosi sicuro, non invasivo e semplice da mettere in pratica.

# Chirurgia

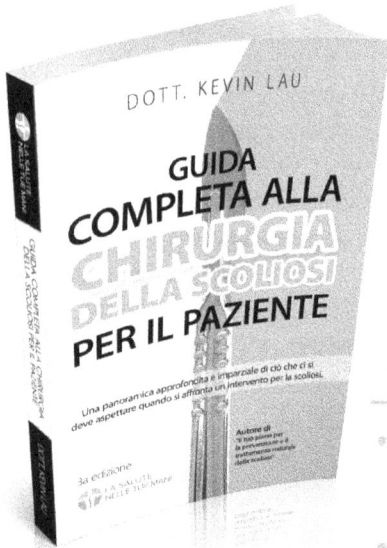 ScolioLife™

**DOTT. KEVIN LAU**

## GUIDA COMPLETA ALLA CHIRURGIA DELLA SCOLIOSI PER IL PAZIENTE

Un intervento chirurgico per la scoliosi non deve essere un'esperienza spaventosa, traumatica e segnata dalla preoccupazione. In effetti, avendo a disposizione adeguate informazioni e conoscenze, puoi prendere decisioni serene e basate sui fatti sulle possibilità di trattamento migliori e maggiormente consigliabili. L'ultimo libro del dott. Kevin Lau ti aiuterà a scoprire le informazioni fondamentali più aggiornate per fare scelte consapevoli per la salute della tua colonna vertebrale.

### Ti permetterà di:

- **Imparare come funziona la chirurgia spinale** – Compresa la descrizione delle varie componenti dell'intervento, come le barre permanenti inserite nel tuo corpo durante la fusione.
- **Scoprire i dati che fanno riflettere** – Per esempio, scoprirai che dopo l'intervento esiste la possibilità di non poter ritornare alla piena normalità, sotto il profilo dell'aspetto o del livello di attività.
- **Conoscere** i fattori che determinano la tua prognosi a lungo termine, illustrati anche per mezzo di casi dettagliati.
- **Capire** come valutare correttamente i rischi associati con i diversi tipi di chirurgia della scoliosi.
- **Ricevere buoni consigli** sul modo di affrontare il tuo intervento e su come scegliere il momento, il luogo e il chirurgo migliore in base alle tue necessità.

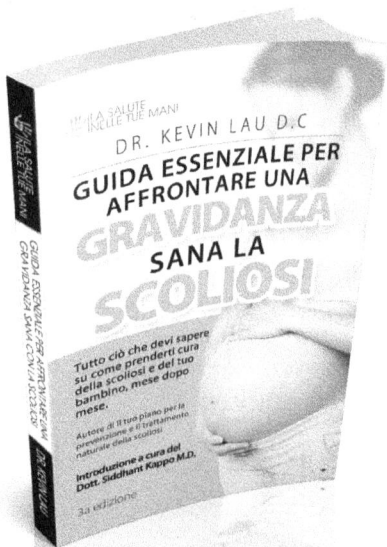 ScolioLife™

# Gravidanza

**DR. KEVIN LAU D.C**

## GUIDA ESSENZIALE PER AFFRONTARE UNA GRAVIDANZA SANA LA SCOLIOSI

La "Guida essenziale per affrontare una gravidanza sana con la scoliosi" è una guida che ti accompagna di mese in mese spiegandoti tutto ciò che hai bisogno di sapere per prenderti cura della tua colonna vertebrale e del tuo bambino. Il libro ti sostiene emotivamente, accompagnandoti in tutto lo straordinario viaggio per dare alla luce un bambino sano.

Questo libro fornisce risposte e consigli professionali alle donne in gravidanza che soffrono di scoliosi. È ricco di informazioni utili per affrontare gli sconvolgimenti fisici ed emotivi di una gravidanza, quando si è affette da scoliosi. Dal concepimento alla nascita e oltre, questa guida ti prenderà per mano e ti accompagnerà fino a diventare la madre felice e orgogliosa di un neonato in salute.

# Scoliotrack

 ScolioLife™

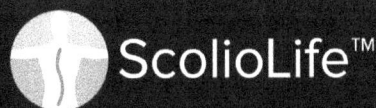

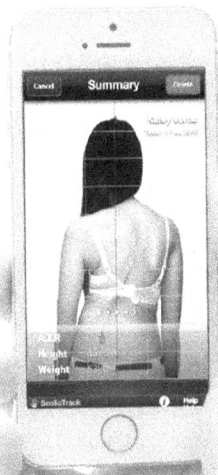

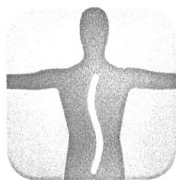

**ScolioTrack** è un modo sicuro e innovativo per monitorare la propria scoliosi mese per mese. Il dispositivo permette all'utente di registrare l'evoluzione delle curve vertebrali anomale che caratterizzano la scoliosi. Con un semplice tocco dell'iPhone, l'utente può monitorare facilmente la propria situazione mese dopo mese. Questo programma di semplice utilizzo è adatto per le persone affette da scoliosi di ogni età. Grazie al suo elevato livello di precisione, questa applicazione è adatta per i professionisti, quali medici, chiropratici o fisioterapisti; al tempo stesso, però, è sufficientemente semplice per essere utilizzata a casa per uso personale.

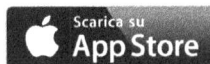

 Scarica su **App Store**   DISPONIBILE SU **Google** play

### Caratteristiche dell'applicazione

- Registra e salva l'angolo di rotazione del tronco (ATR) del paziente, una misura essenziale per lo screening e la pianificazione del trattamento della scoliosi.
- Registra il peso e la statura del paziente: perfetta per adolescenti in crescita affetti da scoliosi o per adulti attenti alla propria salute.
- I dati della scoliosi vengono visualizzati graficamente, evidenziando mese per mese le variazioni della patologia.

- La funzione della fotocamera scatta una foto della schiena del paziente per individuare eventuali cambiamenti visibili, quali gibbi costali, protrusione delle anche, allineamento del corpo o deviazione spinale, nonché per confrontarla facilmente con immagini archiviate in precedenza.
- Può essere usato da più utenti permettendo il salvataggio dei dati per monitoraggi futuri.
- Possiede una guida completa e facile da seguire in modo da registrare e monitorare la scoliosi nella comodità di casa tua.

# ScolioLife™   Scoliometro

### Un pratico strumento per lo screening della scoliosi: l'app scoliometro

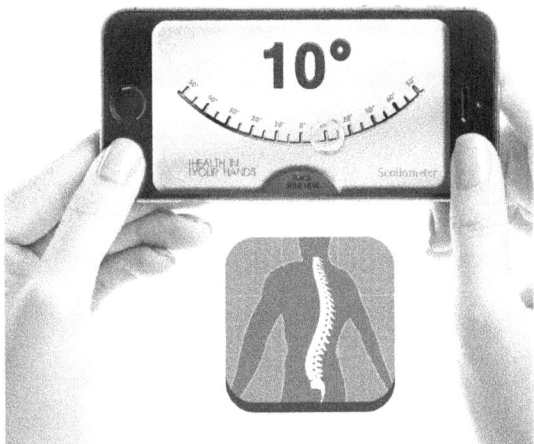

L'app Scoliometro è un utile e innovativo strumento rivolto a medici, specialisti e a coloro che desiderano eseguire controlli della scoliosi a casa. Possiamo offrirti un'alternativa sempre disponibile ed estremamente accurata, a un prezzo molto più accessibile. I medici e i terapisti che desiderano un modo semplice, veloce ed elegante di misurare la curvatura della colonna vertebrale possono usare questo strumento accurato. Gli specialisti utilizzano da molti anni lo scoliometro come efficace mezzo di screening della scoliosi e, adesso, puoi averne uno anche tu, sempre a portata di mano sul tuo smartphone.

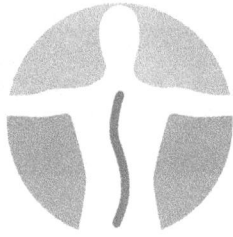

# CINTURA PER TRAZIONE
# SCOLIOEASE

*"Libertà da una vita di dolore per la scoliosi."*

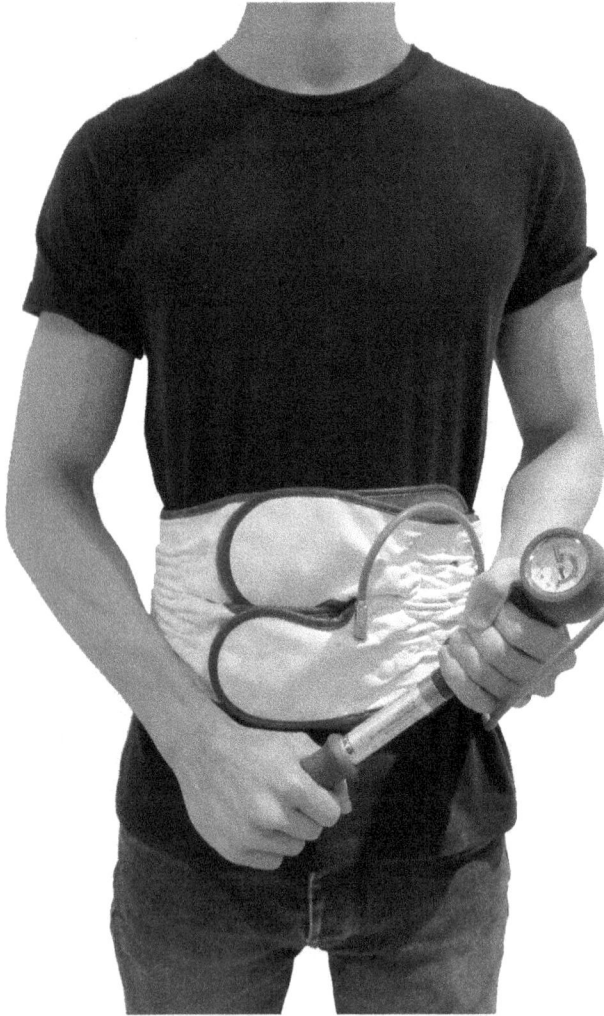

## Caratteristiche della cintura per trazione ScolioEase

- Riduzione degli effetti della gravità e dei carichi compressivi per il rilassamento di spasmi muscolari, crampi, tensione e dolore collegati alla scoliosi.
- Aiuta ad alleviare il dolore causato da scoliosi, malattia degenerativa dei dischi/articolazioni, sciatica, spondilosi e stenosi spinale.
- La trazione dei dischi intervertebrali permette la riduzione del dolore a schiena, anche, cosce, gambe e piedi dovuto principalmente a scoliosi, dischi con protrusioni ed ernie.
- Utile a chi deve sollevare pesi notevoli e a chi sta seduto o alla guida per molte ore, perché riduce il carico compressivo sulla scoliosi.
- Favorisce il mantenimento di una postura corretta che permette una distribuzione uniforme del peso lungo tutto il tratto lombare scoliotico della colonna vertebrale.
- Può essere indossata sotto agli abiti.

Siamo lieti di presentare l'ultima tecnologia per il trattamento del dolore lombare causato da malattie o lesioni vertebrali. La cintura di trazione ScolioEase è dotata di un esclusivo "Sistema di espansione con tasche d'aria" che riduce notevolmente la pressione sulle vertebre ed è estremamente efficace per alleviare il dolore e come terapia. La cintura di trazione ScolioEase è un prodotto di concezione completamente nuova che fornisce grandi benefici in casi pre e post operatori, oltre a offrire una maggiore flessibilità.

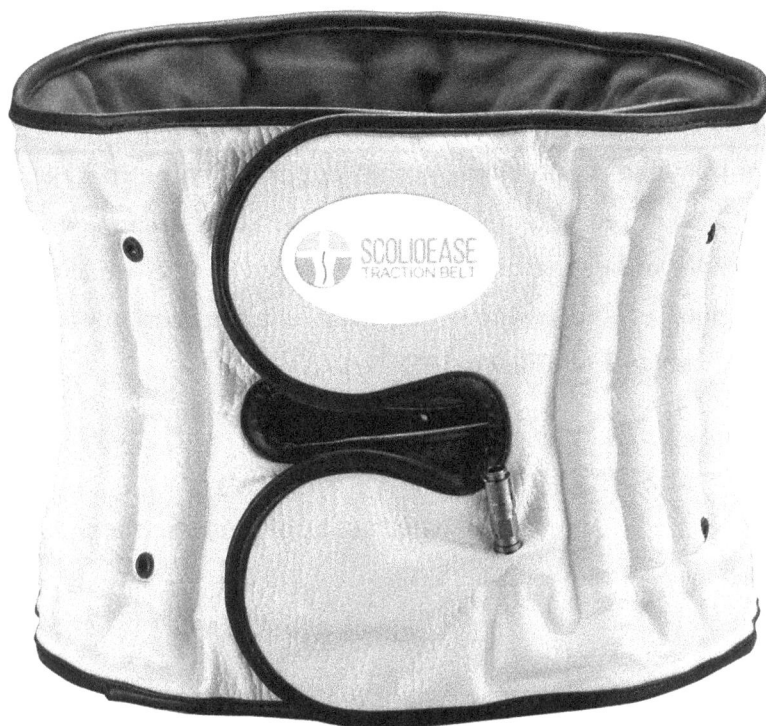

Fatta eccezione per il tempo trascorso a letto, la zona lombare deve sostenere più del 60% del peso corporeo totale. Il prolungato carico compressivo delle vertebre lombari è la causa di varie patologie di questo tratto della colonna e può peggiorare la scoliosi. Perciò la riduzione della quantità di pressione sulle vertebre lombari è utile nella terapia del dolore lombare e della scoliosi.

## COME FUNZIONA LA CINTURA DI TRAZIONE SCOLIOEASE

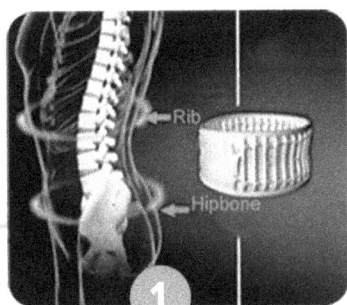

**1** Indossare la cintura sgonfia attorno alla vita, tra l'ultima costola e l'osso dell'anca, assicurandosi che sia ben aderente.

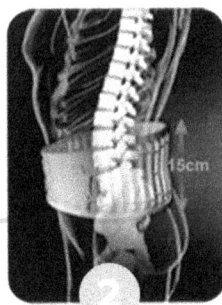

**2** Gonfiare quindi la cintura. Ciò fornisce un effetto di trazione sulle vertebre.

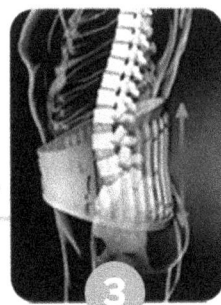

**3** La cintura di trazione si allunga da 13 cm a 21 cm circa.

https://hiyh.info/it_IT/scolioease/

**Disponibile ora! Visita il nostro sito per sapere dove acquistare la tua oggi stesso!**

# Seguici

Rimani connesso con le ultime notizie, aggiornamenti e consigli per la salute del dott. Kevin Lau grazie ai Social Network. Iscriviti alla pagina di Facebook di Health In Your Hands, per avere l'opportunità di chiedere al dott. Kevin Lau informazioni sul libro, questioni generali sulla tua scoliosi, sull'applicazione per iPhone chiamata ScolioTrack o sul DVD degli esercizi:

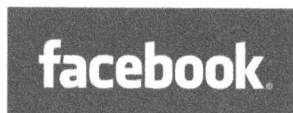

**facebook**  www.facebook.com/Scoliosi.it

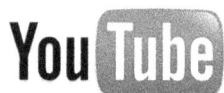

**You Tube**  www.youtube.com/DrKevinLau

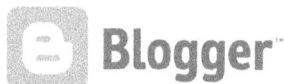

**Blogger**  www.DrKevinLau.blogspot.com

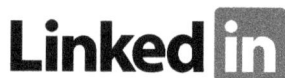

**Linked in**  www.linkedin.com/in/drkevinlau/it

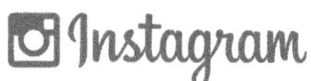

**Instagram**  www.instagram.com/drkevinlau

www.ingramcontent.com/pod-product-compliance
Lightning Source LLC
Chambersburg PA
CBHW081644280326
41928CB00069B/2916